消化管
画像強調内視鏡(IEE)アトラス

監修
田中信治
JA尾道総合病院 病院長／広島大学 名誉教授

編集
武藤　学
京都大学大学院医学研究科腫瘍内科学講座 教授

上堂文也
大阪国際がんセンター消化管内科 副部長

岡　志郎
広島大学大学院医系科学研究科消化器内科学 教授

文光堂

■ 監 修

田中信治　JA 尾道総合病院 病院長 / 広島大学 名誉教授

■ 編 集

武藤 学　京都大学大学院医学研究科腫瘍内科学講座 教授
上堂文也　大阪国際がんセンター消化管内科 副部長
岡 志郎　広島大学大学院医系科学研究科消化器内科学 教授

■ 執筆（執筆順）

森田恵仁　オリンパスメディカルシステム株式会社先進画像処理技術

佐藤朋也　オリンパスメディカルシステム株式会社先進画像処理技術

蔵本昌之　富士フイルム株式会社メディカルシステム事業部メディカルシステム開発センター

武藤 学　京都大学大学院医学研究科腫瘍内科学講座 教授

長尾宗一郎　神戸市立医療センター中央市民病院消化器内科

山下大祐　神戸市立医療センター中央市民病院病理診断科 医長

森田周子　神戸市立医療センター中央市民病院消化器内科 医長

堅田親利　京都大学大学院医学研究科がん免疫 PDT 研究講座 特定准教授

樋口浩和　京都大学医学部附属病院内視鏡部

引地拓人　福島県立医科大学附属病院内視鏡診療部 部長 / 病院教授

橋本 陽　福島県立医科大学附属病院内視鏡診療部 助教

中村 純　福島県立医科大学附属病院内視鏡診療部 副部長 / 学内講師

加藤恒孝　福島県立医科大学附属病院内視鏡診療部

栁田拓実　福島県立医科大学医学部消化器内科学講座

岸本 曜　京都大学大学院医学研究科耳鼻咽喉科・頭頸部外科 准教授

細野浩史　北里大学医学部耳鼻咽喉科・頭頸部外科 助教

一戸昌明　北里大学医学部病理学 准教授

川田研郎　東京科学大学食道外科/光学医療診療部 副部長

富野琢朗　国立がん研究センター東病院消化管内視鏡科

中條恵一郎　国立がん研究センター東病院消化管内視鏡科

矢野友規　国立がん研究センター東病院消化管内視鏡科 科長

阿部圭一朗　獨協医科大学消化器内科 講師

郷田憲一　獨協医科大学消化器内視鏡センター 教授/センター長

三浦義正　日本大学医学部内科学系消化器肝臓内科分野 教授

佐野直樹　自治医科大学病理学講座統合病理学部門 助教

菊池大輔　虎の門病院分院消化管センター内科 特任部長

河村玲央奈　国立がん研究センター中央病院内視鏡科

野中 哲　国立がん研究センター中央病院内視鏡科

橋本大輝　国立がん研究センター中央病院病理診断科

松橋 保　秋田大学大学院医学系研究科消化器内科学・神経内科学講座 准教授

飯島克則　秋田大学大学院医学系研究科消化器内科学・神経内科学講座 教授

小泉重仁　小泉病院 院長

福田 翔　秋田大学大学院医学系研究科消化器内科学・神経内科学講座 特任助教（総合臨床教育研修センター）

横山顕礼　京都大学大学院医学研究科腫瘍内科学講座 講師

岩井直人　京都府立医科大学大学院医学研究科消化器内科学教室 助教

土肥 統　京都府立医科大学大学院医学研究科消化器内科学教室 講師

瀬谷真由子　京都府立医科大学大学院医学研究科消化器内科学教室

尾形洋平　東北大学大学院医学系研究科消化器病態学分野 助教

八田和久　東北大学大学院医学系研究科消化器病態学分野 講師

正宗 淳　東北大学大学院医学系研究科消化器病態学分野 教授

上田駿介　静岡県立静岡がんセンター内視鏡科

吉田将雄　静岡県立静岡がんセンター内視鏡科 医長

高橋亜紀子　佐久医療センター内視鏡内科 副部長

小山恒男　佐久医療センター内視鏡内科 部長

上堂文也　大阪国際がんセンター消化管内科 副部長

八木一芳　新潟県労働衛生医学協会

川村昌司　仙台市立病院消化器内科 医長

小野尚子　北海道大学病院光学医療診療部 教授

神崎洋光　かんざき医院 院長

金光高雄　福岡大学筑紫病院消化器内科 講師

八尾建史　福岡大学筑紫病院臨床医学研究センター（内視鏡部）教授

二村 聡　福岡大学筑紫病院病理部 教授/診療部長

丸山保彦　藤枝市立総合病院消化器内科 副院長/内視鏡センター長

万波智彦　国立病院機構岡山医療センター消化器内科 医長

田邊元太郎　大阪国際がんセンター消化管内科

三輪貴生　岐阜大学大学院医学系研究科消化器内科学分野 臨床助教

山崎健路　岐阜県総合医療センター消化器内視鏡科 部長

九嶋亮治　滋賀医科大学医学部病理学講座 教授

北村陽子　市立奈良病院消化器肝臓病センター内視鏡部 部長/消化器内科 副部長

柴垣広太郎	島根大学医学部附属病院光学医療診療部 准教授/部長
上山浩也	順天堂大学医学部消化器内科 准教授
月田里映	静岡県立静岡がんセンター内視鏡科
赤澤陽一	順天堂大学大学院医学研究科消化器内科学教室 准教授
永原章仁	順天堂大学大学院医学研究科消化器内科学教室 教授
内多訓久	高知赤十字病院消化器内科 第三内科部長
吉村大輔	国立病院機構九州医療センター消化器内科（消化管）科長
吉村理江	博愛会人間ドックセンターウェルネス 所長
栗原　渉	がん研究会有明病院上部消化管内科
平澤俊明	がん研究会有明病院上部消化管内科 胃担当部長
高松　学	がん研究会有明病院病理部
吉田尚弘	石川県立中央病院消化器内科 診療部長
大澤博之	自治医科大学内科学講座消化器内科学部門 教授
小刀崇弘	広島大学病院内視鏡診療科
岡　志郎	広島大学大学院医系科学研究科消化器内科学 教授
小林正明	新潟県立がんセンター新潟病院 副院長/がん予防総合センター長
山﨑嵩之	埼玉医科大学国際医療センター消化器内科（消化器内視鏡科）助教
阿部清一郎	国立がん研究センター中央病院内視鏡科 医長
西川　潤	山口大学大学院医学系研究科基礎検査学 教授
吉永繁高	国立がん研究センター中央病院内視鏡科
関根茂樹	国立がん研究センター中央病院病理診断科
松枝克典	岡山大学大学院医歯薬学総合研究科消化器・肝臓内科学
竹内洋司	群馬大学医学部附属病院光学医療診療部 診療教授
大久保佑樹	大阪国際がんセンター消化管内科
庄司絢香	大阪国際がんセンター消化管内科
渡辺　舞	東京女子医科大学病院消化器内視鏡科 助教
野中康一	東京女子医科大学病院消化器内視鏡科 教授
浅田裕也	大阪国際がんセンター消化管内科
岩田賢太郎	慶應義塾大学医学部消化器内科/腫瘍センター低侵襲療法研究開発部門
加藤元彦	慶應義塾大学医学部内視鏡センター 教授/センター長
安藤徳晃	大阪国際がんセンター消化管内科
國弘真己	広島市立広島市民病院内科・内視鏡内科 副院長/内科部長
渡辺憲治	富山大学附属病院炎症性腸疾患内科 特命教授/IBDセンター長
高嶋祐介	富山大学附属病院炎症性腸疾患内科/IBDセンター
皆川知洋	富山大学附属病院 IBDセンター 助教/診療講師
鎌田紀子	てんのうじ消化器・IBDクリニック 院長
味岡洋一	新潟大学医学部臨床病理学分野 名誉教授
杉本真也	慶應義塾大学医学部消化器内科 助教
中村正直	名古屋大学医学部附属病院光学医療診療部 准教授
川崎啓祐	九州大学大学院病態機能内科学（第二内科）併任講師（光学医療診療部）
大城由美	松山赤十字病院病理診断科 部長
鳥巣剛弘	九州大学大学院病態機能内科学（第二内科）講師
大泉智史	岩手医科大学医学部内科学講座消化器内科分野 特任講師
松本主之	岩手医科大学医学部内科学講座消化器内科分野 教授
萬　春花	秋田赤十字病院消化器センター 副部長
松下弘雄	秋田赤十字病院消化器病センター 部長
東海林琢男	秋田赤十字病院病理診断科 部長
高丸博之	国立がん研究センター中央病院内視鏡科
加藤文一朗	秋田赤十字病院消化器病センター 副部長
田丸弓弦	国立病院機構呉医療センター・中国がんセンター内視鏡内科
桑井寿雄	広島大学病院消化器内視鏡医学講座 教授
下田　良	佐賀大学医学部附属病院光学医療診療部 診療教授/光学医療診療部 部長
鴫田賢次郎	広島市立北部医療センター安佐市民病院内視鏡内科 部長
永田信二	広島市立北部医療センター安佐市民病院消化器内科 主任部長
田中秀典	広島大学病院内視鏡診療科 診療講師
山下　賢	広島大学病院消化器内科 助教
吉田直久	京都府立医科大学大学院医学研究科消化器内科学教室 講師
小林怜央	京都府立医科大学大学院医学研究科消化器内科学教室 助教
井上　健	京都府立医科大学大学院医学研究科消化器内科学教室 学内講師
田中寛人	群馬大学大学院医学系研究科消化器・肝臓内科学 助教（病院）
浦岡俊夫	群馬大学大学院医学系研究科消化器・肝臓内科学 教授
中島勇貴	福島県立医科大学会津医療センター小腸・大腸内科 助手
冨樫一智	福島県立医科大学会津医療センター小腸・大腸内科 教授
山川　司	札幌医科大学医学部消化器内科学講座 特任助教
吉井新二	札幌医科大学医学部消化器内科学講座 講師
三宅高和	札幌医科大学医学部消化器内科学講座
佐野村誠	北摂総合病院 病院長補佐/消化器内科 主任部長
弓削　亮	広島赤十字・原爆病院消化器内科
堀田欣一	静岡県立静岡がんセンター内視鏡科 部長代理
水本　健	国立病院機構呉医療センター・中国がんセンター内視鏡内科
永塚　真	岩手医科大学医学部内科学講座消化器内科分野 特任講師
谷口義章	九州大学大学院病態機能内科学（第二内科）

序　文

　消化管内視鏡は，これまで胃鏡，胃カメラ，光ファイバースコープ，電子スコープと発展してきた．さらに，拡大内視鏡，超拡大内視鏡，画像強調内視鏡（Image-Enhanced Endoscopy：IEE）などの機能が開発・臨床応用され，CCD の小型化を含めたスコープの細径化，視野角の拡大，そして，画質の高画素化など，現在も消化管内視鏡は進化し続けている．

　これまで内視鏡診断学に関する成書はたくさん発刊されてきたが，さまざまな診断手技における内視鏡の画質は格段に進歩している．今回，文光堂から「消化管 画像強調内視鏡（IEE）アトラス」を最新の高画素内視鏡画像を駆使して作成することになった．本書では，主に NBI/BLI/LCI/TXI による内視鏡観察のコツとピットフォールを，高画素内視鏡画像をベースにした「アトラス」で，その要点と解説を一緒にみて学ぶことによって，読者の画像診断能力の向上に資すること，および，IEE の分類・診断基準を原理も含めて理解し，日常診療の場で正しく診断できるようにすることを目的とした．各論の各アトラスでは，「いまみている IEE 画像のどこが関心領域なのか」「どのような思考過程を経て分類のどのカテゴリーに診断するのか」を詳細に解説をすることとした．そして，局所・超局所の拡大観察所見のみでなく，通常（非拡大）観察，近接観察，拡大観察画像を網羅的に提示し，病変の拾い上げ，通常観察から拡大観察への移行を総合的に考慮して診断のプロセスを学ぶことができるよう工夫した．

　本書の対象臓器は全消化管で，腫瘍のみでなく，非腫瘍性病変も対象とした．そして，私が全体を監修させていただき，「咽喉頭・食道」を武藤　学先生（京都大学），「胃・十二指腸」を上堂文也先生（大阪国際がんセンター），「下部消化管」を岡　志郎先生（広島大学）を中心に編集していただいたが，最新の高画素画像による素晴らしいアトラスができたものと自負している．

　本書によって，消化管の内視鏡診療を施行されている初級〜中級内視鏡医のさらなるレベルアップが進むことを期待している．是非とも本書を手に取って中身をご一読頂けると幸いである．最後に，ご多忙の中執筆頂いた各先生に深い感謝の意を表するとともに，今回このような成書を作成する機会を与えて下さった文光堂の黒添勢津子氏に深謝いたします．

2024 年 10 月

JA 尾道総合病院 病院長
広島大学 名誉教授

田中　信治

目次

原理

NBI，TXI の原理 ……………………………………………… 森田恵仁，佐藤朋也　　2

BLI，LCI の原理 …………………………………………………… 蔵本昌之　　7

咽頭・食道

咽喉頭・食道領域の観察のコツ …………………………………………… 武藤　学　　12

── 咽喉頭

1. リンパ濾胞 NBI ……………………………… 長尾宗一郎，山下大祐，森田周子　　18
2. メラノーシス NBI TXI …………………………………… 森田周子，山下大祐　　20
3. 放射線治療後の毛細血管拡張 NBI TXI ………………… 堅田親利，樋口浩和，武藤　学　　22
4. 乳頭腫 NBI ………………………………………… 引地拓人，橋本　陽，中村　純　　24
5. 放射線治療後の変化 NBI TXI RDI ………………… 引地拓人，加藤恒孝，栁田拓実　　26
6. ELPS 後の瘢痕 TXI NBI …………………………… 堅田親利，岸本　曜，武藤　学　　28
7. 喉頭肉芽腫 NBI TXI ……………………………… 堅田親利，細野浩史，一戸昌明　　30
8. 基底細胞過形成 LCI BLI ……………………………………………… 川田研郎　　32
9. 異形成（軽度〜中等度） NBI LCI BLI ……………………………… 川田研郎　　34
10. 異形成（高度） BLI …………………………………………………… 川田研郎　　36
11. 下咽頭表在癌（平坦型） NBI TXI ……………… 富野琢朗，中條恵一郎，矢野友規　　38
12. 下咽頭表在癌（隆起型） NBI ………………… 富野琢朗，中條恵一郎，矢野友規　　40
13. 口腔表在癌 LCI BLI …………………………………………………… 川田研郎　　42
14. 喉頭表在癌 NBI ……………………………… 富野琢朗，中條恵一郎，矢野友規　　44

── 食道（Barrett 食道を除く）

1. 逆流性食道炎 LCI BLI ………………………………… 阿部圭一朗，郷田憲一　　46
2. メラノーシス NBI ……………………………………… 阿部圭一朗，郷田憲一　　48
3. 毛細血管拡張症 LCI BLI …………………………………………… 三浦義正　　50
4. 食道乳頭腫 BLI ……………………………………… 三浦義正，佐野直樹　　52
5. グリコーゲンアカントーシス NBI TXI ……………………………… 菊池大輔　　54
6. 放射線治療後の変化 NBI ………………………… 河村玲央奈，野中　哲，橋本大輝　　56
7. ESD 後の瘢痕 NBI TXI ……………………………………………… 菊池大輔　　58

8. 異所性胃粘膜 `LCI` `BLI` `NBI` ································· 松橋　保，飯島克則　60

9. 好酸球性食道炎 `NBI` `BLI` `LCI` ························· 小泉重仁　62

10. アカラシア `LCI` `BLI` ··································· 福田　翔，飯島克則　64

11. 多発ヨード不染帯 `NBI` ··················· 堅田親利，横山顕礼，武藤　学　66

12. 食道上皮内腫瘍，low-grade intraepithelial neoplasia (LGIN) `NBI`

　　 ······························· 河村玲央奈，野中　哲，橋本大輝　68

13. 食道上皮内腫瘍，high-grade intraepithelial neoplasia (HGIN) `NBI`

　　 ······························· 河村玲央奈，野中　哲，橋本大輝　70

14. 食道表在癌（0-I，M）`BLI` ······················· 岩井直人，土肥　統　72

15. 食道表在癌（0-IIa，M）`BLI` ····················· 瀬谷真由子，土肥　統　74

16. 食道表在癌（0-IIb，M）`TXI` `NBI` ········· 尾形洋平，八田和久，正宗　淳　76

17. 食道表在癌（0-IIc，M）`NBI` `TXI` ········· 尾形洋平，八田和久，正宗　淳　78

18. 食道表在癌（SM 微小浸潤）`NBI` ············ 尾形洋平，八田和久，正宗　淳　80

19. 食道表在癌（SM 深部浸潤）`TXI` `NBI` ··············· 上田駿介，吉田将雄　82

20. 食道表在癌（2/3 周を超える大型病変）`TXI` `NBI` ··········· 吉田将雄　84

—— Barrett 食道・食道腺癌

1. Short segment Barrett esophagus (SSBE) `NBI` `TXI` ····高橋亜紀子，小山恒男　86

2. Long segment Barrett esophagus (LSBE) `NBI` `TXI` ····高橋亜紀子，小山恒男　88

3. Barrett 食道腺癌（小型）`NBI` ··············· 高橋亜紀子，小山恒男　90

4. Barrett 食道腺癌（大型）`NBI` ··············· 高橋亜紀子，小山恒男　92

5. Barrett 食道腺癌（扁平型）`NBI` ············· 阿部圭一朗，郷田憲一　94

6. Barrett 食道腺癌（隆起型）`NBI` ············· 阿部圭一朗，郷田憲一　96

胃・十二指腸

胃・十二指腸領域の観察のコツ ································· 上堂文也　100

1. *H. pylori* 未感染胃粘膜，正常胃 `NBI` ··················· 八木一芳　108

2. *H. pylori* 胃炎（AB 分類）`NBI` ······················· 川村昌司　110

3. *H. pylori* 胃炎（現感染）—びまん性発赤と腸上皮化生 `LCI` `BLI` ········ 小野尚子　112

4. *H. pylori* 胃炎（既感染）—地図状発赤 `LCI` `BLI` ··········· 神崎洋光　114

5. 胃腸上皮化生 `NBI` ····················· 金光高雄，八尾建史，二村　聡　116

6. 自己免疫性胃炎 `NBI` ································· 丸山保彦　118

7. 胃アニサキス症 `NBI` ································· 万波智彦　120

8. 胃ポリープ（胃底腺ポリープ，過形成性ポリープ）`NBI` ···· 田邊元太郎，上堂文也　122

9. 腸型腺腫 `NBI` ······················· 金光高雄，八尾建史，二村　聡　124

10. 胃型腺腫 `BLI` ······················· 三輪貴生，山崎健路，九嶋亮治　126

11. 食道胃接合部癌 `NBI` ································· 北村陽子　128

vii

12. ラズベリー様腺窩上皮型腫瘍 NBI ……………………………………………… 柴垣広太郎　130

13. 胃底腺型腺癌 LCI BLI …………………………………………………………… 上山浩也　132

14. 胃底腺粘膜型腺癌 LCI BLI …………………………………………………… 上山浩也　134

15. 通常型腺癌（分化型，ポリープ型）NBI ……………………………… 月田里映，吉田将雄　136

16. 通常型腺癌（分化型，隆起型，胃型）NBI TXI …… 赤澤陽一，上山浩也，永原章仁　138

17. 通常型腺癌（分化型，隆起型，WOS）NBI …………… 金光高雄，八尾建史，二村　聡　140

18. 通常型腺癌（分化型，0-Ⅱb）NBI ………………………………………… 内多訓久　142

19. 通常型腺癌（未分化型，0-Ⅱb，未感染胃）TXI NBI ………… 吉村大輔，吉村理江　144

20. 通常型腺癌（分化型，0-Ⅱc，fine network pattern）NBI

　　　　…………………………………………………… 栗原　渉，平澤俊明，高松　学　146

21. 通常型腺癌（分化型，0-Ⅱc，VEC pattern）NBI

　　　　…………………………………………………… 金光高雄，八尾建史，二村　聡　148

22. 通常型腺癌（分化型，0-Ⅱc，WGA）① NBI ………………………… 吉田尚弘　150

23. 通常型腺癌（分化型，0-Ⅱc，WGA）② TXI NBI ………………… 吉田尚弘　152

24. 通常型腺癌（除菌後胃癌）① LCI BLI ……………………………… 大澤博之　154

25. 通常型腺癌（除菌後胃癌）② LCI BLI ……………………………… 大澤博之　156

26. 通常型腺癌（除菌後胃癌）③ LCI BLI ……………………… 小刀崇弘，岡　志郎　158

27. 通常型腺癌（除菌後胃癌）④ NBI ……………………………… 小刀崇弘，岡　志郎　160

28. 通常型腺癌（除菌後胃癌）⑤ LCI BLI ……………………… 瀬谷真由子，土肥　統　162

29. 通常型腺癌（除菌後胃癌）⑥ NBI …………………………………… 小林正明　164

30. 通常型腺癌（未分化型，0-Ⅱc，褪色）NBI ………… 栗原　渉，平澤俊明，高松　学　166

31. 通常型腺癌（分化型，0-Ⅱc）TXI NBI ……………………… 山﨑嵩之，阿部清一郎　168

32. 通常型腺癌（0-Ⅱc＋Ⅲ）TXI NBI ……………………………… 山﨑嵩之，阿部清一郎　170

33. EBV 関連胃癌（0-Ⅱc）NBI …………………………………………… 西川　潤　172

34. EBV 関連胃癌（SMT 型）NBI …………………………………… 吉永繁高，関根茂樹　174

35. 胃神経内分泌癌（NEC）NBI …………………………………… 松枝克典，上堂文也　176

36. FAP 合併腺窩上皮型腫瘍 NBI ……………………… 竹内洋司，大久保佑樹，庄司絢香　178

37. 1 型胃神経内分泌腫瘍（NET，カルチノイド）NBI …………… 松枝克典，上堂文也　180

38. 胃 MALT リンパ腫 NBI …………………………………………… 渡辺　舞，野中康一　182

39. 胃悪性リンパ腫（DLBCL）LCI BLI ……………………………… 岩井直人，土肥　統　184

40. 十二指腸異所性胃粘膜 NBI ………………………………………… 内多訓久　186

41. 十二指腸 Brunner 腺過形成（有茎性）NBI …………………… 浅田裕也，上堂文也　188

42. 十二指腸腸型腺腫 NBI …………………………………… 岩田賢太郎，加藤元彦　190

43. 十二指腸胃型腫瘍 NBI …………………………………… 岩田賢太郎，加藤元彦　192

44. 十二指腸神経内分泌腫瘍（NET）NBI ……………………… 安藤徳晃，上堂文也　194

下部消化管

大腸領域の観察のコツ ……………………………………………………… 岡 志郎 198

1. クローン病 **NBI** ……………………………………………… 國弘真己 204

2. 潰瘍性大腸炎 **NBI** ……………………… 渡辺憲治, 高嶋祐介, 皆川知洋 206

3. ulcerative colitis-associated neoplasm（UCAN）（low-grade） **NBI**
   …………………………………………… 渡辺憲治, 鎌田紀子, 味岡洋一 208

4. ulcerative colitis-associated neoplasm（UCAN）（high-grade） **NBI**
   ………………………………………………………………… 杉本真也 210

5. ulcerative colitis-associated neoplasm（UCAN）（cancer） **NBI** ……… 杉本真也 212

6. 炎症性ポリープ **BLI** ……………………………………… 中村正直 214

7. Peutz-Jeghers 型ポリープ **NBI** …………………………… 中村正直 216

8. 若年性ポリープ **NBI** ……………………… 川崎啓祐, 大城由美, 鳥巣剛弘 218

9. 過形成性ポリープ **NBI** ……………………………… 大泉智史, 松本主之 220

10. sessile serrated lesion（SSL） **NBI** ……………… 萬 春花, 松下弘雄, 東海林琢男 222

11. traditional serrated adenoma（TSA） **NBI** …………………………… 高丸博之 224

12. superficially serrated adenoma（SuSA） **NBI** …………………………… 高丸博之 226

13. 鋸歯状病変由来の早期癌 **NBI** ………………… 加藤文一朗, 松下弘雄, 東海林琢男 228

14. 隆起型腺腫① **NBI** ……………………………… 田丸弓弦, 桑井寿雄 230

15. 隆起型腺腫② **BLI** …………………………………………… 下田 良 232

16. 陥凹型腺腫① **NBI** ……………………………… 鴫田賢次郎, 永田信二 234

17. 陥凹型腺腫② **BLI** ……………………………… 田中秀典, 岡 志郎 236

18. 早期大腸癌 隆起型（M）① **NBI** ……………… 鴫田賢次郎, 永田信二 238

19. 早期大腸癌 隆起型（M）② **BLI** …………………………………… 下田 良 240

20. 早期大腸癌 陥凹型（M）① **NBI** ……………………… 山下 賢, 岡 志郎 242

21. 早期大腸癌 陥凹型（M）② **BLI** ……………………… 吉田直久, 小林玲央 244

22. 早期大腸癌 隆起型（SM）① **NBI** ……………………… 山下 賢, 岡 志郎 246

23. 早期大腸癌 隆起型（SM）② **BLI** ……………………… 吉田直久, 井上 健 248

24. 早期大腸癌 陥凹型（SM）① **NBI** ……………………… 田中寛人, 浦岡俊夫 250

25. 早期大腸癌 陥凹型（SM）② **BLI** ……………………… 中島勇貴, 冨樫一智 252

26. LST-G（顆粒均一型） **NBI** ……………………… 田中寛人, 浦岡俊夫 254

27. LST-G（結節混在型） **NBI** ……………………… 山川 司, 吉井新二 256

28. LST-NG（平坦隆起型） **NBI** ……………………… 三宅高和, 吉井新二 258

29. LST-NG（偽陥凹型） **NBI** ……………………… 田中秀典, 岡 志郎 260

30. 進行大腸癌① **TXI** **NBI** ……………………………………… 佐野村 誠 262

31. 進行大腸癌② **BLI** ……………………………… 中島勇貴, 冨樫一智 264

32. 特殊型の癌（粘液癌, 印環細胞癌） **NBI** …………… 佐野村 誠, 安藤徳晃, 上堂文也 266

33. 悪性リンパ腫（MALT リンパ腫） **NBI** ……………………………… 弓削 亮 268

ix

34. 悪性リンパ腫（濾胞性リンパ腫）**NBI** ⋯⋯⋯⋯⋯⋯⋯⋯ 弓削　亮　　270

35. 悪性リンパ腫（DLBCL）**NBI** ⋯⋯⋯⋯⋯⋯⋯⋯⋯⋯⋯ 佐野村　誠　　272

36. カルチノイド腫瘍/神経内分泌腫瘍 neuroendocrine tumor（NET）**NBI**
　　⋯⋯⋯⋯⋯⋯⋯⋯⋯⋯⋯⋯⋯⋯⋯⋯⋯⋯⋯⋯⋯⋯⋯ 堀田欣一　　274

37. 内分泌細胞癌 endocrine cell carcinoma（ECC）/neuroendocrine carcinoma
　　（NEC）**NBI** ⋯⋯⋯⋯⋯⋯⋯⋯⋯⋯⋯⋯⋯⋯⋯⋯⋯ 堀田欣一　　276

38. 肛門管癌（SCC）**NBI** ⋯⋯⋯⋯⋯⋯⋯⋯⋯⋯ 水本　健，桑井寿雄　　278

39. 悪性黒色腫 **NBI** ⋯⋯⋯⋯⋯⋯⋯⋯⋯⋯⋯⋯⋯⋯⋯ 佐野村　誠　　280

40. 直腸粘膜脱症候群（MPS）**NBI** ⋯⋯⋯⋯⋯⋯ 永塚　真，松本主之　　282

41. アミロイドーシス **NBI** ⋯⋯⋯⋯⋯ 川崎啓祐，谷口義章，鳥巣剛弘　　284

略語一覧 ⋯⋯⋯⋯⋯⋯⋯⋯⋯⋯⋯⋯⋯⋯⋯⋯⋯⋯⋯⋯⋯⋯⋯⋯⋯⋯⋯⋯　286
索引 ⋯⋯⋯⋯⋯⋯⋯⋯⋯⋯⋯⋯⋯⋯⋯⋯⋯⋯⋯⋯⋯⋯⋯⋯⋯⋯⋯⋯⋯⋯　288

原 理

NBI，TXI の原理

(オリンパス)

I　はじめに

2020 年 7 月に発表されたオリンパスの内視鏡システム「EVIS X1」には，一連の内視鏡検査の
サポートを目的とした画像強調内視鏡技術（IEE：Image Enhanced Endoscopy）が複数搭載さ
れている．本稿ではその中から NBI（Narrow Band Imaging）と TXI（Texture and Color En-
hancement Imaging）の概要，原理，有用性，そして今後の展望と課題について詳述する．

II　NBI

1．概要

NBI は内視鏡照明光と生体内のヘモグロビンの吸光特性を活用した IEE であり，粘膜表層の毛
細血管や粘膜模様を強調する機能である[1]．1999 年，元 国立がんセンター東病院の佐野寧医師
（現 佐野病院理事長・院長）との臨床研究を皮切りに，国内外の多くの内視鏡医との共同開発を経
て，2006 年に NBI を搭載した「EVIS LUCERA SPECTRUM」をリリースするに至った．

2．原理

NBI のコンセプトは，血液中のヘモグロビンに特異な吸光特性を利用することにある．ヘモグ
ロビンは 415 nm と 540 nm 付近に強い吸収帯を持ち（図 1），この吸光特性を活用することで，
粘膜表層の毛細血管の強調表示が可能となる．

生体組織に照射された光は吸収や散乱の影響を受ける．特に短波長の光は散乱の影響が強く，光
は比較的粘膜の浅い深度までしか伝播せず，散乱光として観測される．この特性を利用し，NBI
では粘膜表層の詳細な画像を得るために青色の狭帯域光（415 nm 付近）を，深部の太い血管と粘
膜表層の毛細血管とのコントラストを強調するために緑色の狭帯域光（540 nm 付近）を使用してい
いる（図 2a）．NBI では粘膜表層の毛細血管は茶色調，深部の太い血管はシアン調で再現される
（図 2b）．

3．有用性

「EVIS X1」では高感度・低ノイズな CMOS イメージセンサーを搭載した内視鏡や，明るさを
補正する独自の画像処理機能（BAI-MAC：Brightness Adjustment Imaging with Maintenance
of Contrast）を用いることで，NBI の明るさが課題となる胃内観察においても，明るく鮮明な画
像を実現した．NBI の有用性は，これまで国内外の数々の臨床研究結果として報告されているが，

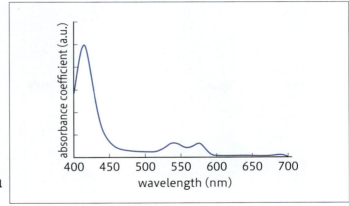

図1 ヘモグロビンの吸光特性（豚血液を計測）

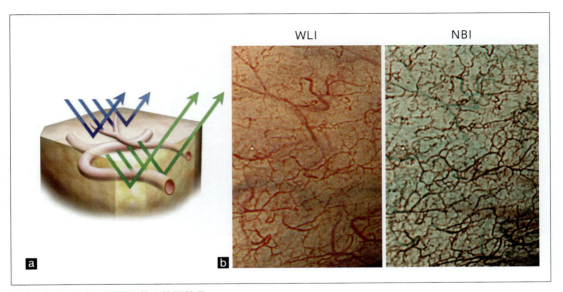

図2 NBIによる表層血管の強調効果
a．NBIの狭帯域光と生体組織（© オリンパス株式会社）．b．ヒト軟口蓋粘膜の観察像（オリンパスにて撮影）．

この技術革新により，さらに多くの臨床現場での活用が期待される．図3に先行製品「EVIS LUCERA ELITE」システムとの比較画像を示す．

III TXI

1．概要

　現状の標準的な内視鏡検査法は白色光観察（WLI：White Light Imaging）であるが，WLIでは小さなポリープや平坦な病変の見逃し率が高いことが報告されている[2]．NBIなどのIEEによる病変検出能向上が期待されているが，NBIは咽頭・食道に比べて胃や大腸の病変検出においてその活用が限定的であること，またWLIとの色調印象が大きく異なることから，WLIを基盤としたIEEの開発が求められていた．TXIは，このニーズに応えるために開発されたIEEであり，

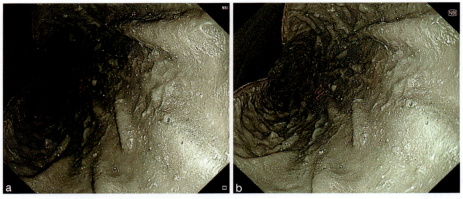

図3 NBIの明るさ向上（臓器モデルを撮影）
a. EVIS LUCERA ELITE. b. EVIS X1.

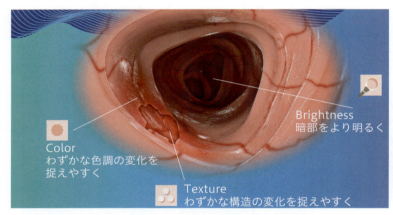

図4 TXIのコンセプト
(© オリンパスマーケティング株式会社)

WLIの3つの画質要素（テクスチャ，明るさ，色）を強調することで，病変の視認性向上を狙った技術である（図4）[3]．

2．原理

TXIはRetinex理論を応用したIEEである．Retinex理論は人の視覚特性に基づいた理論で，低照明画像や照明光の不均一さを補正するための一般的な画像処理に用いられている．この画像処理では，入力画像を視覚に相関の強い反射光成分（以下「ディテール画像」という）と照明光成分（以下「ベース画像」という）の2つに分割しそれぞれに対して画像処理が施される．TXIはRetinex理論を内視鏡画像処理に応用することで，内視鏡画像の暗部の明るさを補正し，粘膜の形態変化や発赤・褪色等の色調変化を強調することで病変の視認性を向上させることができる．

TXIは，図5aに示す5つの処理からなる．
1. 画像分割：入力画像をベース・ディテール画像に分割
2. 明るさ補正：ベース画像の暗部の抽出 & 明るさ補正
3. テクスチャ強調：ディテール画像の強調により形態・色調変化を強調

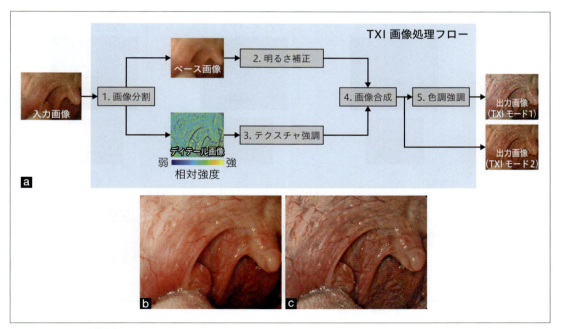

図5 TXI の画像処理とモード
a. TXI の画像処理フロー. b. WLI. c. TXI モード2.

4. 画像合成：処理後のベース・ディテール画像の合成
5. 色調強調：画像内の色調（主に赤白色調の差）の強調

　TXI には2つのモードが存在する．モード1は色調変化をより強く強調したモードで，モード2は WLI に近い色調の画像となる．図5b，c に，ヒトの口腔内画像における，WLI，TXI モード2の比較画像を示すように，画像の明部の明るさを維持した状態で暗部の明るさが強調されていること，および画像内の形態・色調変化が強調されていることがわかる．

　また，図6に WLI，TXI モード1，2の色調強調効果の比較結果を示す．図6は，同一領域における3画像の色調分布を表しており，WLI よりも TXI モード2，さらに TXI モード1のほうが広い色調分布となっていることがわかる．より広い分布であるほど，わずかな色調差をより広い色調差で表現できることを意味しており，TXI モード1が最も色調強調効果が高いことを示している．

IV 今後の展望と課題

　NBI と TXI はそれぞれ異なる方法で内視鏡観察性能を向上させ，消化管病変の早期発見や診断精度の向上に寄与している．一方，臨床現場への普及やさらなる性能改善に関して未だ課題が存在する．これらの課題解決の1つとして，NBI と TXI のそれぞれの強みを活かした連携による形態変化や粘膜・血管模様の視認性の向上や，IEE と AI などの病変検出・診断システムとの組み合わせにより，病変検出・診断能の精度向上と均てん化が期待される．

（森田恵仁，佐藤朋也）

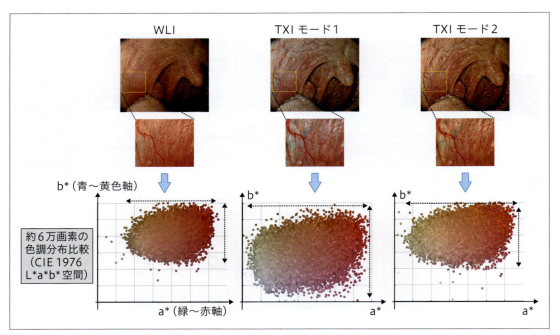

図6 WLI, TXI モード1, TXI モード2の色調強調効果の比較

文献
1) Gono K, et al：Appearance of enhanced tissue features in narrow-band endoscopic imaging. J Biomed Opt 2004；9：568-577
2) van Rijn JC, et al：Polyp miss rate determined by tandem colonoscopy：a systematic review. Am J Gastroenterol 2006；101：343-350
3) Sato T. TXI：Texture and color enhancement imaging for endoscopic image enhancement. J Healthc Eng 2021：5518948

BLI，LCI の原理

（富士フイルム）

I　はじめに

　レーザー光源搭載の内視鏡システム LASEREO と LED 光源搭載の内視鏡システム ELUXEO は 2 種類以上の光の比率を精密に制御することで，BLI（Blue LASER Imaging/Blue Light Imaging）や LCI（Linked Color Imaging）などの画像強調機能を実現している．BLI は狭帯域短波長光である 410 nm 付近の光の強度を高めることで，粘膜と血管のコントラストを向上させた画像を表示する．また，LCI や BLI-bright は狭帯域短波長光と白色光をバランスよく照射することで，画像の明るさ，粘膜と血管のコントラストの向上を両立している．以下に BLI，LCI の原理について説明する．

II　BLI の原理

　BLI はヘモグロビンの吸光特性と粘膜の散乱特性に基づき，粘膜表層にある微細血管と粘膜深層にある血管が区別しやすくなるように画像化する技術である．短波長の光ほど粘膜深部に届かず，また，410 nm 付近の光は血液中のヘモグロビンに吸収されやすいという特性を持つため，狭帯域短波長光で得られる表層微細血管像は高コントラストに描写される．一方，長波長の光ほど粘膜内部に届きやすく，また，白色光に含まれる 540 nm 付近の光はヘモグロビンに吸収されやすいという特性を持つため，白色光で得られる粘膜深層の血管像はコントラストの高い画像として描写可能である．この 2 つの画像を信号処理することで，粘膜表層微細血管と粘膜深層にある血管を区別しやすく表示することができる（図 1）．図 2 に内視鏡システムと照明光スペクトルを示す．BLI は狭帯域短波長光の比率を高め，粘膜表層の微細血管のコントラストを最大限に高めている．また，BLI-bright は BLI よりも白色光の比率を高め，画像の明るさと血管コントラストの向上を両立させている．この 2 つのモードを切替えて使用することにより，中遠景から近接・拡大観察に至るまで，明るく，かつ，血管コントラストの高い画像観察が可能である．

III　LCI のねらい

　現状の内視鏡診断学は白色光で作られた自然な色調の画像を用いて構築されたものである．病変の視認性を上げるには，病変と周囲の色調を大きく変える必要があるが，既存の診断学を使うために医師が白色光の色を瞬時に想起できる程度に色調変化を抑える必要がある．LCI は検出診断に重要と考えられる 2 つの要素，①病変の強調，②医師の診断しやすい自然な色調，を同時に実現している．

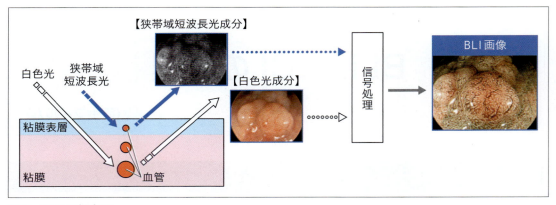

図1　BLIの概念図

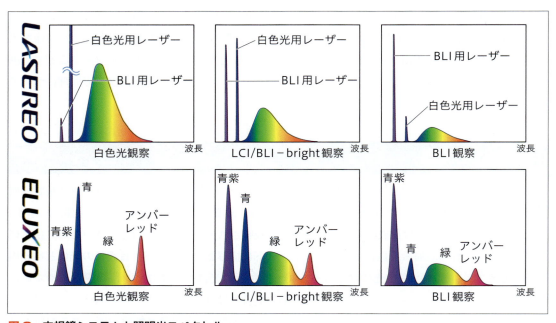

図2　内視鏡システムと照明光スペクトル

IV　LCIの原理

　LCIは図3に示すように照明光と信号処理の工夫により実現している機能である．BLI-brightと同様に，自然な色調を実現するために必要な白色光とヘモグロビンに吸収されやすい狭帯域短波長光を強く照射することで，粘膜表層の微細な色調変化を増幅させている．さらに，後段の色調拡張処理により粘膜色付近のわずかな色の違いを強調することが可能である．図4は粘膜色に模した背景に，青色をわずかに変化させた色文字を埋め込んだ特製のカラーチャートをそれぞれの観察モードで撮影した画像である．BLI，LCIは狭帯域短波長光を強めているので文字情報が増強され，さらに信号処理によって文字を認識しやすくなっている．BLIは血管や炎症部のような赤系の色が茶褐色で表現されるため，白色光よりも暗い色調になっている．チャートの周囲にレインボー

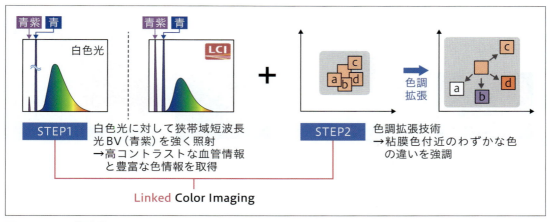

図3 LCIの概念図

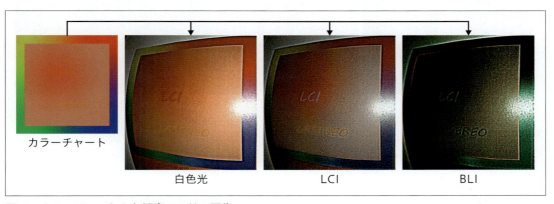

図4 カラーチャートと各観察モードの画像

カラーが配置されているが，BLIはオリジナル通りの色調を再現していない．対してLCIは色拡張処理を粘膜色付近に限定しているため，白色光に近い色調で再現している．

V LCIの色調拡張性能

図5に同一シーンを白色光とLCIで撮影した画像と色度図を示す．この色度図はそれぞれの画像の4000箇所をランダムにサンプリングしてRGB信号を取得し，CIE 1976 $L^*a^*b^*$ 色空間を用いて a^*b^* 色度図へプロットしたものである．LCIは白色光に比べて色の分布が広く，色の差がつきやすくなっていると考えられる．

VI LCIの色彩強調

LCIは3つの色調を選択可能である．図6にLCIの各色調で口腔を撮影した画像を示す．彩度の拡張を強めた色調2は，炎症などの赤味を強くすることを狙っている．色調3は，彩度だけで

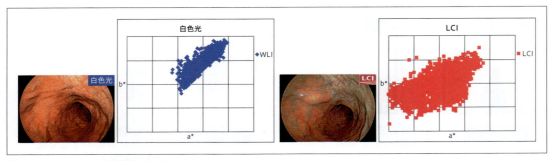

図5 白色光・LCI画像の色度図

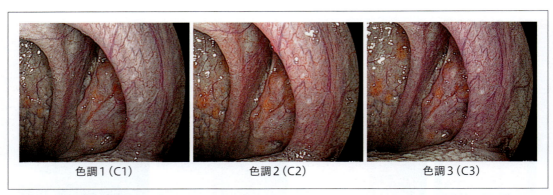

図6 LCIの色彩強調

なく色相の拡張を強めているため深層血管や腸上皮化生などの青味を強調するのに有用ではないかと考えている．

VII まとめ

　BLI，LCIは白色光に狭帯域短波長光を適切なバランスで照射し，画像処理を組み合わせることにより，BLIは粘膜表層の血管や構造を強調し，LCIは粘膜のわずかな色の差を強調することを可能にした．LCIは多施設共同前向きランダム化比較研究により，上部消化管腫瘍性病変の拾い上げ診断において白色光観察より優れていると報告されている[1]．また，腸上皮化生の診断に有用との報告もあり[2]，さまざまな診断への応用が期待される．

（蔵本昌之）

文献
1) Ono S, et al：Linked color imaging focused on neoplasm detection in the upper gastrointestinal tract：a randomized trial. Ann Intern Med 2021；174：18-24
2) Ono S, et al：Lavender color in linked color imaging enables noninvasive detection of gastric intestinal metaplasia. Digestion 2018；98：222-230

咽頭・食道

咽喉頭・食道領域の観察のコツ

　上部消化管の画像強調内視鏡（IEE）検査において重要な目的のひとつは，予後不良である咽喉頭・食道領域の癌の早期発見である．咽頭と喉頭領域の観察は，反射や誤嚥などの苦痛を伴うため，これまで十分な観察がされなかった．しかし，IEEの登場により，この領域の早期癌が発見できることが示され，日常診療でも咽頭と喉頭領域の観察の重要性が認識されるようになった．頭頸部癌・食道癌は，飲酒・喫煙が明らかな危険因子であることから，内視鏡検査を申し込む際，もしくは検査前の問診でこれらの情報を聴取することで，リスクのある対象者を絞り込むことができる．特に，少量飲酒後に顔面紅潮（フラッシング反応）を呈するアルデヒド脱水素酵素2型（ALDH2）ヘテロ欠損者が常習飲酒をすると頭頸部癌・食道癌のリスクになるため，フラッシング反応の有無を確認することも重要である．

I 咽頭・喉頭の観察

1. 前処置

　通常の内視鏡検査と同様にキシロカイン®（リドカイン）スプレーで咽頭麻酔を行う．不安が強い症例，反射が強い症例では鎮静薬の使用も考慮する．催眠鎮静薬であるミダゾラムは，内視鏡検査時に汎用される薬剤であるが，2で示す発声などの動作で視野を確保することができなくなるのでその点は注意が必要である．また，鎮痛薬であるペチジン塩酸塩を使用すると苦痛を軽減できるため，ミダゾラムではなくペチジン塩酸塩を使用することもある．咽頭には唾液が付着していることも多いため，検査前（咽頭麻酔前）にコップ1杯の水を飲ませることで唾液が除去でき，良好な視野を確保できることもある．

2. 系統的な観察方法

　一連の観察終了後の内視鏡抜去時は，唾液貯留や内視鏡接触による粘膜の発赤や出血，咽頭麻酔の効果減弱による反射増大など，咽頭・喉頭の観察には不適当であり，内視鏡挿入時に観察するのが良い．観察光は，白色光では病変の視認が困難であるため画像強調観察を行うことが重要である．内視鏡の接触により出血・うっ血をきたすと粘膜所見がみえなくなるので，内視鏡操作はできるだけ丁寧に行う．また，咽頭反射を誘発しないように咽頭・喉頭に接触しないように注意する．観察の順番を決めておくことは，病変の見逃しを避けるために重要である．たとえば，硬口蓋→軟口蓋→右扁桃周囲→口蓋垂→左扁桃周囲→中咽頭左側壁→中咽頭後壁→中咽頭右側壁と観察した後に，右側から喉頭蓋谷に入り込んで観察し左側の中咽頭側壁中下端を観察，引き続き下咽頭後壁→右梨状陥凹→披裂→左梨状陥凹と観察していくと一連の動作で効率的な観察ができる（図1❶～

12　咽頭・食道

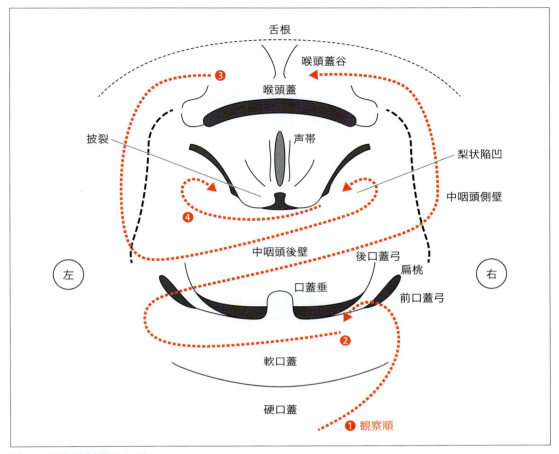

図1　咽喉頭観察順の一例

❹の流れ）．内視鏡挿入の際に舌と軟口蓋が接触し，挿入スペースが確保できない場合，反射が誘発されやすい．反射を避けるため，「アー」と発声させることで，軟口蓋が挙上し挿入しやすくなる．また，この動作で，左右の扁桃および口蓋垂が観察しやすくなるので，観察困難例には試みるべき操作である．ハイリスク群では，喉頭蓋の前面から喉頭蓋谷にも病変が発見されることがあるので，この領域の観察をすることが重要である．また，左右の梨状陥凹を観察する際には「エー」と発声させたり，息を吐かせることで梨状陥凹の間隙が開き観察しやすくなる．こういった工夫をすることで，見落としのない観察ができる．内視鏡を挿入する直前に深くお辞儀をして下顎を前方に突き出す姿勢（匂いを嗅ぐ姿勢）にすると下咽頭の視野を確保しやすくなることがある．死角になる下咽頭後壁と輪状後部の正中付近を観察する場合は，Valsalva法専用のマウスピースを用いてValsalva法（大きく息を吸った後にできるだけ両頬を膨らませ続ける）を行うと，喉頭が挙上して後壁と輪状後部の全体を観察できることがある．また，経鼻内視鏡下に口を閉じてValsalva法を行うと有効な視野を得られることがある．

3. 咽頭表在癌の診断

進行した咽頭癌は，腫瘍や潰瘍を形成しているので意識して観察すれば発見は比較的容易であ

る．一方，内視鏡的切除術の対象になる表在癌は所見に乏しいため白色光による通常観察では発見が難しい場合が多い．また咽頭では誤嚥のリスクがあるのでヨード染色ができない．したがって，挿入時から NBI や BLI などの IEE にて観察することが必要である．拾い上げるべき所見は，周囲の粘膜と"明らかな境界を有する"褐色調の領域 (brownish area) である．この"境界の明らかな" brownish area が扁平上皮癌の診断に重要である．白色調が強い病変は角化により腔側に発育傾向のある，あまり深部浸潤しない癌であることが多い．次に，拡大観察をすると"境界の明らかな" brownish area に加え，背景の非腫瘍部と比較して拡張した異常な血管が密に増生している像が視認できれば，癌の可能性がきわめて高い．

4．喉頭の観察

　内視鏡検査の際に喉頭癌がしばしば発見されることがあるため，喉頭の観察も必要である．ただ，喉頭は内視鏡が接触すると反射が起きて誤嚥の原因にもなるので，やや遠景で観察するのもコツである．また，癌による反回神経浸潤の場合は，声帯の可動が制限されるため声帯麻痺があるかどうかも，癌による進展を把握するうえで重要である．声帯の可動を確認するために，声を出してもらうか息を吸ったり吐いたりしてもらうのも必要である．

5．鑑別診断

　咽頭領域に比較的よくみられる鑑別診断を要する変化としては，炎症性変化，乳頭腫，メラノーシス，白板症などが挙げられる．それぞれの白色光や画像強調観察の内視鏡所見について述べる．

1）咽頭領域の炎症性変化

　咽頭領域ではしばしば炎症性病変が視認され，白色光では淡い発赤域として観察されるが，画像強調観察では一見 brownish area として視認されるため注意が必要である．しかし，brownish area と周囲粘膜の境界は不鮮明で，内部の異型血管の増生は目立たず，磨りガラス状の微細な血管変化を伴う場合が多い．

2）乳頭腫

　乳頭腫は，イソギンチャク様の隆起を呈するものと丈の低い扁平な隆起の形態とるものがある．いずれの形態も過形成性の変化であるため，白色光観察でも画像強調観察でも白色調の病変として認識できる．拡大観察をすると，分葉状や粒状隆起が集簇する特徴的な所見が明らかになり，樹状に分枝する血管が観察できる．

3）メラノーシス

　画像強調観察では brownish area として認識されるが，白色光観察でも茶褐色調の領域として認識できるため，メラノーシスと診断でき，癌との鑑別は容易である．ただし，メラノーシスを咽頭粘膜に認めた場合には，咽頭または食道内に扁平上皮癌が存在する可能性が高いため，注意深い観察が必要である．

4）白板症

　上皮の角化に伴い粘膜が白色調に肥厚している病変であり，血管の異型や増生は伴わない．周辺との境界は明瞭である．飲酒や喫煙に関連しているとされ，癌の併発も意識しながら咽頭・喉頭を観察する必要がある．

5) 声帯ポリープ

声帯にはしばしは白色隆起がみられることがあり，角化の強い白色調の癌と肉芽の鑑別も必要である．

Ⅱ 食道の観察

1. 食道観察時の注意点

食道粘膜には唾液や粘液，胃液などが付着していることが多いため，シリンジを使って鉗子口から水を流すか，内視鏡に装着されているウォータージェットで洗い流して粘膜面を綺麗にすることが詳細な内視鏡観察において重要である．頸部食道で勢いよく水を注入すると，咽頭に逆流して，むせ込むことがあるため注意が必要である．頸部食道の観察は，内視鏡抜去時に行うほうが観察しやすい．切歯18～20 cmくらいから口側の食道を観察する場合は，内視鏡を抜きながら息を吸わせると管腔が広がり頸部食道の観察がしやすくなる．頸部食道の観察が困難な場合は，アタッチメント，キャップ，フードなどを装着して観察することも必要である．胸部上部食道は，右壁側に気管，後壁側は椎体，左前壁側から大動脈弓の圧排を受ける．大動脈弓の圧排を超えると前壁右壁側から左主気管支の圧排を受け，第2生理的狭窄部を形成して胸部中部食道に至る．胸部下部食道は，送気によって内腔は広がりやすいが，前壁側は心拍動があるため，近接観察に難渋することがある．病変がみえにくい下部食道前壁側はスコープを回転させて画面の6時方向に持ってくると正面視しやすくなる．中下部食道は扁平上皮癌の好発部位であり，ハイリスク例では特に注意してゆっくりと観察するのが望ましい．

2. 系統的な観察方法

食道粘膜の観察は，内視鏡挿入時と抜去時の両方で行うことで見逃しを避けることができる（図2）．食道入口部から頸部食道（切歯から18 cmまで）は，気管および椎体によって前後から圧迫されており，挿入時に詳細な観察が困難な場合が多いため，被検者の苦痛を避けるためにも胃内観察後の内視鏡抜去時に観察するほうが良い．そのため，挿入時は，切歯18～20 cmくらいの胸部上部食道からの観察になることが多い．観察時は，送気と洗浄を適宜繰り返すとともに蠕動に合わせて管腔を保つことが肝要である．食道胃接合部は蠕動で管腔が観察できない場合がしばしばある．その場合は，息を大きく吸わせて横隔膜を挙上させることで食道胃接合部が広がり，鮮明な扁平上皮と円柱上皮の境界を確認することが可能である．胃内の観察が終了したあとに内視鏡を抜去する際も食道胃接合部を再度確認し，送気または吸気で管腔を広げながら内視鏡をゆっくり抜去して食道全域を観察する．

3. 食道表在癌の診断

IEEは，食道粘膜の微小な異常や微細な変化が観察しやすいため，食道癌の拾い上げと診断には必須である．IEEにて拾い上げられる粘膜変化には，咽頭癌と同様に境界の明瞭なbrownish areaである．このbrownish area内部に，異型血管の増生を認める場合は，食道癌あるいは食道上皮内腫瘍のため，拡大観察を行い，上皮乳頭内毛細血管ループ（intra-epithelial papillary

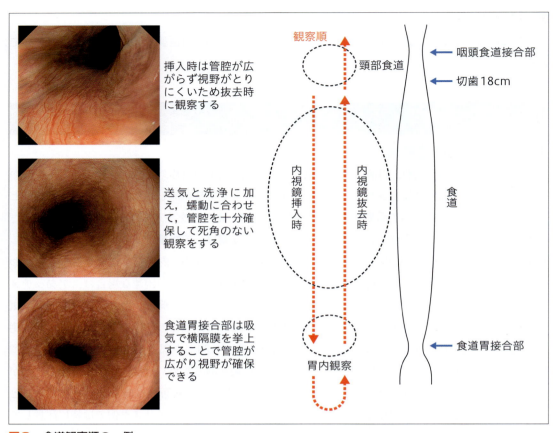

図2 食道観察順の一例

capillary loop：IPCL）の増生や血管形態の変化を観察する．IPCL の変化は日本食道学会（JES）拡大内視鏡分類に準拠し深達度診断に反映させる．

4. 鑑別診断

　IEE で白色調にみえる病変は，通常観察でも白色調にみえる病変であり，角化傾向を伴う癌や白色調の癌，あるいは，中高年に多いグリコーゲンアカントーシスの可能性もある．NBI 観察のみでは，質的診断が難しい病変もあり，随時，ヨード染色の併用や，生検をして診断をすることが望ましい．異所性胃粘膜は頸部食道にしばしばみられ，拡大機能併用画像強調観察では，腺上皮構造が視認できることから鑑別診断が可能であるが，頸部食道癌の見落としを避けるためにも慎重な観察が必要である．

（武藤　学）

MEMO

咽頭・食道【咽喉頭】

1 リンパ濾胞

NBI

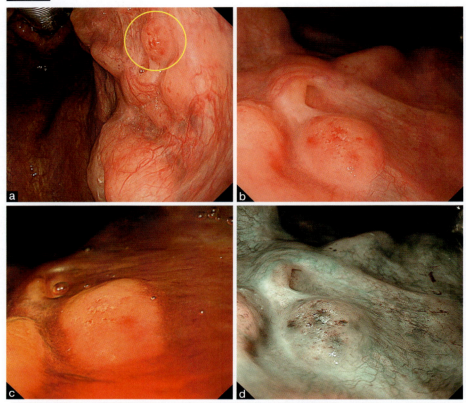

症例1　部位：中咽頭右側壁，3mm大

白色光では，中咽頭右側壁に3mm大の光沢のある発赤調の隆起を認め，その周囲に同様の隆起が多発している（a）．近接すると，頂部はわずかに陥凹して白苔付着を伴っている（b）．ヨード液散布では，隆起部に一致して淡染帯となるが不染は呈さない（c）．NBIでは，淡いbrownish areaとして認識されるが領域は不明瞭で，血管密度は低く，拡張・蛇行・口径不同・形状不均一といった所見を呈する異型血管は伴わない（d）．リンパ濾胞の像である．

Check Point
- リンパ濾胞はリンパ組織の豊富な扁桃領域・梨状陥凹・喉頭蓋谷に認めることが多い．
- 淡い発赤調で丈の低い隆起を呈し，10mm以下の小さなものが多い．頂部にびらんや白苔を伴うこともある．
- 上皮下のリンパ球増殖により菲薄化した上皮で覆われており，ヨード液散布では周囲の正常粘膜よりも染色性が低く，NBIでは領域の不明瞭な淡いbrownish areaとして認識される．

症例2 部位：中咽頭右側壁，12 mm 大

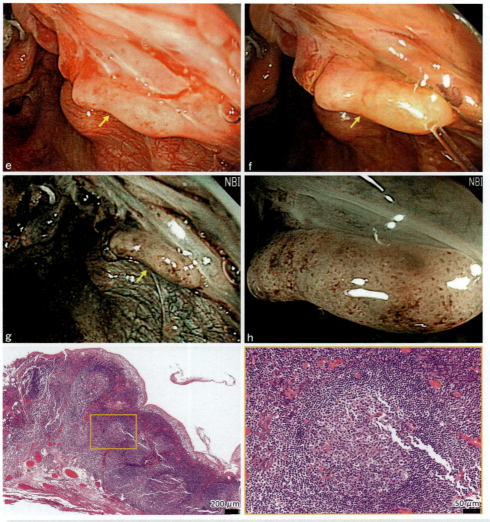

次に，咽頭癌が否定しきれず内視鏡的咽喉頭手術（ELPS）を実施した症例を提示する．
白色光では，中咽頭右側壁に 12 mm 大の正色調の横長の隆起を認める（e）．ヨード液散布では隆起部は淡染〜不染帯となる（f）．NBI では，淡い brownish area として認識される（g）．近接すると，隆起の内部では血管の拡張が目立ち，血管密度は高い（h）．リンパ濾胞としては隆起のサイズが大きいこと，血管拡張と密度上昇を認めたことから，咽頭癌を鑑別と考え，診断的に ELPS を実施した．
切除検体の病理組織像では，異型のない扁平上皮下に異型のないリンパ球の浸潤が目立ち，その深部にはリンパ濾胞が形成されている（i）．胚中心の極性は保たれており，反応性のリンパ濾胞の像である（j）．

まとめ

リンパ濾胞は咽喉頭観察時に遭遇する頻度が高いため，特徴を把握しておくことが重要である．
brownish area を呈するため，咽頭癌との鑑別を要することがあるが，多くの場合は癌と比較して領域が不明瞭で血管密度が低く，拡張した血管が認められたとしてもその程度は弱く，血管異型も乏しいことから鑑別は容易である．
サイズが大きいもの，経時変化するもの，炎症性変化を伴い血管拡張が目立つものでは癌との鑑別が難しいこともあるため，組織診や頭頸部外科へのコンサルテーションを検討する必要がある．

（長尾宗一郎，山下大祐，森田周子）

咽頭・食道【咽喉頭】

2 メラノーシス

部位：硬口蓋・軟口蓋

`NBI` `TXI`

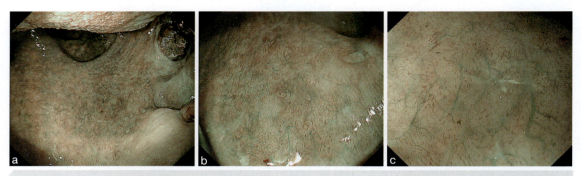

NBI観察：硬口蓋・軟口蓋に境界不明瞭なbrownish areaを認める（a）．近接観察すると，扁平上皮癌で観察される拡張したドット状の異型血管は認めない（b）．拡大観察でも，褐色〜黒色に色調変化していた部位には，扁平上皮癌で認める拡張や増生した異型血管は認めず，むしろ血管がみえづらい（c）．

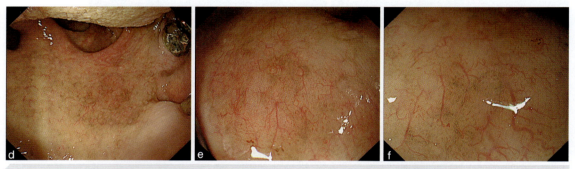

白色光観察：境界不明瞭な濃淡の混在した褐色〜黒色の領域としてみえ，比較的容易にメラノーシスと診断できる．周囲にも同様の褐色〜黒色変化を認め，多発している（d）．近接観察・拡大観察をすると，NBIで淡いbrownish areaにみえ，血管がみえづらい部位は，褐色〜黒色の顆粒状変化を認める（e，f）．

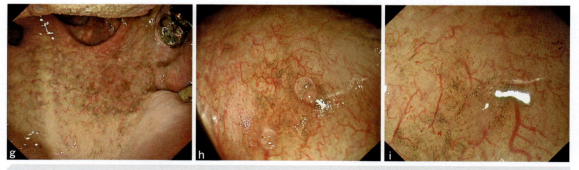

TXIモード1：オリンパスの光源であるEVIS-X1のTXIモード1で観察すると褐色〜黒色の色調変化はより明瞭となる（h，i）．

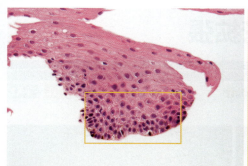
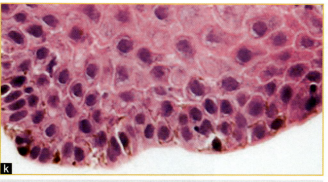

病変部の生検病理組織像では，粘膜上皮の基底層側にメラニン顆粒を有する細胞を認め，メラノサイトーシスと診断できる（j，k）．

内視鏡診断ではメラノーシスという用語が使われるが，病理組織診断ではメラノサイトーシスといわれる．食道においては「重層扁平上皮基底部，間質との境界において，異型のないメラノサイトが増加した状態，メラノサイト内にメラニン顆粒，メラノソームの数が増加した状態，メラノサイト周囲の上皮細胞内にメラニン顆粒が transfer されている状態」と定義されており，従来は「メラノーシス」という用語も用いられていたが，最近は「メラノサイトーシス」が用いられる[1]．

Check Point

- メラノーシスは NBI で brownish area としてみえるが，境界が不明瞭であることと扁平上皮癌で認める拡張増生した異型血管を伴わないことから鑑別診断できる．白色光にすると褐色～黒色にみえることで比較的容易にメラノーシスと診断できる．オリンパスの光源 EVIS-X1 で TXI モード 1 にて観察すると黒色の色調変化がより明確となり診断が容易になる．

まとめ

メラノーシスは上皮内に沈着した褐色のメラニン顆粒によって，NBI では淡い brownish area，白色光では褐色～黒色の領域として観察できる．NBI で観察することが多い口腔内・中下咽頭では適宜白色光に変更して観察することが大切である．拡大観察では，扁平上皮癌で認める異型血管は伴わない．

オリンパスの光源 EVIS-X1 の TXI モード 1 では，黒色の色調変化がより明確となり診断が容易になる．

Yokoyama らは，食道 dysplasia の 126 例中 31 例（24.6％），食道癌の 42 例中 19 例（45.2％），咽頭癌の 14 例中 8 例（57.1％）にメラノーシスを認めたと報告しており[2]，メラノーシスを認めた場合は咽頭癌・食道癌に注意して検査を施行する必要がある．

（森田周子，山下大祐）

文 献

1) 大橋健一：メラノサイトーシスと悪性黒色腫．深山正久他（編集主幹）：外科病理学（第5版）．文光堂，p438，2020
2) Yokoyama A, et al：Melanosis and squamous cell neoplasms of the upper aerodigestive tract in Japanese alcoholic men. Cancer Sci 2006；97：905-911

3 放射線治療後の毛細血管拡張

部位：喉頭

NBI・TXI

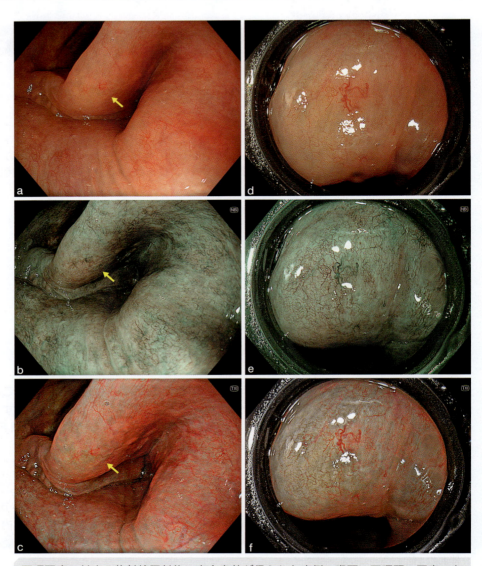

下咽頭癌に対する放射線照射後に完全奏効が得られた症例の喉頭～下咽頭の写真である．非拡大観察では，右披裂にわずかに拡張した血管を視認できる（a：白色光，b：NBI，c：TXI）．弱拡大観察では，口径の異なる拡張した血管が不規則に蛇行しながら広がっているのが視認できる（d：白色光，e：NBI，f：TXI）．

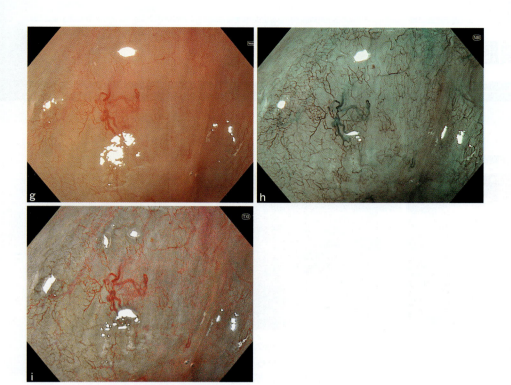

強拡大観察では，縮れているような走行を水平方向にしているのが視認できる（g：白色光，h：NBI，i：TXI）．本症例のように比較的深部に存在する血管構造については，TXIのほうがNBIに比べて視認性に優れることがある．

Check Point
- 放射線照射後の粘膜にみられる毛細血管拡張は，口径の異なる拡張した血管が縮れながら水平方向に不規則に走行するのが特徴である．
- 放射線照射後であっても，表在癌は領域性がある色調変化を伴い，拡張・蛇行・口径不同・形状不均一のすべてを示すループ様の異常血管を認めるため，癌との鑑別は比較的容易である．

まとめ
放射線照射後の粘膜は炎症性変化を伴っていることが多く，近接または拡大観察にて毛細血管拡張を認めることが多い．咽喉頭はヨード色素内視鏡を実施できないため，表在癌との鑑別診断においては領域性がある色調変化と異常血管の有無が有用な所見である． （堅田親利，樋口浩和，武藤　学）

咽頭・食道【咽喉頭】

4 乳頭腫

NBI

症例1 部位：下咽頭，15 mm大

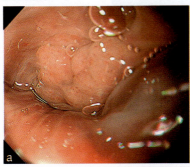
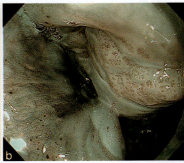
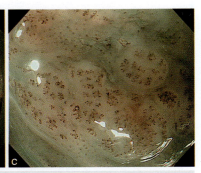

下咽頭の左梨状陥凹に，周囲の粘膜と比べてやや白色調で桃色の乳頭状隆起の集簇からなる10〜15 mm大の境界明瞭な隆起性病変を認める（a）．発声をしてもらいながらNBI観察をすると，乳頭状隆起内に異型の弱い拡張した血管の増生がみられる（b）．NBI拡大観察では，拡張した血管は蛇行しているが，口径不同や形状不均一に乏しい．また，background colorationはみられない（c）．

症例2 部位：中咽頭後壁，7 mm大

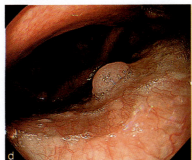
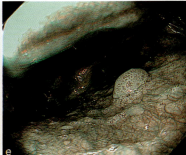
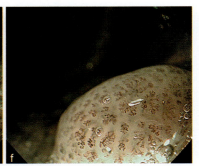

中咽頭後壁に，乳白色から桃色の境界明瞭な隆起性病変を認める．遠景でも表面のドット状血管が確認できる（d）．NBI観察で，そのドット状の血管がより明瞭となる（e）．NBI拡大観察では，それらは拡張・蛇行した血管として認識できるが，口径不同や形状不均一に乏しい．background colorationはみられない（f）．

症例3 部位：軟口蓋，7 mm大

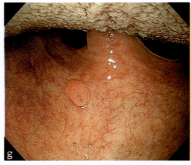
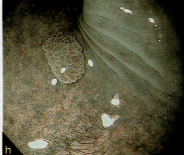

軟口蓋に，周囲の粘膜と比べてやや赤色調で桃色の隆起性病変を認める（g）．近接のNBI観察では，小さな乳頭状構造の集簇で，松笠様の外観である．1つ1つの乳頭状構造の中央に拡張した血管がみられる（h）．

症例1

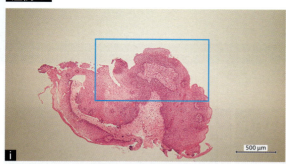
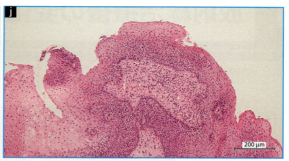

間質軸に，重層扁平上皮が乳頭状に増殖している (i). 青枠で囲んだ部分の拡大像において，間質軸の周囲に扁平上皮の基底層がみられ，異型のない扁平上皮が外方性に乳頭状に増殖している (j).

症例2

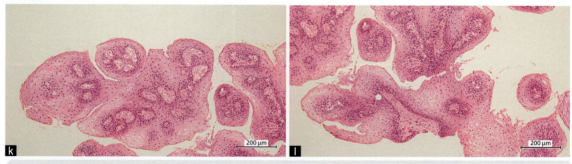

間質軸に，重層扁平上皮が乳頭状に増殖している (k, l). 基底層に核腫大や配列不整を認める部分があるが，軽度異形成程度である．

Check Point

- brownish area を呈した場合には扁平上皮癌との鑑別が必要となる．嘔吐反射を誘発しない慎重なスコープ操作で行う．また，適度な鎮静を考慮する．
- NBI 観察は，強拡大にこだわらずに，近接での非拡大観察から開始し，ゆっくりと倍率を上げながら病変口側を中心とした拡大観察を行う．
- 梨状陥凹の病変で観察困難な場合には，先端フードの使用，発声，Valsalva 法の併用などの工夫が必要である．

まとめ

乳頭腫は，扁平上皮が乳頭状の構造をとって増殖した良性腫瘍である．したがって，咽頭・喉頭領域の乳頭腫は，食道乳頭腫と同様の基準で内視鏡診断を行う．一般的には，乳白色から桃色の顆粒状・乳頭状の隆起が集簇した形態であり，イソギンチャク様，松笠様，丈の低い扁平隆起のパターンを呈する．NBI 観察では，拡張した血管が目立つ．しかし，NBI 拡大観察では拡張血管に口径不同や形状不均一が乏しい点が扁平上皮癌との鑑別点である．一方，拡張・蛇行した血管の集簇がある点では扁平上皮癌との鑑別に迷う場合も多い．その場合には，適宜生検などによる組織診断を考慮すべきである．

（引地拓人，橋本 陽，中村 純）

咽頭・食道【咽喉頭】

5 放射線治療後の変化

部位：中咽頭後壁

NBI・TXI・RDI

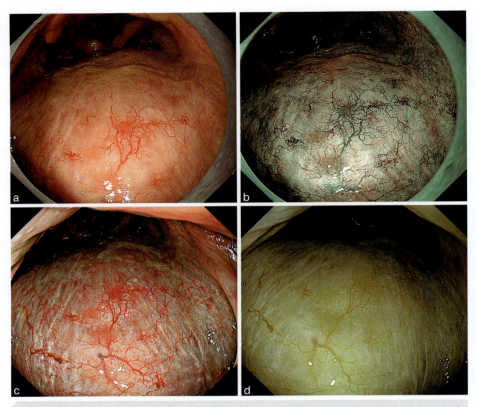

咽頭癌に対する化学放射線療法後で完全奏効が得られている症例である．咽頭全体がやや白濁した粘膜を呈している中に，血管拡張所見が散見される．特に中咽頭後壁には，蜘蛛の巣様に伸びる拡張が目立つ血管を認める（a）．
非拡大のNBIでは，brownish area様に個々の血管拡張の領域が観察されることで，白色光よりも明瞭にその存在が確認できる．血管拡張は広範な所見であることがわかるが，background coloration を呈しているものはない．また，粘膜表層の血管は茶褐色であるが，粘膜のより深層の血管は緑色を呈している（b）．
TXIモード1での血管拡張の視認性は，白色光より向上するが，NBIと比べるとやや劣る．また，NBIのような血管の深度での色調差がなく，すべて赤色である（c）．
なお，RDI（Red dichromatic imaging）モード1では血管の同定がきわめて困難である（d）．

> **Check Point**
> - 咽頭癌や喉頭癌に対する放射線照射後に出現する血管拡張が，brownish area として観察される．
> - 口径の異なった血管が，不規則に線状・放射状に広がる点が扁平上皮癌との鑑別点である．また，境界明瞭な background coloration を認めることもない．
> - NBI観察では，強拡大せず，非拡大や弱拡大でも扁平上皮癌の否定が可能である．

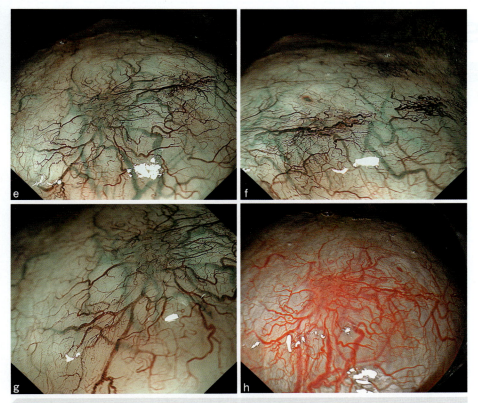

中咽頭後壁の最も目立つ血管拡張領域の NBI 拡大観察では，中心部に密度が高い血管がみられ，そこから放射状に蛇行しながら血管が周囲に伸びている．これらの血管は途中で太まることなく不規則に伸びるが，最後には徐々に細くなって消えていく（e）．また，e の画面右側では，局所的に血管密度が高い領域を認める．これらの血管は粘膜浅層に存在すると思われるが，粘膜深層には口径不同所見に乏しい緑色の太めの血管がみられる（f）．
なお，NBI 拡大の倍率を上げると，拡張した血管内を流れる赤血球を観察できる（g）．
TXI モード 1 では，NBI に比べると，細い血管の描出が乏しく，粘膜表層と深層の血管の色調の差も乏しい（h）．

まとめ

咽頭の血管拡張は，咽頭癌や喉頭癌の放射線照射後に異時性異所性に発生した咽頭扁平上皮癌との鑑別を要する場合がある．特徴的な蜘蛛の巣様の血管所見を呈し，扁平上皮癌でみられる background coloration がみられないことで診断は比較的容易である．しかし，そのような血管拡張が多発する咽頭領域に，新たに扁平上皮癌ができるリスクはある．したがって，放射線照射後の咽頭では，IEE を併用した咽頭全体の注意深い観察が必要である．

（引地拓人，加藤恒孝，栁田拓実）

6 ELPS後の瘢痕

部位：中咽頭　TXI・NBI

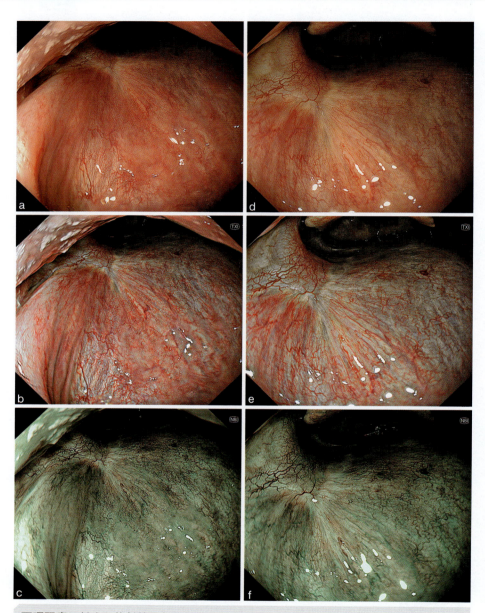

下咽頭癌に対する放射線照射後に中咽頭後壁に発生した表在癌に対して内視鏡的咽喉頭手術（ELPS）を施行した症例の中咽頭の写真である．非拡大観察では，白色の瘢痕に伴う粘膜の引きつれを認める（a：白色光，b：TXI，c：NBI）．近接観察では，背景粘膜の樹枝状血管が瘢痕の中心に向かって集中する像が観察される（d：白色光，e：TXI，f：NBI）．

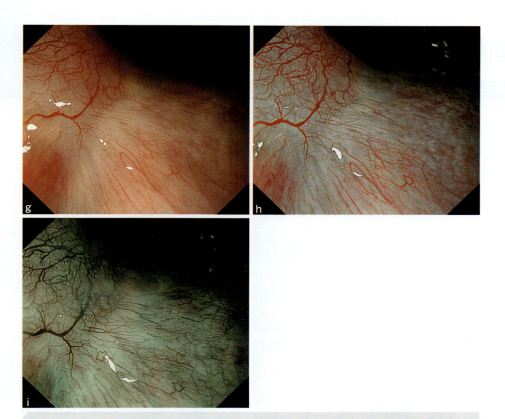

拡大観察では，瘢痕によって血管が水平方向に引き伸ばされているのが視認できる（g：白色光，h：TXI，i：NBI）．TXIでは瘢痕の色調や背景粘膜の樹枝状血管が強調される．NBIでは粘膜表面の微細な血管構造を詳細に観察できる．

Check Point

- 非拡大観察では瘢痕に伴う粘膜の引きつれを認める．
- 近接ならびに拡大観察では瘢痕の中心に向かって背景粘膜の血管が集中する像が観察されるが，非腫瘍性の再生性変化であるため，血管の走行は規則性があり，一定の水平方向に向かう傾向がある．

まとめ

ELPSは頭頸部表在癌に対する経口的手術として本邦では広く行われている．頭頸部表在癌は食道癌に重複することが多いため，消化器内視鏡医が日常診療でELPS後の瘢痕に遭遇する機会は比較的多い．画像強調法と拡大観察を併用し，引きつれに伴う規則性がある血管の走行を確認することによって診断は可能になる．

〈堅田親利，岸本　曜，武藤　学〉

咽頭・食道【咽喉頭】

7 喉頭肉芽腫

部位：声帯，3 mm大　　　　　　　　　　　　　　　　　　　NBI・TXI

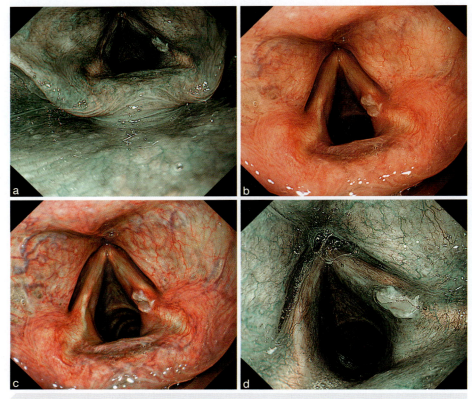

NBIを用いた遠景観察では右披裂軟骨声帯突起付近に3 mmの隆起性病変を認める (a)．
白色光では右披裂軟骨声帯突起付近に背景粘膜の血管透見が消失した白色調の隆起性病変を認める (b)．
TXIでは隆起性病変の基部ならびに辺縁に領域性がない粘膜の発赤を認める (c)．
NBIでは病変内に血管変化を認めない (d)．

Check Point

- 遠景観察で声門付近に所見を認めた場合は，スコープ先端を披裂まで進めれば，鑑別診断に有用な所見を得られることが多く，細径内視鏡を用いることにより，さらなる近接観察が可能になることが多い．
- スコープが喉頭に接触すると咳嗽反射が誘発されてしまうため，細心の注意を払ってある程度距離をおいて観察するのがコツである．
- 喉頭肉芽腫は披裂軟骨声帯突起付近に認めることが多く，無血管で白色～黄白色調の隆起性病変として認識されることが多い．

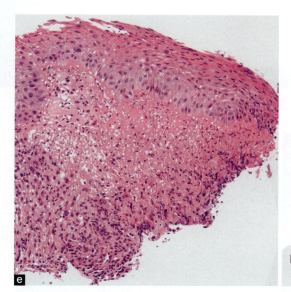

内視鏡下生検による病理組織学的診断は喉頭肉芽腫として矛盾しない炎症所見であった（e）．

まとめ

喉頭肉芽腫は逆流性食道炎に伴うことがあるため，消化器内視鏡医が日常診療で遭遇する機会は比較的多い．近接観察によって診断は可能になることが多いが，精密検査が必要な場合は，耳鼻咽喉科の医師と相談のうえ，日を改めて精密検査をすることも考慮する． （堅田親利，細野浩史，一戸昌明）

咽頭・食道【咽喉頭】

8 基底細胞過形成

部位：中咽頭後壁，2 mm　　　LCI・BLI

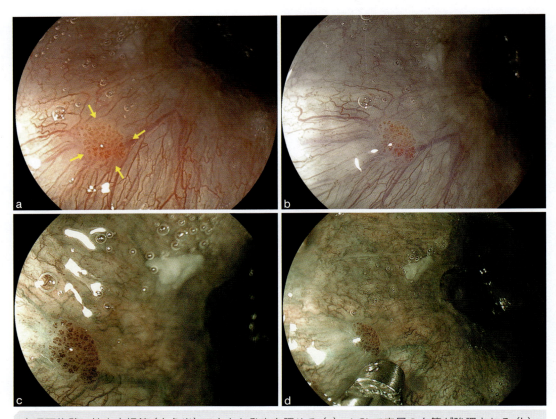

中咽頭後壁に拡大内視鏡（白色光）で小さな発赤を認める（a）．LCIで表層の血管が強調される（b）．BLI拡大で投げ縄状の血管が比較的均一に並んで増生している．血管と血管の間の背景が透けてみえ，周囲と同調である．周辺粘膜との境界はややぼんやりしてみえる（c）．生検鉗子先端と比較すると2 mm程度の小さな病変である（d）．

Check Point

- 中咽頭後壁に比較的よくみられる．白色光では分かりにくいが遠景からIEEで1〜2 mm大の小さなbrownish areaとして拾い上げやすく，小さな病変は癌との鑑別が難しい．
- IEE拡大観察で投げ縄状の血管が比較的均一に並んでいるのが特徴である．
- 血管と血管の間の色調はIEEで周囲と同調で透けてみえることが多い．

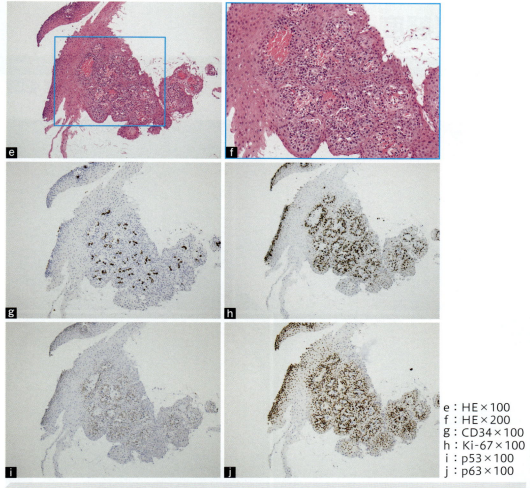

e：HE×100
f：HE×200
g：CD34×100
h：Ki-67×100
i：p53×100
j：p63×100

腫瘍に対してやや水平方向に薄切された標本である（e）．重層扁平上皮の基底層に軽度の核腫大を認める（f）．CD34 にて上皮乳頭層の毛細血管に蛇行や軽度の拡張がみられる（g）．上皮内に炎症細胞浸潤は目立たない．軽度の核腫大を持った細胞が配列不整を呈するが，血管に沿って分布していることから腫瘍性の変化とはいえない．Ki-67 陽性細胞は傍基底層を主体に認められる（h）．p53 の過剰発現は認められない（i）．p63 陽性細胞は上皮基底層から 1/3 程度に認められる（j）．反応性変化・low-grade dysplasia などが鑑別に挙がる軽度の異型を認めるものの，乳頭層の毛細血管に蛇行がみられ，基底細胞過形成として矛盾しないと思われる．

まとめ

基底細胞過形成は，画像強調内視鏡，拡大内視鏡による咽喉頭の詳細な観察によって，拾い上げられるようになった病変である．中咽頭後壁に最も多く，遠景から NBI/BLI で観察すると brownish area を呈し，癌との鑑別が必要となる病変の 1 つである．癌に比べると 1〜2 mm の小さなサイズで，血管と血管の間の背景が透けてみえることが多く，血管の分布も比較的均等で，投げ縄状の血管が増生している．小さなうちは low-grade dysplasia，反応性変化，癌との鑑別が難しいこともある．急速に増大する症例を経験したことはなく，数 mm のうちは経過観察が妥当である．

（川田研郎）

咽頭・食道【咽喉頭】

9 異形成（軽度～中等度）

部位：下咽頭，右梨状陥凹，10 mm大

`NBI` `LCI` `BLI`

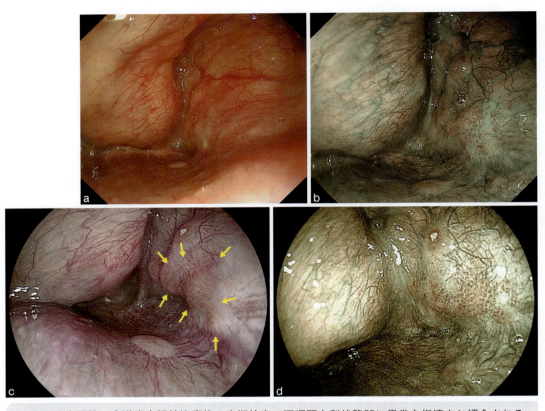

60歳代後半男性，食道癌内視鏡治療後の定期検査で下咽頭右梨状陥凹に異常を指摘され紹介される．白色光では病変を指摘できない（a）．NBIにて色の薄いbrownish areaとドット状の異常血管の増生があるが，血管の異型に乏しい．周囲の正常血管も病変内で透けて観察できる（b）．low～moderate dysplasiaの診断にて半年おきに経過観察した．2年半後のLCI観察で右梨状陥凹に境界がややぼんやりした強調域を認める（c）．BLIでは色の薄いbrownish areaと血管増生を認めるが，初診時と大きな変化を認めない．

Check Point

- 食道癌治療後の定期検査では重複癌の多い中下咽頭，喉頭を重点的に観察する．
- 白色光でわかりにくい所見はIEEを併用すれば，粘膜表層の軽微な所見をとらえやすくなる．背景血管が透けてみえず血管と血管の間の背景が濃い茶色を呈する場合は癌を疑う．
- 血管増生があっても背景の正常血管が透けてみえる場合は治療を急がなくてよい．

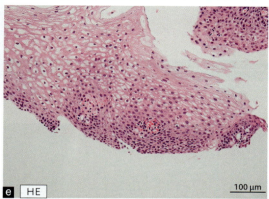

e HE　100 μm

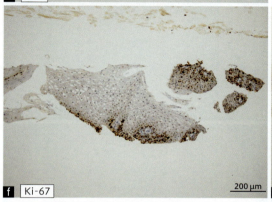

f Ki-67　200 μm

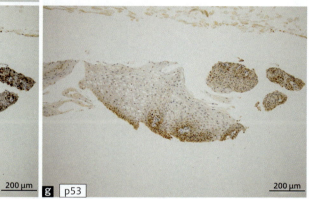

g p53　200 μm

初診時の生検病理を示す．上皮基底層の一部に軽度の核腫大，細胞密度の上昇が認められる（e）．
免疫染色ではKi-67陽性細胞は基底層傍基底層主体で中層にも散在性に認められる（f）．
p53の過剰発現を認めない（g）．
前医の診断ではlow-grade相当のdysplasia，当院では腫瘍か反応性かの鑑別が問題となる異型上皮の所見であった．

まとめ

下咽頭の軽度異形成は白色光では拾い上げ診断が難しく，IEEを用いると色調の淡いbrownish areaと異型の乏しい血管の増生としてとらえられる．血管と血管の間の背景が濃いbrownish areaとならず，背景の正常血管が病変内で透けてみえる場合は軽度異形成，異型上皮であることが多く，将来的には癌になる可能性はあるものの，治療を急ぐ必要はない．
また小さなうちは癌や基底細胞過形成との鑑別が難しいものもあり，半年〜1年おきに経過観察しながら癌を強く疑うもの，増大傾向にあるものなどは切除対象としている．

（川田研郎）

咽頭・食道【咽喉頭】

10 異形成（高度）

部位：下咽頭，10 mm大　　　　　　　　　　　　　　　　　　　　　　　BLI

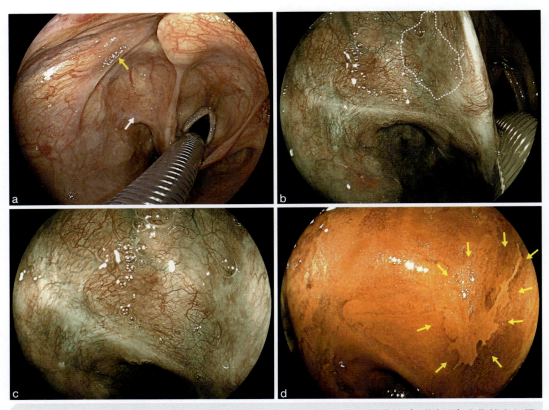

50歳代女性．食道癌，下咽頭癌の内視鏡治療後の定期検査で中咽頭表在癌（a 黄矢印）を指摘され紹介された．全身麻酔下の拡大内視鏡での観察．下咽頭左梨状陥凹に治療瘢痕を認める（a 白矢印）が病変を指摘できない．近接BLIで治療瘢痕の右頭側，左披裂喉頭蓋ひだ近くに正常血管透見の途絶えた白濁粘膜を認める（b 白点線）．BLI観察弱拡大では白い角化部と近傍にドット状血管がわずかに観察される．血管の異型に乏しく，また周囲との境界はややぼんやりとしている（c）．ヨード染色では不整形のヨード不染域となるがpink color signは明らかでない（d）．強く癌を疑う所見ではないものの，前回の治療瘢痕に近接していることから中咽頭表在癌と併せて内視鏡治療を行った．

Check Point
- 複数回の食道癌・咽頭癌の治療歴のある場合は多発癌・重複癌のサーベイランスが重要である．
- 術前に判明しなかった病変を全身麻酔下で新たに発見することがしばしばある．
- IEEで領域性のある発赤だけでなく，正常血管透見途絶を伴う白い不整粘膜にも注意する．

治療 内視鏡的咽喉頭手術（ELPS）

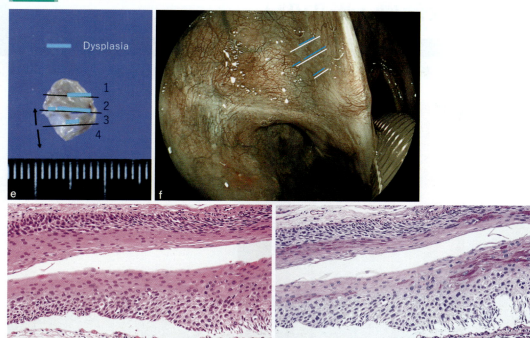

病理診断：検体の大きさ 10×8 mm（e）でヨード淡染～不染域が境界不明瞭に認められる．組織学的には重層扁平上皮の基底層から 1/3～2/3 程度に軽度の核腫大，核の大小不同を伴う部分がみられ，フロント形成を伴っているようにみえる．やや核腫大の目立つ細胞がみられる部分や核分裂像が散見される部分も認められる．上皮基底層には明らかな胞巣状の伸びだしはみられない．頭頸部癌取扱い規約第 6 版の moderate～severe dysplasia に相当する病変で，5×4 mm 程度の拡がりを有する．(g) HE 染色，(h) PAS-AL 染色．

まとめ

咽頭の高度異形成は，複数回の食道癌，頭頸部癌内視鏡治療例ではしばしばみられるが，白色光では拾い上げ診断が難しく，NBI や BLI などの IEE を活用すると観察しやすくなる．良悪性の診断は IEE 併用拡大内視鏡を用いるとよいが，癌との違いは，血管がよくみえず，異型にもやや乏しい，ヨードで不染となるが pink color sign は陰性，などが挙げられる．全身麻酔下内視鏡治療時には必ずヨードを散布し，副病変の有無を調べる必要がある．また術前にわからなかった副病変が術中に発見される可能性があること，強く癌を疑う場合は一緒に切除する可能性があることを，患者には事前に伝えておくとよい．

〈川田研郎〉

咽頭・食道【咽喉頭】

11 下咽頭表在癌（平坦型）

部位：左梨状陥凹外側，10 mm 大，表面平坦型（0-IIa）　　NBI・TXI

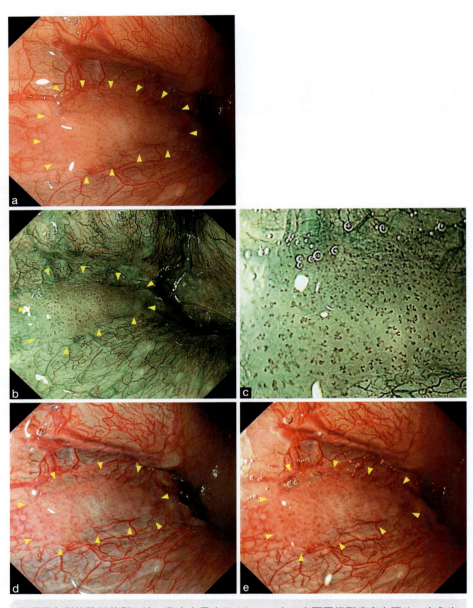

下咽頭左梨状陥凹外側に淡い発赤を呈する 10 mm 大の表面平坦型病変を認め，白色光では血管透見の消失した領域として視認される（a）。NBI 観察では境界明瞭な淡い brownish area を呈し（b），NBI 併用拡大観察では，拡張・蛇行した日本食道学会（JES）拡大内視鏡分類 TypeB1 血管様のドット状血管を視認できる（c）。TXI 観察（モード 1/モード 2）では，ドット状血管の色調と輪郭の強調，および周囲の血管構造の明瞭化によって，病変境界が白色光と比較して視認されやすくなる（d, e）。

| 治療 | 内視鏡的咽喉頭手術（ELPS）

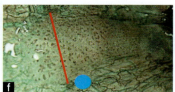
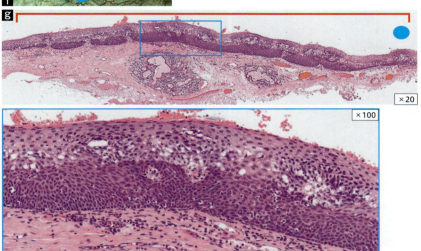

全身麻酔下に ELPS を施行し，一括で切除した．病理組織診断は，squamous cell carcinoma *in situ*，pTis，Ly0，V0，pHM0，pVM0 であった．上皮層の基底膜側に核の大小不同，クロマチン濃染を示す細胞を認めた（h）．腫瘍の範囲は病理組織像で赤線に示す範囲であり（g），NBI 観察で brownish area となり，ドット状血管を認めた領域に一致していた．

Check Point

- 咽頭癌では，食道癌に準じて高さ 1 mm 程度までの病変を表面平坦型病変とされる．
- TXI 観察はドット状血管と淡い発赤の強調によって，白色光観察と比較して病変を視認しやすくなる．また，NBI 観察では brownish area として病変の存在，およびその境界を明瞭に視認可能である．
- 平坦型病変では NBI 併用拡大観察での血管構造と深達度に相関関係が高いことが報告されている．JES 分類 TypeB1 血管のみで構成される平坦型病変は，86.6％が上皮内病変と報告されている[1]．

まとめ

下咽頭表在癌は白色光観察では病変の視認や境界診断が困難であることが多い．一方，NBI による観察は血管構造や背景の茶褐色変化（brownish area）によって病変の視認が可能となることが多く，病変の拾い上げ診断に有用である[2]．また，下咽頭表在癌の深達度診断においても，食道表在癌と同様に NBI 併用拡大観察による血管評価が有用である．

（富野琢朗，中條恵一郎，矢野友規）

文献
1) Sunakawa H, et al：Relationship between the microvascular patterns observed by magnifying endoscopy with narrow-band imaging and the depth of invasion in superficial pharyngeal squamous cell carcinoma. Esophagus 2021；18：111-117
2) Muto M, et al：Early detection of superficial squamous cell carcinoma in the head and neck region and esophagus by narrow band imaging：a multicenter randomized controlled trial. J Clin Oncol 2010；28：1566-1572

12 下咽頭表在癌（隆起型）

部位：右梨状陥凹，20 mm 大，表面隆起型（0-Is）

NBI

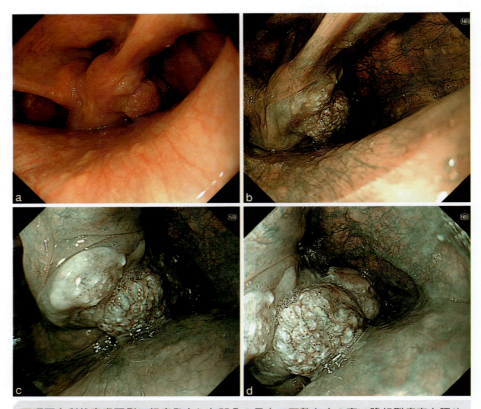

下咽頭右梨状窩喉頭側に軽度発赤した凹凸の目立つ不整な丈の高い隆起型病変を認める（a，b）．隆起の基部は広く，周囲には平坦型病変が広がっている．NBI 観察では，角化の乏しい領域を brownish area として視認できる（c）．NBI 併用拡大観察では，角化の目立つ隆起部の血管は視認しにくいものの，角化の乏しい領域には日本食道学会（JES）拡大内視鏡分類 TypeB2 様の異型血管を視認できる（d）．

Check Point

- 梨状陥凹のような解剖学的に狭いスペースの隆起型病変は，全貌の観察が難しいことが多い．発声や Valsalva 法を用いて観察することが望ましい．
- I 型の隆起型病変には，基部周囲に平坦型病変を伴うことがあるため，隆起周辺の観察を十分に行う必要がある．
- 隆起型病変は上皮下層への浸潤癌が多い．NBI 併用拡大観察は，平坦型病変と比較して隆起型病変の深達度診断の精度が低いことが報告されている．隆起型病変の深達度診断は，隆起の高さや大きさ，形，緊満感，および可動性の有無を確認する必要がある[1]．

治療　内視鏡的咽喉頭手術（ELPS）

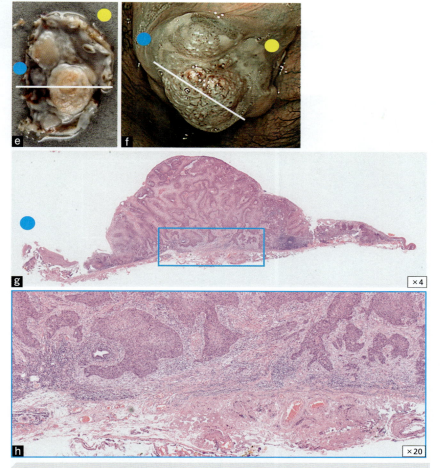

病理組織診断は，squamous cell carcinoma，pT2，Ly0，V0，pHM1，pVM0 であった．角化を伴う多辺形の腫瘍細胞が地図状，小胞巣状に増殖しており，丈の高い隆起を形成していた．腫瘍は上皮下層まで浸潤しており，腫瘍の厚みは 4 mm であったが，上部消化管内視鏡検査と CT フォローの方針とし，術後半年間無再発で経過している．

まとめ

隆起型の下咽頭表在癌では平坦型病変と比較して上皮下層の浸潤割合が有意に多い[2]．隆起型病変の深達度診断は，白色光観察，および NBI 観察を用いて総合的に判断する必要がある．また，隆起部の側方に平坦型病変が広がっていることをしばしば経験するが，そのような病変の同定に NBI 観察は有用である．

（富野琢朗，中條恵一郎，矢野友規）

文献

1) Sunakawa H, et al：Relationship between the microvascular patterns observed by magnifying endoscopy with narrow-band imaging and the depth of invasion in superficial pharyngeal squamous cell carcinoma. Esophagus 2021；18：111-117
2) Satake H, et al：Clinical outcome after endoscopic resection for superficial pharyngeal squamous cell carcinoma invading the subepithelial layer. Endoscopy 2015；47：11-18

咽頭・食道【咽喉頭】

13 口腔表在癌

部位：口腔底，10 mm大　　　　　　　　　　　　　　　　　　　LCI・BLI

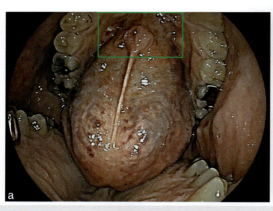
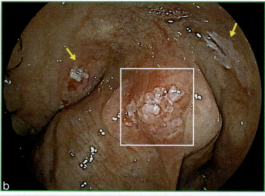

一般的なスクリーニング検査では口腔内観察を行わないが，食道癌・頭頸部癌患者のサーベイランスでは口腔内も重点的な観察対象に含める．マウスピースを装着すると口腔底を十分観察できないため，ハイリスク症例においてはマウスピースを装着する前に観察を行う．大きく口を開け，舌を丸めて頭側に持ち上げると舌腹～口腔底が観察される．遠景から観察すると口腔底に白い付着物が散見されることに気付く（a）．さらに近接すると口腔底の左右に白板症があり（b 矢印），また舌下面正中に不整な白色粘膜あり，周囲に発赤を伴う（b 白枠）．

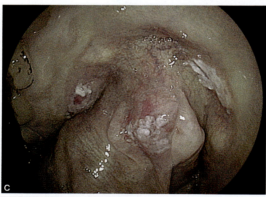
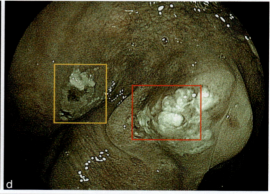

LCIでは色調のコントラストが付きやすくなり，領域性が強調される（c）．近接BLIで白い無血管野を異常血管が円形に取り囲む（avascular area-small：AVA-s）が複数個連なる所見あり（d 赤枠），また口腔底側の発赤部はbrownish areaとなり扁平上皮癌（SCC）と診断する．また口腔底左にも白い角化粘膜（d 黄枠）の中心にbrownish areaを認めるが，上皮が剥がれた時にもbrownish areaとなることがあり，この画像だけでは良悪性の診断は困難である（d）．本症例では拡大内視鏡を用いていないが，扁平上皮癌の拡大観察時ではドット状，イクラ状の異常血管が密に増生，もしくは0.5 mm程度の小さな無または疎な血管野を異常血管が円形に取り囲むサッカーボール模様のAVA-s集簇がみられるのが特徴である．

> **Check Point**
> - 食道癌・頭頸部癌患者においては口腔底も観察する．
> - 口腔粘膜には白板症をしばしば認めるが、周囲に発赤や粘膜不整がないか，観察する．
> - NBIやBLIで近接し，brownish area，ドット状の異常血管，AVA-sに注目する．

> **治療**　経口的切除

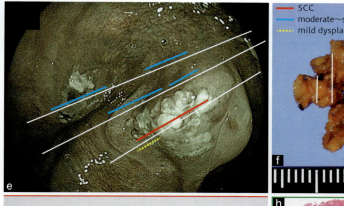
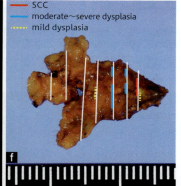
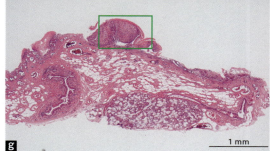
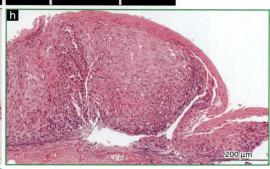
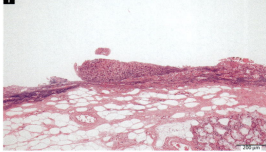

g：SCC 部分（赤線）
h：SCC 部分強拡大
i：moderate～severe dysplasia（青線部）

病理診断：経口的切除（切除検体 19×16 mm）を行った．組織学的に不整核腫大を有する腫瘍細胞が上皮全層性に増殖する扁平上皮癌を認める（e～g 赤線）．基底層側の構築は保たれており間質への浸潤は認めない．脈管侵襲陰性で周囲には異型のやや弱い dysplasia 相当の像が拡がる（e, f, i 青線）．明らかに癌の部分は 3.5 mm 程度で dysplasia を含めた病変全体の大きさは 8×6.5 mm．上皮の剥離が目立つために，術前診断範囲より癌の範囲は狭く診断されている．squamous cell carcinoma *in situ*, pTis, Ly0, V0, HM0, VM0．

> **まとめ**

一般的には口腔底を消化器内視鏡で観察することはないが，食道癌・頭頸部癌患者の重複癌サーベイランスでは，観察範囲に含める．マウスピースを装着する前に，口を大きく開けて舌を上下左右に動かして観察する．メラノーシスや白板症の近くに早期癌がみつかることが多く，白色光では不整な領域性のある発赤に注意する．IEE を用いて LCI では遠景から領域性のある異常，BLI では近接し brownish area，内部の brown dots，イクラ状血管，サッカーボール様の AVA-s の集簇などに注目する．気になる病変は拡大内視鏡で精査を加えるとよい．

（川田研郎）

咽頭・食道【咽喉頭】

14 喉頭表在癌

部位：左喉頭蓋舌面，10 mm 大，平坦陥凹型（0-IIc）　　　NBI

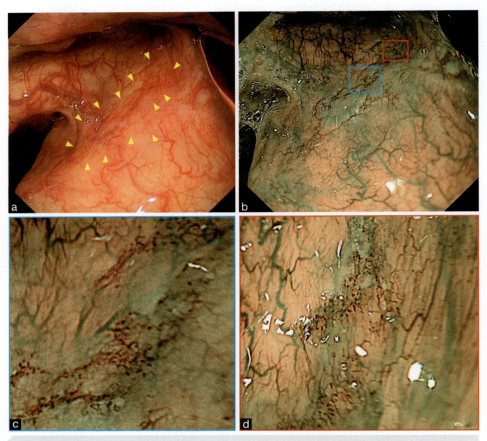

左喉頭蓋舌面に 10 mm 大の淡い発赤調の平坦陥凹性病変を認める（a）．白色光観察では，病変が線状に細いこともあり，背景の上皮乳頭内血管や上皮下毛細血管網との区別が難しく，病変の視認は困難である．一方，NBI 観察では病変は境界明瞭な brownish area として視認できる（b）．NBI 併用拡大観察では日本食道学会（JES）拡大内視鏡分類 TypeB1 様の異型血管を視認できる（c, d）．

Check Point

- NBI 観察上，病変の境界が明瞭かつ不整であり，NBI 併用拡大観察では JES 分類 TypeB1 様血管を認めたことから扁平上皮癌と診断できる．
- 喉頭蓋舌面は，喉頭蓋を内視鏡先端部で軽く下に押さえることによって内視鏡を潜り込ませるスペースを確保しつつ，観察することが肝要である．
- 喉頭蓋舌面の内視鏡観察は近景での観察となるため，弱拡大での観察を行うことにより，ピントを合わせて鮮明に観察することができる．

| 治療 | 内視鏡的咽喉頭手術（ELPS）

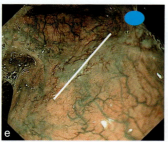

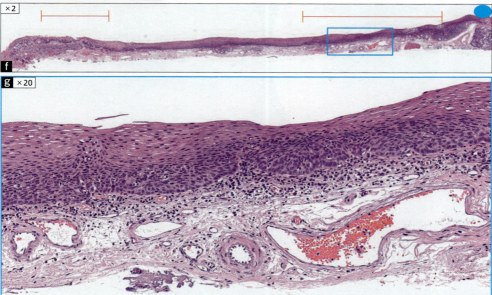

全身麻酔下に内視鏡的咽喉頭手術（ELPS）を行い，病変を一括切除した．病理組織診断は squamous cell carcinoma in situ, pTis, Ly0, V0, pHM0, pVM0 であった．上皮層の基底膜側に大小不同の核とクロマチン濃染を伴う細胞の増生を認め，扁平上皮癌と診断した．中央部分は low-grade dysplasia に相当する基底側の細胞密度増加を認めた．上皮内癌の範囲は病理組織像の赤線で示した範囲であり（f），内視鏡観察で認識された病変範囲と一致していた．

| まとめ

咽喉頭領域の表在癌の存在診断は白色光観察と比較して NBI 観察が優れていることが報告されており[1]，喉頭表在癌においても NBI 観察を用いた拾い上げ，範囲診断が有用である．また，喉頭蓋舌面や喉頭蓋谷の観察は解剖学的構造から近景での観察となるため，レンズ送水や吸引を用いて病変表面の唾液などを洗浄した上で，弱拡大で内視鏡のピントを合わせて観察することで鮮明な画像が得られ，病変の見落としを防止することが可能となる．

（富野琢朗，中條恵一郎，矢野友規）

文 献
1) Muto M, et al：Early detection of superficial squamous cell carcinoma in the head and neck region and esophagus by narrow band imaging：a multicenter randomized controlled trial. J Clin Oncol 2010；28：1566-1572

咽頭・食道【食道（Barrett 食道を除く）】

逆流性食道炎

部位：食道胃接合部，5 mm 大　　　LCI・BLI

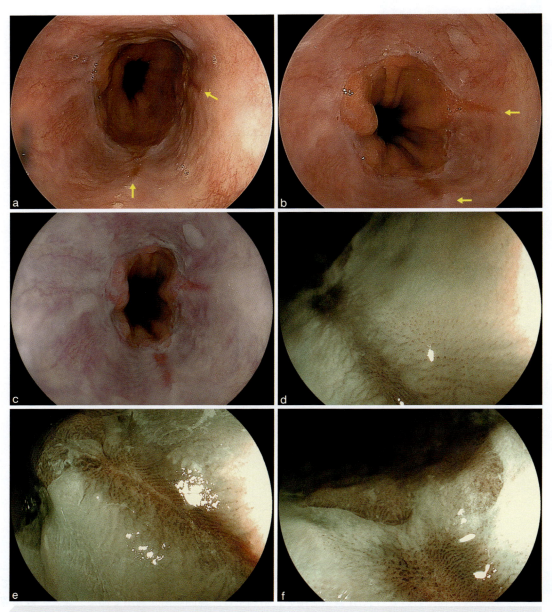

白色光観察で食道胃接合部の 3 時と 6 時方向に 5 mm 大の境界明瞭な発赤陥凹（粘膜傷害：mucosal break）を 2 条認める（a，b 矢印）．周囲粘膜は軽度の白濁・肥厚を呈し，血管の透見は低下している．Los Angeles 分類 grade A に相当する逆流性食道炎である．LCI では発赤陥凹部と周囲の白色の色調変化が強調されている（c）．BLI では発赤陥凹部は境界明瞭な茶褐色調の領域を呈し，BLI 拡大観察では拡張・延長した上皮乳頭内毛細血管ループ（IPCL）の著明な増生を認めるものの口径不同・形状不均一の不整所見は乏しい（d〜f）．また，多くの IPCL が規則的に配列している．

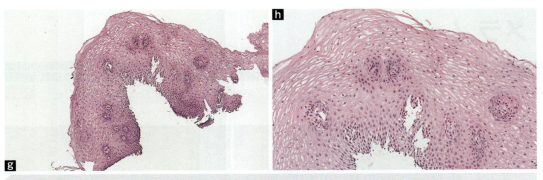

病理組織像は IPCL の増生と延長を認め，上皮下を中心にリンパ球主体の多彩な炎症細胞浸潤がみられた（g，h）．

Check Point

- 逆流性食道炎は白色光観察のみで診断できるが，再現性を確実にするために深吸気時に胃噴門部と食道側に逸脱させた状態で（横隔膜―食道裂孔部が腹腔側にずれることにより，腹腔内圧と縦隔内圧との圧較差が大きくなるため），近接して判定することが重要である．

まとめ

逆流性食道炎の内視鏡分類としては，LA 分類が世界中で広く使用されている．逆流性食道炎は粘膜傷害のあるものと定義され，その程度によって grade A～D の 4 つに分類している．わが国では，さらに minimal change を呈する grade M，内視鏡的に変化を認めない grade N を加えた LA 分類の改訂版が広く使われている[1]．LCI を用いた観察は，白色光観察と比較し粘膜の色調の差が有意に大きく，コントラストがつくことで視認性の向上につながる[2]．BLI/NBI を用いた観察では粘膜傷害部は茶褐色調を呈し，粘膜傷害部周囲の白濁・肥厚部には，拡張・延長を伴う IPCL が柵状に配列する像がみられる[3]．血管構造は口径不同や形状不均一などの不整所見に乏しく，配列の規則性が保たれていることが扁平上皮癌との鑑別で重要である．白色光観察における発赤所見（粘膜傷害）は，逆流性食道炎において長軸方向に向かって線状に縦走する特徴があるため，扁平上皮癌との鑑別は比較的容易であろう．扁平上皮癌との鑑別が難しい場合には，PPI（プロトンポンプ阻害薬）または P-CAB（カリウムイオン競合型アシッドブロッカー）投与前後の経時的変化を確認することが診断の補助となる．

（阿部圭一朗，郷田憲一）

文献

1) 星原芳雄：GERD の診断-内視鏡診断と分類．臨牀消化器内科 1996；11：1563-1568
2) Takeda T, et al：Linked color imaging improves visibility of reflux esophagitis. BMC Gastroenterol 2020；20：356
3) Sharma P, et al：A feasibility trial of narrow band imaging endoscopy in patients with gastroesophageal reflux disease. Gastroenterology 2007；133：454-464

2 メラノーシス

咽頭・食道【食道（Barrett 食道を除く）】

部位：胸部中部食道後壁，5 mm 大　　　　　　　　　　　　　　　　　　NBI

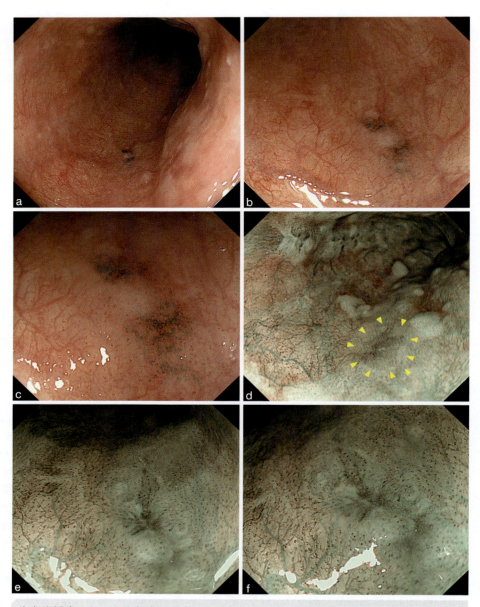

白色光観察において胸部中部食道の後壁に 5 mm 大の境界不明瞭で不均一な淡い黒褐色調の平坦病変を認める（a〜c）．NBI を用いた観察では境界不明瞭な淡い brownish area として視認される（d 矢頭）．IEE（NBI）拡大観察では，病変部の一部に上皮乳頭内毛細血管ループ（IPCL）のごく軽度の拡張を認めるのみで，明らかな口径不同や形状不均一はみられない（e, f）．IEE では淡いながらも brownish area として観察されるため扁平上皮癌との鑑別を要するが，白色光観察の内視鏡所見を軸に IEE 拡大観察所見も加味して，総合的に評価すれば鑑別診断は困難でない．

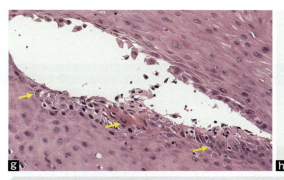
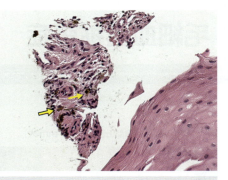

生検標本の組織学的所見として，重層扁平上皮の基底細胞層の一部にメラニン顆粒の沈着を伴った細胞を認め（g 矢印），断片化した上皮下組織にもメラニン顆粒がみられる（h 矢印）．

Check Point

- 白色光観察では平坦な褐色から黒褐色の薄い色調変化として認識される．
- NBI/BLI を用いた IEE 観察では brownish area として認識されるため注意が必要である．IEE（NBI/BLI）で brownish area を認めた場合，メラノーシスである可能性を常に念頭において，白色光に切り替えて確認することが肝要である．

まとめ

食道メラノーシスの頻度は 0.1〜2％程度と報告によりばらつきがあるものの，比較的まれな疾患である．50〜60 歳代の男性に多く，発生部位は中部・下部食道に多くみられる．食道癌発症の高リスクである過度の飲酒歴，喫煙歴の症例に多く認められる．食道メラノーシスに遭遇した場合，食道癌併存の高リスクであることに留意し慎重な内視鏡観察に心がける[1]．上皮内に沈着したメラニン色素が内視鏡観察の際に淡い褐色から黒褐色変化として認識される．形態は帯状，線状，斑状などさまざまで，隆起や陥凹を示すものはなく平坦である．病変の辺縁は不整で境界不明瞭なものが多く，色調も不均一なものが多い．NBI 観察では淡い brownish area として認識されるため，扁平上皮癌との鑑別を要する．メラノーシスでは扁平上皮癌と異なり，brownish area の境界が不明瞭なことが多く，IEE 拡大観察は 4 徴を伴う（日本食道学会（JES）拡大内視鏡分類 TypeB 血管）異常血管を認めないことが鑑別として重要である．

悪性黒色腫との鑑別も重要であり[2]，白色光観察では点墨したかのような濃い黒色調で，全体的に厚みを有し，若干隆起していることが悪性黒色腫の特徴像である．メラノーシスは平坦で，隆起を示すことがないことが白色光観察での鑑別点として重要である．

IEE 観察では黒色調が濃いため，メラノーシスよりも IPCL を全く視認することができない場合が多い．内視鏡的に悪性黒色腫との鑑別が困難な場合は生検による組織学的診断に頼らざるをえないが，悪性黒色腫に対する生検は禁忌とされてきた．しかし，生検の有無で生存成績に差がなく，両者の鑑別に生検診断が有用であり，悪性黒色腫を疑う場合の生検による組織学的鑑別は許容されるとの報告がある[3]．

（阿部圭一朗，郷田憲一）

文献

1) 横山　顕：食道表在癌の危険因子．胃と腸 2011；46：561-570
2) Makuuchi H, et al：Esophageal malignant melanoma：analysis of 134 cases collected by the Japan Esophageal Society. Esophagus 2015；12：158-169
3) 山口智弘，他：食道原発性黒色腫の 1 例と本邦報告例（193 例）の検討．日消誌 2004；101：1087-1094

咽頭・食道【食道（Barrett 食道を除く）】

3 毛細血管拡張症

LCI・BLI

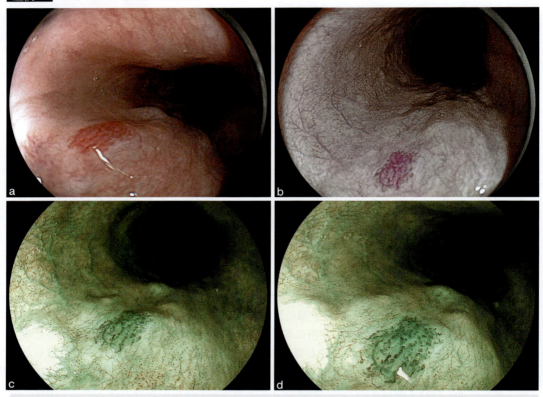

症例1　部位：胸部上部食道（6 mm 大）

胸部上部食道に 6 mm 大の平坦な発赤調の病変を認める（a）．発赤の内部には拡張した毛細血管の拡張を認める．LCI では周囲の扁平上皮はより褪色調に，発赤は紫色に描出され，より明瞭に観察される（b）．BLI 拡大では蛇行し拡張した血管が緑色に描出され，その血管の間隙も淡い緑色に描出されている．周囲の上皮乳頭内毛細血管ループ（IPCL）と比較しても明らかに拡張した血管である（c）．血管は拡張したループ状の血管と，横走りする血管とで構成される（d）．

Check Point

- 毛細血管拡張症は LCI では発赤は紫色に描出され，よりコントラストを持って明瞭に観察される．
- BLI では個々の血管の形態を観察する．ループ状血管の拡張として認識されるが，個々の形態は規則的であり，口径不同などもない．

症例2 部位：腹部食道（3 mm大），胸部中部食道（1.5 mm大）

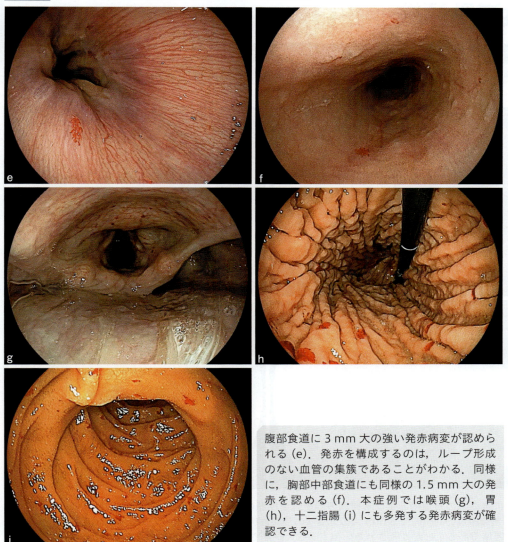

腹部食道に3 mm大の強い発赤病変が認められる（e）．発赤を構成するのは，ループ形成のない血管の集簇であることがわかる．同様に，胸部中部食道にも同様の1.5 mm大の発赤を認める（f）．本症例では喉頭（g），胃（h），十二指腸（i）にも多発する発赤病変が確認できる．

> **Check Point**
> - 食道以外にも特徴的な多発する毛細血管拡張を認める時は，遺伝性出血性毛細血管拡張症（hereditary hemorrhagic telangiectasia：HHT）を疑う．
> - HHTはIPCL様のループ構造を認めないクモ状の血管集簇である．
> - HHTにおいても，食道の毛細血管拡張の頻度は低いとされる．

まとめ

上部消化管内視鏡検査で観察される毛細血管拡張の中でも，食道の毛細血管拡張は最も頻度が低い．構成される血管の形態はさまざまであるが，孤立性の毛細血管拡張がループ状血管の拡張した集合体として観察されるので，終末血管であるIPCLの拡張であることが推測される．一方で，いわゆるクモ状の血管（ループ状の血管の集合体ではない）として観察されるものもあり，広義では放射線治療後の血管新生も毛細血管拡張として臨床ではしばしば観察される．

（三浦義正）

咽頭・食道【食道（Barrett食道を除く）】

4　食道乳頭腫

部位：胸部中部食道，6mm大

BLI

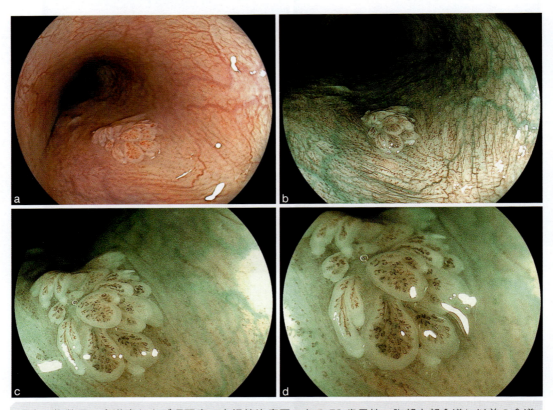

過去に複数回の食道癌および咽頭癌の内視鏡治療歴のある72歳男性．胸部中部食道に以前の食道ESD潰瘍瘢痕の肛門側に6mm大の分葉状の隆起性病変を認める（a）．立ち上がりは明瞭であり，上皮性腫瘍であることが推測される．BLI弱拡大観察では，腫瘍の分葉状構造の外縁は白色調であり，内部には血管増生が確認できる（b）．BLI中拡大では血管のループ構造が確認できる（c）．BLI強拡大では，ループ形態は比較的均一で，分葉の形態により延長したものも観察されるが，拡張や口径不同も目立たない（d）．扁平上皮癌のハイリスク患者であるため，念のため生検が施行された．

Check Point

- 特徴的な乳頭状（分葉状）の腫瘍である．
- 水中で観察すると基部も小さくイソギンチャク様の形態をしていることがわかる．
- BLI拡大観察では分葉状構造の内部に拡張や口径不同のない分葉状構造に沿った延長したループ状血管が確認できる．

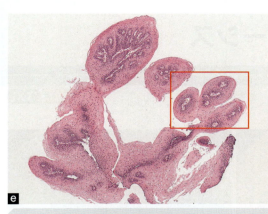 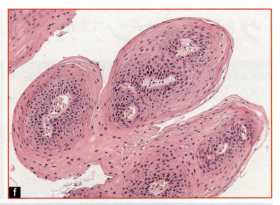

病理組織診断は食道扁平上皮乳頭腫．重層扁平上皮が細い間質軸を伴って乳頭状増生を示す．間質軸には軽度に拡張した毛細血管を伴う．悪性を示唆するような核異型はなく，表層への分化勾配は保持されている．核分裂像は認めない．上皮層の肥厚は目立たない．扁平上皮乳頭腫 squamous (cell) papilloma の所見である．

まとめ

食道乳頭腫は日常臨床でよく目にする腫瘍である．その名の通り，乳頭状（分葉状）に分岐した腫瘍で，イソギンチャク様の形態を呈することが多い．大きさも 10 mm 以下のものが多く，白色光観察で診断はほぼ確定する．小さいものでは白色調であるが，やや大きさを呈してくると，発赤調にも観察される．BLI 近接〜拡大観察で，延長はしているものの口径不同のないループの保たれた血管が確認できれば診断は確定になる．

〈三浦義正，佐野直樹〉

咽頭・食道【食道（Barrett 食道を除く）】

5 グリコーゲンアカントーシス

部位：下部食道，10 mm 大　　　　　　　　　　　　　　　　　　NBI・TXI

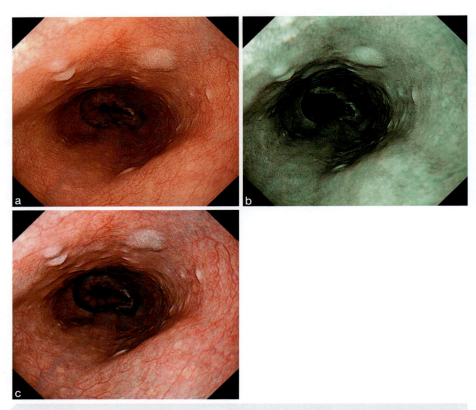

下部食道に 10 mm 大の白色調の扁平な隆起性病変が散見される（a）．樹枝状血管が病変部で透見されなくなっている．類円形で辺縁や表面は整な病変である．非拡大 NBI では血管の増生は認められない（b）．TXI では周囲の発赤が強く認識されるため白色調の色調変化がより明瞭となっている（c）．

Check Point

- 白色調の扁平隆起をみたときには単発か多発か，辺縁や表面が整か不整かをみる．
- NBI 拡大では内部の血管の構造と配列の規則性に注目して観察を行う．
- ヨード散布を行うときには濃度が重要である．病変部だけでなく周囲粘膜にもくまなく散布する．

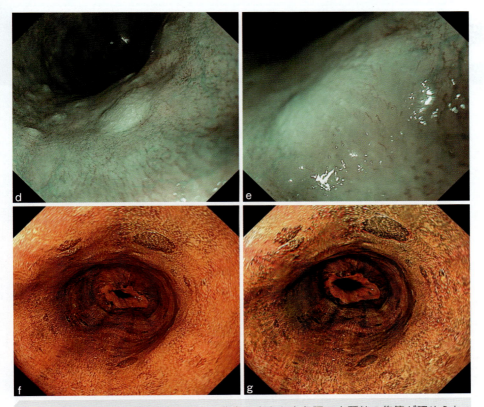

NBI拡大観察では白色扁平隆起の上に非常に小さな白色調の小顆粒の集簇が認められる (d). 血管はほとんど視認されないが，規則的に配列する微小血管がごくわずかに認められる (e). ヨード散布を行うと白色扁平隆起に一致して濃染領域として認識される (f). TXI観察をするとより明瞭な境界性を有する病変として認識される (g).

まとめ

グリコーゲンアカントーシスは白色調の扁平隆起で多発することが多い．鑑別としては，食道カンジダ症，皮脂腺などが挙げられる．カンジダ症は辺縁や表面が不整であり，皮脂腺はやや黄白色調の色調であることで鑑別は可能である．また白色調の色調を呈する表在食道癌も存在する．しかし，表在食道癌ではNBI拡大で異型血管が認められることで鑑別が可能である．最も確実なことはヨードを散布することである．グリコーゲンアカントーシスでは濃染となるが他の疾患では淡染から不染を呈する．

（菊池大輔）

咽頭・食道【食道（Barrett 食道を除く）】

6 放射線治療後の変化

NBI

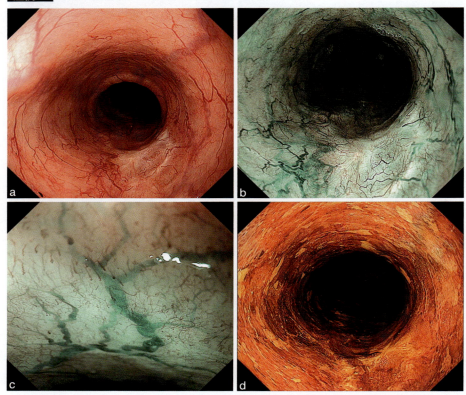

症例 1　部位：胸部上部〜中部食道の放射線治療後の変化

(a) 胸部中部食道後壁に瘢痕様の変化とその周囲に拡張・蛇行した樹枝状血管を認める．(b) 同部位の NBI 画像では，樹枝状血管の拡張・蛇行がより強調される．(c) NBI 拡大観察では，表層には不規則に分岐する上皮乳頭内毛細血管ループ（IPCL）がみられ，より深部には著明に拡張した口径不同な樹枝状血管が認められる．(d) 同部位のヨード染色像では，ヨード濃染〜淡染帯として描出される．

Check Point

- 放射線治療後の食道粘膜の内視鏡像は，瘢痕様変化や樹枝状血管の蛇行・拡張など，さまざまな所見を呈する．
- ヨード染色では，均一に染色されることは少なく，何らかの変化（不染，淡染，濃染）を呈する．
- 放射線照射域に発生した食道表在癌は，白色光・NBI では認識しづらいこともあるが，ヨード染色では明瞭な不染帯を呈することが多く，診断に有用である．

症例2 部位：胸部上部〜中部食道の放射線治療後の変化

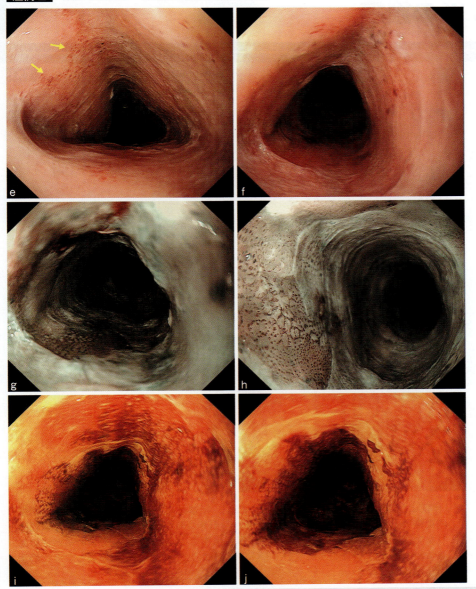

(e) 胸部上部食道に全周性に正常な血管透見像が消失し，斑状模様の赤色血管（矢印）を認める．(f) e よりやや肛門側の胸部上部食道の左壁から後壁に，周囲より発赤陥凹が目立つ領域を認める．(g) NBI では，発赤陥凹領域に一致して brownish area を認める．(h) NBI 拡大観察では，brownish area に一致して日本食道学会（JES）拡大内視鏡分類 TypeB1 血管が観察される．(i, j) 同領域のヨード染色像では，全周性のヨード不染帯を呈した．明らかに brownish area が観察された左壁と，右壁の不染帯からも扁平上皮癌が検出された．同病変に対して ESD を施行し，全周性切除となり，最終病理結果では，不染帯にほぼ一致して亜全周性に扁平上皮癌を認めた．

まとめ

放射線治療後の食道粘膜の変化は，正常粘膜とは異なった特異的な変化を呈する．そのような変化を念頭に置き，観察を行う．また，放射線照射域内に発生した食道表在癌は，背景の炎症性変化から診断困難なことがあるが，白色光や NBI での周囲との色調や性状の違い，ヨード染色での不染帯の所見などを参考に診断するとよい．

（河村玲央奈，野中　哲，橋本大輝）

咽頭・食道【食道（Barrett 食道を除く）】

7 ESD 後の瘢痕

部位：中部食道左側壁　　　　　　　　　　　　　　　　　NBI・TXI

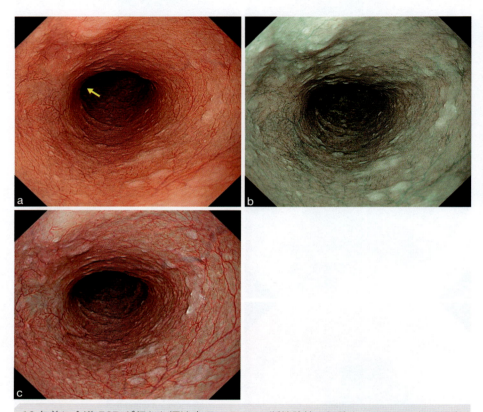

10年前に食道 ESD が行われ深達度 T1a-LPM，断端陰性で切除されている．経過観察の内視鏡で中部食道左側壁に白色調のわずかな引きつれが認められる（a）．狭窄は認められない．非拡大 NBI では色調の変化が顕在化する（b）．病変周辺を含め領域性のある brownish area は認められない．TXI では周囲の粘膜の色調が発赤調となるためより顕在化する（c）．

Check Point
- ESD の病理結果を必ず確認してから内視鏡検査を行うことが重要である．
- 非拡大 NBI で brownish area があるときには同部位を拡大観察して血管の構造や配列の異型があるかを確認する．

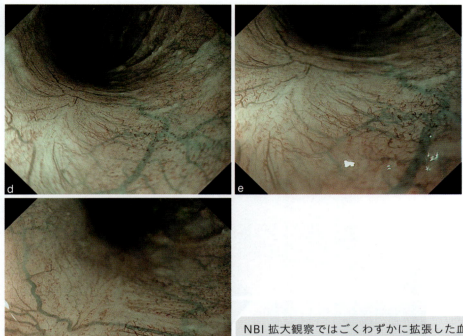

NBI拡大観察ではごくわずかに拡張した血管が白色調の領域に向かって放射状に配列している (d). 拡大倍率を上げても領域性や構造異型は乏しく (e), かつ背景の樹枝状血管の透見が保たれており腫瘍性変化はないと判断した (f).

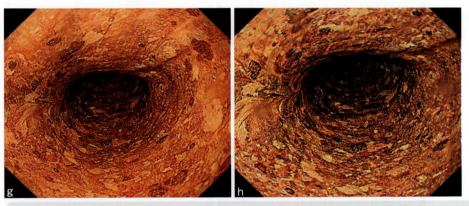

ヨード散布を行うと, 引きつれの中心が線状に認められ, 瘢痕の中心の位置がわかりやすくなる (g, h). また周囲の粘膜にもまだら状に不染領域が認められ扁平上皮癌のハイリスク症例であることがわかる.

まとめ

食道ESDが広く行われるようになり, 複数の瘢痕が食道内に存在する症例に接する機会は比較的多い. ESDの病理結果で, 切除断端が陰性であったか, 深達度がどのようなものであったかを確認してから検査に臨むべきである. 白色光で白色調の領域として認識され, NBIやTXIなどの画像強調内視鏡で色調変化が顕在化する. 拡大観察をするとごくわずかに拡張した血管が瘢痕中心に向かって放射状に規則的に配列している. ヨード散布を行うと瘢痕中心を確認できると同時に周囲のまだら状不染の程度も認識できる.

（菊池大輔）

咽頭・食道【食道（Barrett 食道を除く）】

8 異所性胃粘膜

LCI・BLI・NBI

症例1　部位：頸部食道，切歯より17 cm

頸部食道，切歯より17 cmに境界明瞭な淡紅色の領域が左右に認められる（a）。病変の境界はLCIにより，より明瞭化され，内部の凹凸も認識しやすくなる（b）。BLI観察では胃粘膜と同様の粘膜構造が認識される（c）。ヨード染色では不染帯を呈する（d）。

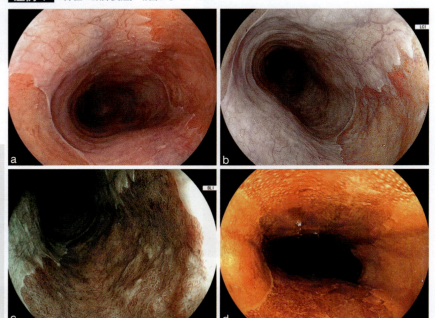

症例2　部位：頸部食道，切歯より18 cm

頸部食道，切歯より18 cmに円形の発赤調で周囲にわずかに隆起する白色調の縁取りを持つ領域を認める（e, f）。水浸下でのLCI，BLI観察ではvilli様構造を認める（g, h）。

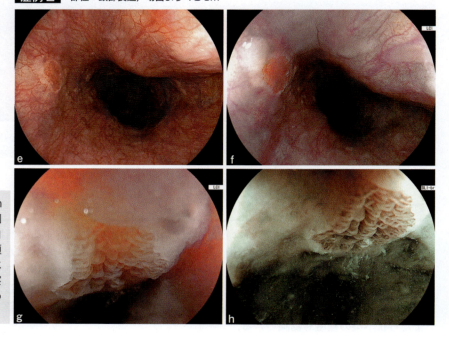

症例3　部位：食道入口部

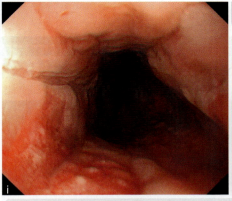
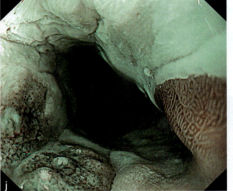

食道入口部に発赤調の領域を左右2ヵ所認める（i）．NBI観察（j）では7時方向の領域には上皮乳頭内毛細血管ループ（IPCL）の異常が認められ，0-IIcと診断できる．3時方向の領域には類円形の腺上皮の構造が確認でき異所性胃粘膜と診断できる．

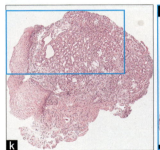
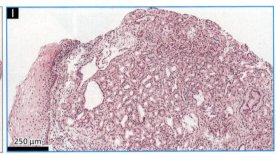

病理生検組織像は扁平上皮成分の混在を認めるとともに，間質に軽度浮腫と炎症細胞浸潤を伴う異所性胃粘膜の診断であった．

Check Point

- 頸部から上部食道に楕円〜類円形の発赤調の領域として，左右に認められることが多い．
- NBI/BLIではbrownish areaとして認識され，食道扁平上皮癌との鑑別が重要となる．
- ピントのあった観察のために，zoom機能のついた内視鏡や，被写界深度の深い機種が有効である．

まとめ

異所性胃粘膜はinlet patchとも呼ばれ，食道入口部から頸部食道にかけて境界明瞭な淡紅色調発赤領域として認められる．大きさはさまざまで，左右対として認めることが多い．IEEでの観察では近接により表面の粘膜構造を確認することで診断可能である．先天性のものと考えられており食道入口部，食道胃接合部にみられ，有病率は14%程度[1]とされる．病的意義としては発癌についてはほとんど認められず，咽喉頭異常感症について治療介入の報告が散見される[2]．内視鏡挿入時より抜去時のほうが発見しやすく，NBI/BLIを活用した観察が拾い上げに有効である．

（松橋　保，飯島克則）

文献
1) 熊谷義也：食道入口部異所性胃粘膜島（inlet patch）の頻度に関する検討．Prog Dig Endosc 2005；66：19-21
2) Ciocalteu A, et al：Issues and controversies in esophageal inlet patch. World J Gastroenterol 2019；25：4061-4073

咽頭・食道【食道（Barrett 食道を除く）】

9 好酸球性食道炎

部位：中部〜下部食道

NBI・BLI・LCI

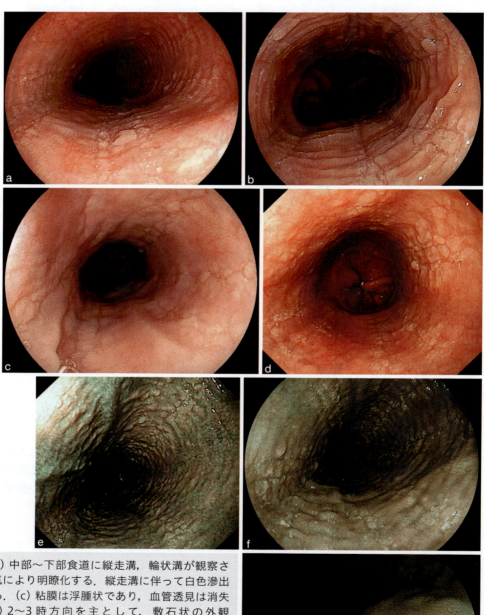

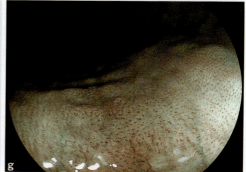

白色光．(a, b) 中部〜下部食道に縦走溝，輪状溝が観察され，所見は脱気により明瞭化する．縦走溝に伴って白色滲出物が認められる．(c) 粘膜は浮腫状であり，血管透見は消失している．(d) 2〜3 時方向を主として，敷石状の外観 (cobblestone-like appearance) を呈している．
(e, f) NBI：白色光で所見がみられた部位はベージュ色の粘膜として観察される．
(g) BLI 拡大観察ではベージュ色の背景粘膜にドット状の上皮乳頭内毛細血管ループ (IPCL) の拡張を認める．IPCL は日本食道学会（JES）拡大内視鏡分類 TypeA に相当する．血管透見は消失している．

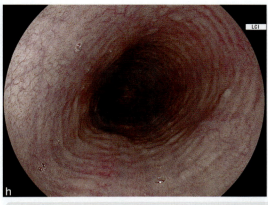
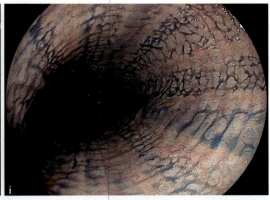

(h) LCI：白色光で所見がみられた部位は白色調を呈し，縦走溝・輪状溝が明瞭化している．
(i) インジゴカルミン散布：縦走溝，輪状溝はインジゴカルミン散布により明瞭化している．

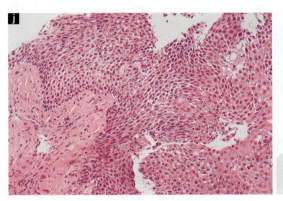

生検病理組織像（HE 染色）：45 個/HPF（400 倍）の好酸球浸潤が観察された．

Check Point

- 好酸球性食道炎（eosinophilic esophagitis：EoE）の診断は，嚥下障害やつかえ感などの食道機能障害に起因する症状と，食道粘膜からの生検で上皮内に好酸球数 15 個以上/高倍率視野（HPF）の必須 2 項目に加え，内視鏡所見などを参考にして行う．
- EoE に特徴的な内視鏡所見として，粘膜浮腫（血管透見低下）(edema)，輪状溝（輪状ひだ，気管様食道）(rings)，白色滲出物 (exudates)，縦走溝 (furrows)，狭窄 (stricture) などが知られており，これらをスコア化して評価する EoE endoscopic reference score（EREFS スコア）が用いられている．
- 典型的な病理組織学的所見として，高度の上皮内好酸球浸潤に加え，好酸球性微小膿瘍，好酸球脱顆粒，基底細胞層の肥厚，細胞間隙の開大，粘膜固有層の線維化などが認められる．

まとめ

EoE に特徴的な内視鏡所見について解説した．EoE 患者の QOL 向上，合併症予防のためには早期診断が求められる．つかえ感などの症状を訴える患者に対しては，EoE の特徴的内視鏡所見を十分に理解したうえで積極的に内視鏡検査を行い，生検で好酸球浸潤を確認することが重要である．一方，EoE の中には特徴的内視鏡所見を呈さない症例もあり，有意な内視鏡所見を認めない場合でも積極的に生検を行うことを考慮する必要がある．

（小泉重仁）

10 アカラシア

咽頭・食道【食道（Barrett 食道を除く）】

LCI・BLI

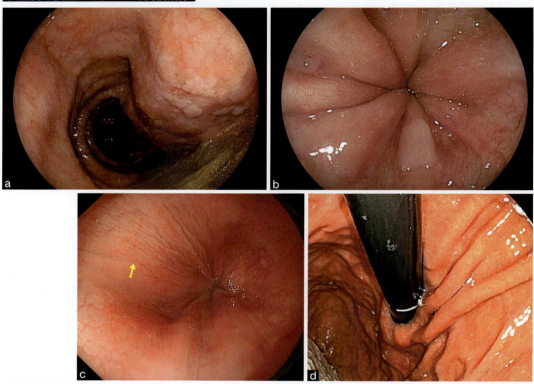

典型的な食道アカラシアの内視鏡像

(a) 食道拡張．椎体による外圧排がみられるほか，同時に発生している異常収縮，食物残渣，粘膜表面の白色変化が確認される．
(b) esophageal rosette．下部食道におけるひだ収束像．
(c) pinstripe pattern．縦走する表面粘膜のしわ所見（矢印）．
(d) 胃内反転での内視鏡への巻き付き所見．食道胃接合部の機能的狭窄を反映している．

Check Point

- 食道アカラシアの内視鏡所見として，食道内腔の拡張，食物残渣や液体の貯留，食道粘膜の白色化・肥厚，胃内反転像での巻き付き，食道の異常収縮波が知られる．
- esophageal rosette は，深吸気時に認められる全周性の下部食道への放射状の fold 像である．
- pinstripe pattern は，縦走する表面粘膜のしわ所見であり，アカラシア発症早期から認められるとされる．

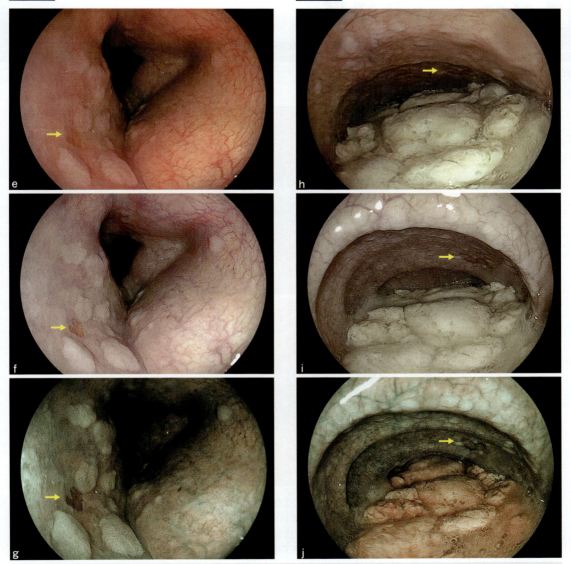

【症例1】粘膜炎症所見を認めたアカラシア症例．食道拡張，粘膜肥厚・白色変化により白色光（e）では視認しづらいが，LCI（f）では発赤所見として，BLI（g）では brownish area として明瞭に確認できる（矢印）．生検の結果，非腫瘍であることが確認された．

【症例2】focal atrophy を認めたアカラシア症例．本症例のように食物残渣が多く観察困難な場合でも，LCI（i）・BLI（j）を用いると所見の把握が可能である（矢印）．拡大観察において日本食道学会（JES）拡大内視鏡分類 TypeA，B血管は認められず，生検でも非腫瘍であることが確認された．

まとめ

食道アカラシアは，神経障害により下部食道括約筋（lower esophageal sphincter：LES）弛緩不全と蠕動運動障害が生じる希少疾患である．食道内への食物残渣貯留や胃食道逆流，クリアランスの低下により慢性炎症をきたすため，食道癌を生じやすいことで知られる．したがって，悪性腫瘍スクリーニングが重要である．しかし，食道拡張・食物残渣により通常観察が難しいといった難点がある．このような場合にも，非拡大観察でのLCI・BLIの活用により病変の把握が容易になる．

（福田　翔，飯島克則）

11 多発ヨード不染帯

部位：食道

NBI

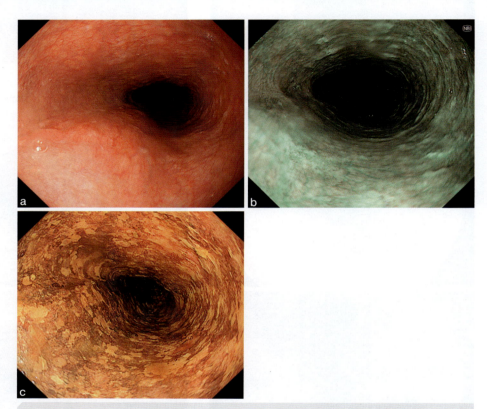

食道癌に対して ESD を施行した症例の食道の内視鏡像である．白色光観察では白色調の粘膜変化が目立ち，所々で樹枝状血管網の透見性が低下している (a)．NBI 観察では領域性のある brownish area は認めない (b)．ヨード色素を散布することによって初めて，大小不同の多数のヨード不染帯を認識できる (c)．

Check Point

- 多発ヨード不染帯を伴う食道粘膜は明らかな色調変化を認めないことが多いが，白色調の粘膜変化や樹枝状血管網の透見性の低下を伴うことがある．
- 炎症性変化が強い場合は上皮乳頭内毛細血管ループ (IPCL) が目立つことがあるが，配列は比較的整っており，極性が乱れることはない．
- 治療の適応となる high-grade intraepithelial neoplasia (HGIN) 以上の病変は NBI で領域性のある境界が明瞭な brownish area として検出されることが多い．
- ヨード不染帯には炎症や異型上皮など多様な変化が含まれるが，境界が明瞭で辺縁が不整なことに加え，pink color sign を伴うヨード不染帯は扁平上皮癌を疑う．

咽頭・食道

まとめ

多発ヨード不染帯は，アルデヒド脱水素酵素 2 型（ALDH2）欠損者の習慣飲酒者にみられる傾向があり，食道および口腔・咽喉頭領域の多発癌のリスクとなる．一見正常にみえるヨード染色域でも，加齢や飲酒・喫煙などの危険因子によりドライバー遺伝子変異を起こしているため，発癌のポテンシャルは高いといえる．禁酒や節酒により，ヨード不染帯の程度は改善することがあり，改善例は頭頸部癌や食道癌の発生が減少する．

（堅田親利，横山顕礼，武藤　学）

12 食道上皮内腫瘍，low-grade intraepithelial neoplasia（LGIN）

部位：胸部下部食道前壁，10 mm　　　　　　　　　　　　　　　　　　　　　NBI

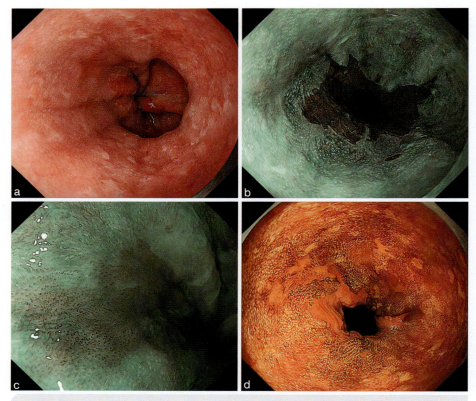

(a) 食道胃接合部領域左壁にやや淡い発赤領域を認めるが，背景粘膜に発赤変化が散在しており，白色光では腫瘍性病変としての認識はやや難しい．
(b) 近景の NBI 像である．淡い brownish area として認識されるが，範囲はやや不明瞭である．
(c) NBI 拡大観察では，上皮乳頭内毛細血管ループ（IPCL）の拡張・蛇行・形状不均一は認めるが，口径不同は明らかでない．
(d) ヨード染色では，淡染～不染帯となるが，pink color sign は陰性である．

Check Point
- 白色光ではわずかな色調変化，NBI では淡い brownish area として認識されることが多い．
- NBI 拡大観察では，拡張・蛇行・口径不同・形状不均一の日本食道学会（JES）拡大内視鏡分類 TypeB1 血管の 4 徴を有することは少ない．
- ヨード染色では，淡染～不染を呈するが，pink color sign は陰性である．

治療 ESD

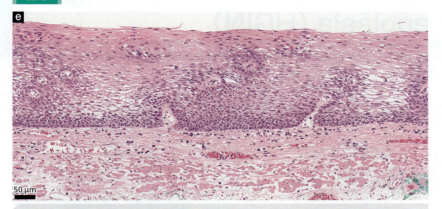

(e) 同病変に対し，ESDで得られた病理画像では，上皮内の基底側で異型細胞がみられ，表層に向かって分化傾向が保たれている．細胞の異型度は，核腫大も軽度で，極性の乱れも弱く，比較的異型度は低い．

まとめ

LGINは，白色光・NBIでは病変の認識が難しく，ヨード染色後に認識可能となることも多い．白色光・NBIの観察では，周囲に比べてわずかな色調の変化に注意する必要がある．拡大観察も典型的なJES分類TypeB1血管の所見に乏しく，多くはbackground colorationは陰性であることから，HGIN（high-grade intraepithelial neoplasia）との鑑別も可能である．ヨード染色では，HGINは通常pink color sign陽性の不染帯となることが多いが，LGINではpink color signが陰性であることが鑑別点となる．白色光・NBI・ヨード染色像も含めて，適切な内視鏡診断が行えるように心がけたい．

（河村玲央奈，野中 哲，橋本大輝）

13 食道上皮内腫瘍，high-grade intraepithelial neoplasia（HGIN）

咽頭・食道【食道（Barrett 食道を除く）】

部位：胸部下部食道前壁，20 mm　　　　　　　　　　　　　　　　　NBI

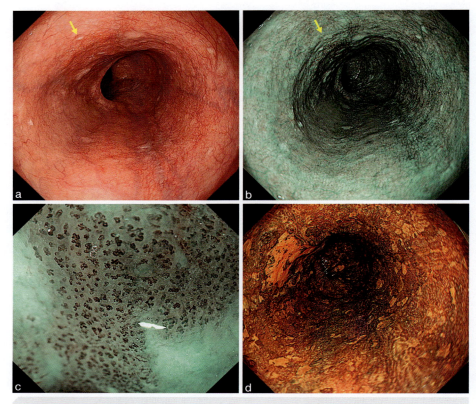

（a）胸部下部食道前壁に発赤粗糙領域がみられ，白色光で認識可能である．
（b）NBI では brownish area として認識できる．
（c）NBI 拡大観察では，ループ構造の保たれた拡張・蛇行・口径不同・形状不均一を有する上皮乳頭内毛細血管ループ（IPCL）を認め，日本食道学会（JES）拡大内視鏡分類 TypeB1 血管に矛盾しない．また，IPCL の背景には，background coloration も伴っている．
（d）ヨード染色にて，pink color sign 陽性の不染帯として描出される．

Check Point
- NBI 拡大観察では，background coloration を背景とする JES 分類 TypeB1 血管の増生を認める．
- ヨード染色像では，pink color sign 陽性の不染帯として描出される．

治療 ESD

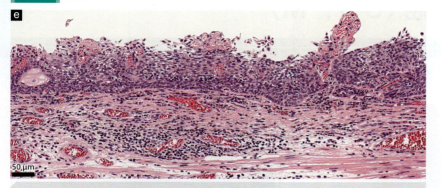

(e) 同病変に対し，ESD で得られた病理画像では，上皮全層にわたり，異型細胞を認める．核腫大・極性の乱れが強く，異型度は比較的高い．

まとめ

HGIN は上皮内のほぼ全層が異型細胞に置換されているが，LGIN（low-grade intraepithelial neoplasia）は異型細胞が上皮の下層に限局する．両者は，拡大観察での IPCL の JES 分類 TypeB1 血管の所見の有無，また IPCL が増生する領域の background coloration の有無，ヨード染色後の pink color sign の有無，などで判別が可能となる．HGIN と LGIN の鑑別は，臨床上も切除対象となるかどうかを判定するものであり，生検診断のみでなく，内視鏡診断も行えることが重要である．

（河村玲央奈，野中　哲，橋本大輝）

14 食道表在癌（0-Ⅰ，M）

咽頭・食道【食道（Barrett食道を除く）】

部位：胸部中部食道，8 mm 大　　　　BLI

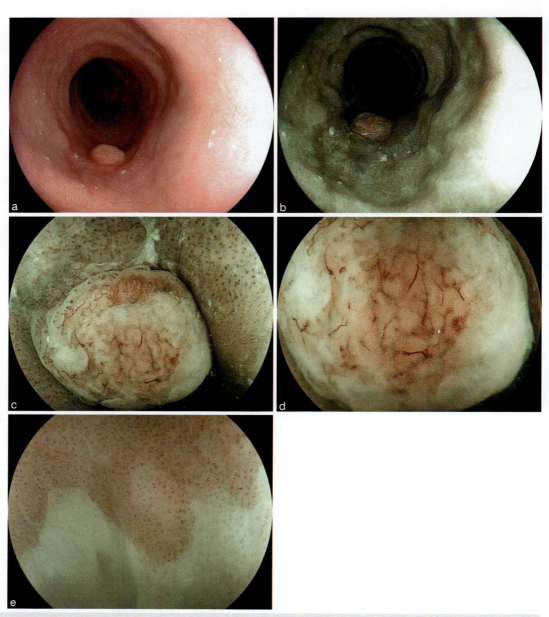

胸部中部食道に8 mm 大の隆起性病変を認める（a）．BLI では隆起部位の周辺には brownish area が拡がっており，病変型については 0-Ⅰs+Ⅱb 型に分類される．病変の境界は，白色光よりも BLI により明瞭となる（b）．BLI 拡大観察では 0-Ⅰs 部分の立ち上がりから，ループ形成に乏しいが不整樹枝状血管を認める（c）．拡張・蛇行・口径不同・形状不均一のすべての特徴があり，どの血管もループを形成していないことから，日本食道学会（JES）拡大内視鏡分類 TypeB2 血管と判断し，深達度は MM/SM1 と診断した（d）．0-Ⅱb 部分の BLI 拡大観察では，ループ状の異常血管を認め，JES 分類 TypeB1 血管と判断し，深達度は LPM までと考える（e）．

治療 ESD 切除検体

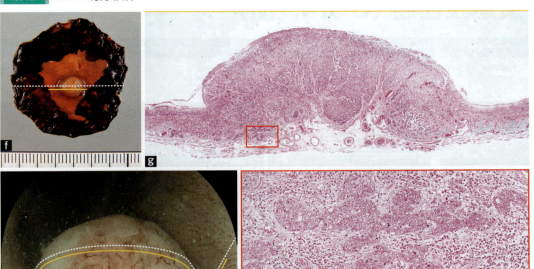

ESD 切除検体病変の 0-Is, 0-IIb 部分ともにヨード染色では不染帯として認識される (f). 病理診断は squamous cell carcinoma with basaloid squamous cell carcinoma, pT1a-MM, Ly1, V0, pHM0, pVM0 であり, 平坦部分は, ヨード不染帯に一致して, 多角形の異型細胞が上皮の全層で増殖する扁平上皮癌がみられる (g). 隆起部の中心部での切片 (h) では, N/C 比の高い異型細胞が索状あるいは小胞巣状に増殖しており類基底細胞癌の像を呈する. 深達度については粘膜筋板までの浸潤にとどまっていた (i).

Check Point

- 0-I 型は, 1 mm を超える隆起であり, 通常観察では粘膜下層浸潤を第一に考える所見である.
- 0-I 型では, 粘膜下層浸潤の可能性を念頭に隆起部の詳細な拡大観察を行う.
- 隆起性病変の BLI 拡大観察では, 隆起部分だけでなく, 周囲の平坦部分にも病変の拡がりがないかを確認する.

まとめ

本症例は, 隆起部直下で粘膜筋板までの浸潤 (pMM) にとどまっていた. しかし, 食道表在癌の 0-I 型は, 粘膜下層浸潤をきたすことが多いことを念頭に拡大内視鏡検査を行うことが重要である. 本症例の 0-Is 部分は類基底細胞癌, 0-IIb 部分は扁平上皮癌を呈しており, 一連の病変と考えられた. また, 一見隆起部位のみが病変にみえる場合でも, 周囲粘膜を含めて BLI 観察を注意深く行うことで, 正確な範囲診断が可能となる.

(岩井直人, 土肥 統)

15 食道表在癌（0-Ⅱa, M）

咽頭・食道【食道（Barrett食道を除く）】

部位：胸部上部食道, 15 mm大　　BLI

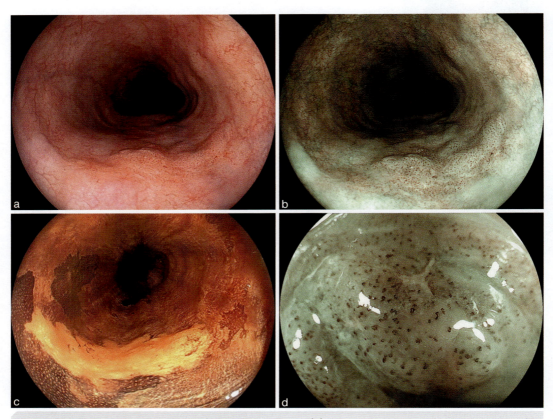

胸部上部食道に15 mm大の淡い発赤調の領域を認める（a）．BLIでは淡いbrownish areaとして視認され（b），ヨード染色では，比較的境界明瞭な不染帯として観察される（c）．送気による伸展不良はみられないが，病変中心部はやや厚みを伴っており肉眼分類では0-Ⅱaと判断した．隆起部ではやや乳頭状を呈し，BLI拡大観察では，background colorationならびに上皮乳頭内毛細血管ループ（IPCL）は拡張・蛇行・口径不同・形状不均一を伴うループ状の血管を全体的に認め，日本食道学会（JES）拡大内視鏡分類 TypeB1血管と判断し，深達度はcT1a-LPMと診断した（d）．

Check Point
- 食道では白色光のみでは腫瘍を見落とすことがあり，BLIやNBIでの観察を併用する．
- 0-Ⅱa病変では送気量を変え伸展不良がないかを観察する．
- 0-Ⅱa病変の場合，隆起部で血管構造が変化することがあり，拡大率を上げて詳細に観察する．

治療 ESD

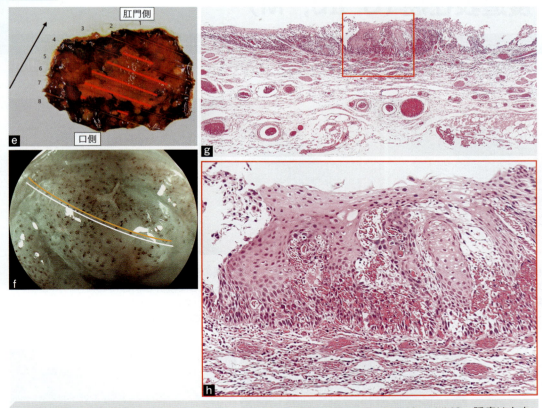

病理組織診断は squamous cell carcinoma, pT1a-LPM, Ly0, V0, pHM0, pVM0. 腫瘍は上皮内から圧排性の下方増殖を示していたが粘膜固有層にとどまっていた (g, h). 内視鏡所見は病理所見を反映しているものと思われた.

まとめ

本症例では BLI などの画像強調を用いた観察を行うことで，正確な深達度診断が可能であった．食道表在癌 0-IIa 病変では送気による伸展不良がないかを観察し，拡大観察では特に隆起部において血管構造の変化に注意する必要がある．

（瀬谷真由子, 土肥 統）

16 食道表在癌（0-Ⅱb, M）

部位：上部食道左壁，20 mm 大

TXI・NBI

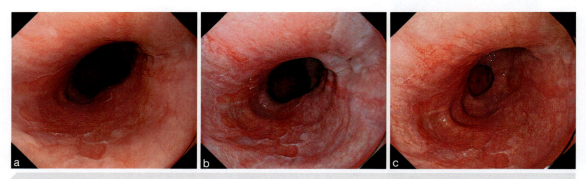

上部食道左壁に 20 mm 大，1/4 周性の血管透見性が消失した発赤調の平坦な領域を認め，口側に伸びだしを認める（a）．TXI モード 1（b）・モード 2（c）ではそれぞれ白色光に比して境界が明瞭に観察され，モード 2 の像では蠕動による変形もみられるが，厚みや硬さを疑う所見はなく，また，平坦な状態に変わりはない．3 時・10 時方向には，それぞれ縦走する粘膜傷害を認め，逆流性食道炎の所見である．

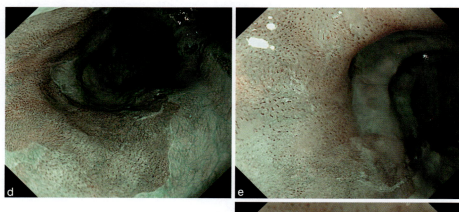

やや近接した NBI 観察像（d）では，境界明瞭な平坦な brownish area を呈しており，非拡大観察でもドット状の血管が広がり，特に病変の中央部で微細血管の増生が目立った．NBI 弱拡大観察（e），浸水下での強拡大観察（f）では，拡張・蛇行・口径不同・形状不均一の 4 徴すべては揃わない日本食道学会（JES）拡大内視鏡分類 TypeA 血管と考えられたが，background coloration は明瞭であった．

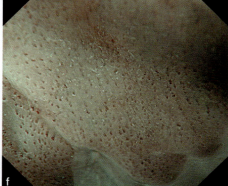

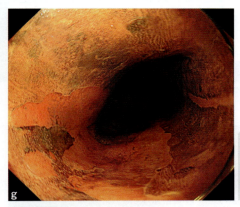

ヨード染色（g）では，同領域が淡染を呈し，pink color signは認めなかった．微細血管の変化は乏しく，ヨード染色でも不染はみられなかったが，大きさや領域性から上皮内癌（cT1a-EP）などの可能性が考えられた．

治療 ESD

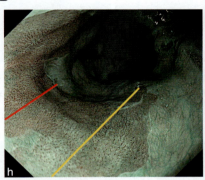

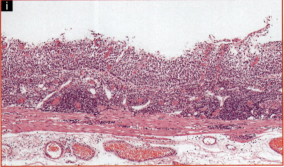

病理組織診断は squamous cell carcinoma，pT1a-LPM，INFa，Ly0，V0，pHM0，pVM0 であった．微細血管の増生が目立つ部位では，核腫大を伴う異型細胞が上皮を置換するように増殖し，わずかに圧排性に粘膜固有層に浸潤がみられた（i）．微細血管の密度が低い部位では，異型細胞が上皮基底層側に存在していたが，表層は基底層側に比し，核は小型で密度は低く，表層への分化を伴っていた（j）．

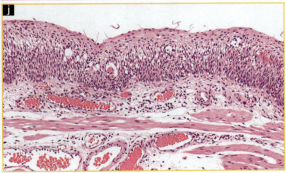

Check Point

- 白色光による検出には，光沢や色調の変化のほか，血管透見像の途絶といったわずかな所見をとらえることが重要である．
- 基底層型の浅い病変などでは，微細血管の変化をきたしにくいため，NBI でも診断が難しく，またヨード染色でも表層が薄く染まるような淡染を呈することがある．

まとめ

肉眼型 0-IIb 病変は，癌部・非癌部との肉眼形態の差が乏しいため，血管透見像の消失や，わずかな色調の変化をとらえることが拾い上げに重要であるが，そうした所見がみられず，白色光観察では検出困難な病変もある．白色光で検出が困難な場合でも，そのような IEE 観察（NBI，BLI）で brownish area をとらえることが，病変の検出に有用であり，TXI や LCI についても，その有用性に関する研究が進められている．0-IIb 病変の深達度としては，EP/LPM であることが多い．

（尾形洋平，八田和久，正宗　淳）

咽頭・食道【食道 (Barrett食道を除く)】

17 食道表在癌 (0-IIc, M)

部位：中部食道前壁, 20 mm大

NBI・TXI

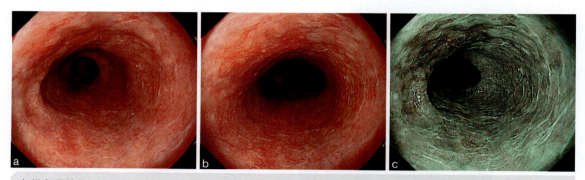

中部食道前壁に20 mm大, 1/4周性の発赤調の軽度陥凹した領域を認める (a). 過伸展時には周囲粘膜との色調のコントラストのみならず, 段差が不明瞭となり, 陥凹の認識が困難である (b). NBI観察では境界明瞭な軽度陥凹した brownish area として認識される (c).

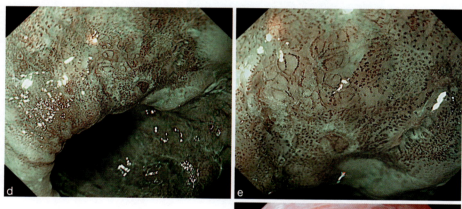

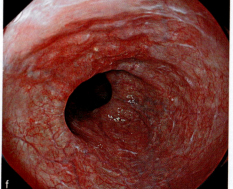

NBI拡大観察では, 拡張・蛇行・口径不同・形状不均一の4徴がみられるが, ループ形成は保たれた日本食道学会 (JES) 拡大内視鏡分類 TypeB1血管を主体に, 腫瘍の中央部には一部 AVA-s (avascular area-small) となる部位が観察される (d, e). TXIモード1では, 色調と構造が強調され周囲粘膜とのコントラストがつくことで, より境界明瞭な発赤調の浅い陥凹性病変として描出される (f).

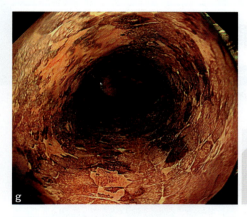

ヨード染色では，病変部は境界明瞭なヨード不染域となり，背景の食道粘膜には多発ヨード不染帯を伴っていた（g）．以上より，cT1a-EP/LPM と診断した．

治療　ESD

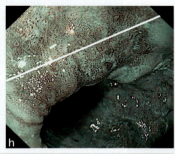

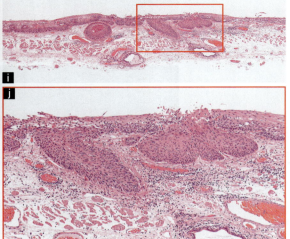

病理組織診断は squamous cell carcinoma, pT1a-LPM, INFa, Ly0, V0, pHM0, pVM0 であった．異型上皮が極性の乱れを伴って上皮置換性に増殖し，圧排性に粘膜固有層に浸潤していた．一部で導管内進展も観察されたが，粘膜筋板への浸潤はみられなかった．

Check Point

- 深達度 EP/LPM の病変は，陥凹が非常に浅いために，過伸展時には陥凹の判断が難しい．さらに，癌・非癌部の色調のコントラストも小さくなり，病変を視認することも困難となるため，軽度の脱気が重要である．
- NBI 拡大観察時にも脱気することで，病変を正面視させ，安定した視野で観察できる場合がある．

まとめ

肉眼型 0-IIc 病変は，伸展した状態では，陥凹した所見自体もとらえることが困難な場合があり，軽度の脱気を意識しながら，送気・吸引を繰り返し，病変を動的に観察することが重要である．また，NBI や TXI といった IEE を有効に使うことで，病変の存在や形態を，より明瞭にとらえることが可能となる．深達度も EP までの病変から SM2 以深となる病変までと幅広く，深達度診断も重要となる．凹凸の目立つ部位，硬さや厚みのある部位，NBI 拡大観察で血管の異型が強い部位などがないか，十分に注意して観察する必要がある．

（尾形洋平，八田和久，正宗　淳）

18 食道表在癌（SM 微小浸潤）

部位：中部食道後壁，50 mm 大

NBI

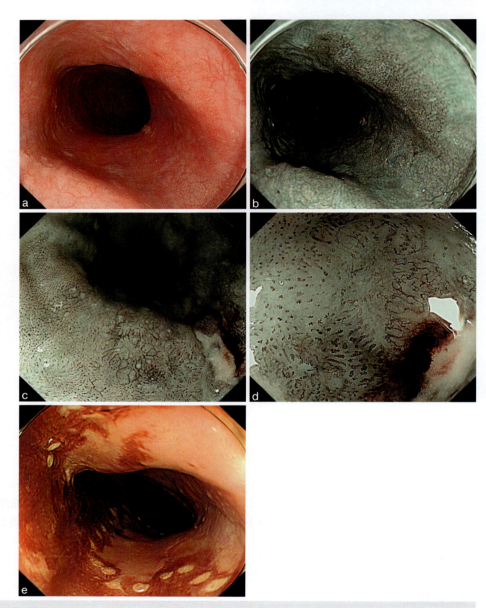

中部食道後壁に血管透見の消失した淡い発赤調の領域を認め，遠位側にはびらんが観察される（a）．NBI 観察では口側に境界明瞭な brownish area を有し，遠位側にかけて半周を超えた伸展がみられる．非拡大観察ではあるが，ドット状の血管が視認され，日本食道学会（JES）拡大内視鏡分類 TypeB1 血管が広がっていることが予想される（b）．NBI 弱拡大観察では，びらんの周囲にも JES 分類 TypeB1 血管が観察され，一部 AVA-s（avascular area-small）となる領域を認める（c）．びらん近傍にはループ形成の乏しい血管が観察され，JES 分類 TypeB2 血管と判断し（d），cT1-MM/SM1 と診断した．治療時のヨード染色では 3/4 周を超える境界明瞭な不染域を呈しており，pink color sign 陽性であった（e）．

治療 ESD

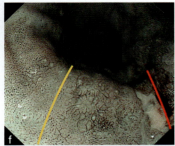
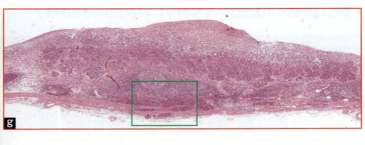
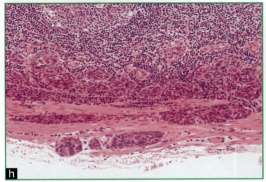
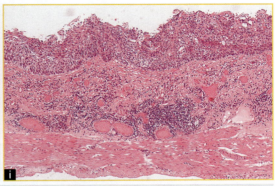

病理組織診断は squamous cell carcinoma, pT1b (SM1, 50 μm), INFa, Ly0, V0, pHM0, pVM0 であった. JES 分類 TypeB2 血管を認めた部位では, 角化と細胞間橋の形成により厚みが生じており, 炎症細胞浸潤を伴いながら扁平上皮癌が増殖し, 一部でわずかに粘膜筋板を超えた浸潤がみられた (g, h). 周囲の JES 分類 TypeB1 血管の部位は, わずかに圧排性に粘膜固有層への浸潤を認めた (i).

Check Point

- 白色光観察・NBI 弱拡大観察の所見から深部への浸潤を疑う部位を同定し, 関心領域に絞って, 強拡大観察などによる精査を行う.
- 病変が 12 時方向になるように内視鏡の軸をローテートさせ, up-angle で病変に近接すると, NBI 強拡大による観察が容易となる.

まとめ

白色光観察においては, 病変の色調のほか, 脱気・伸展させることで, 病変の形態変化, ひだの入り方などから, 病変の厚みや硬さなどを, 動的にとらえることが重要である. 深達度診断は, 白色光観察, NBI 拡大観察による所見から総合的に判断する必要がある. EUS に関しては, 食道 SM1 以浅癌と, SM2 以深癌の鑑別の有用性を検証した JCOG1604 では, over treatment につながる深読み割合は, EUS 施行によりむしろ上昇するという結果であった. このため, 現行の食道癌診療ガイドライン 2022 年版において, SM1 以浅癌と SM2 以深癌の鑑別診断における, EUS は推奨されていない.

〈尾形洋平, 八田和久, 正宗 淳〉

19 食道表在癌（SM 深部浸潤）

部位：胸部中部食道後壁，12 mm 大　　　TXI　NBI

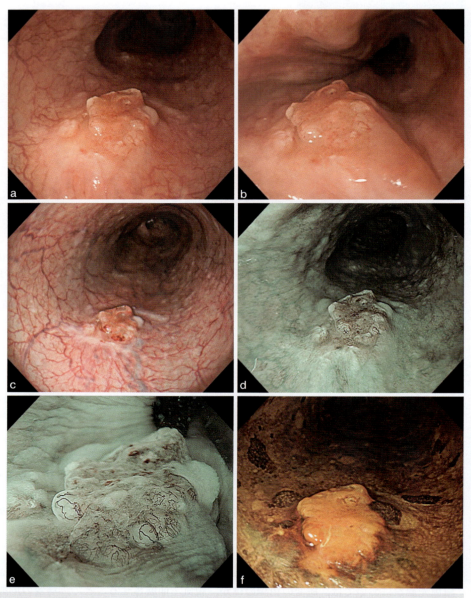

切歯より 30 cm の胸部中部食道後壁に 12 mm 大の表面粗糙な平坦隆起を認める（a）．隆起辺縁部にはやや白色調の 2～3 mm 程度の結節がみられ，平坦隆起は相対的に陥凹している．さらに口側には淡い発赤調を呈する陥凹が 3 mm ほど進展している．脱気後も病変の変形は乏しく，厚みのある病変である（b）．TXI（モード 2）観察では，上皮下の血管透見が不良な領域として明瞭に認識することができ，さらに凹凸や厚みが強調される（c）．NBI 観察では，隆起と口側の陥凹部に brownish area を認め（d），NBI 拡大観察では変形が不良であった隆起辺縁に日本食道学会（JES）拡大内視鏡分類 TypeB2 に相当するループ形成に乏しい異常血管を認める（e）．ヨード染色では扁平隆起部と口側の陥凹部が不染帯となり（f），食道扁平上皮癌と診断する．

治療 ESD

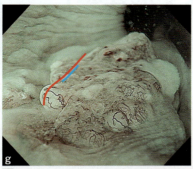

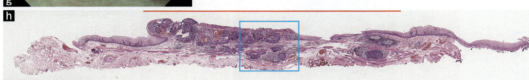

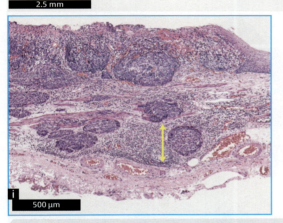

病理組織診断は moderately differentiated squamous cell carcinoma, pT1b-SM2 (300 μm), Ly0, V0, pHM0, pVM0. 浸潤癌が表層に露出しており，粘膜固有層から粘膜下層を主体に軽度の角化を伴う腫瘍細胞が大小の腫瘍胞巣を形成している．JES 分類 TypeB2 血管がみられた隆起辺縁の肛門側（青線，青枠）に SM 深部への腫瘍浸潤を認める（i 両矢印）．

Check Point

- 白色光観察，TXI 観察時に送気・脱気を行いながら，病変の形態変化や壁変形の有無を確認する．
- NBI 拡大観察では，関心領域を中心に拡大倍率を上げて詳細に観察を行う．
- JES 分類 TypeB2 血管の陽性的中率は低いことに留意し，通常観察で得られた所見も総合して深達度診断を行う．

まとめ

食道表在癌の内視鏡深達度診断は治療方針に関わるため重要であるが，NBI 拡大観察の限界を知り，白色光観察や TXI 観察で把握できる形態変化や壁変形所見などを総合的に評価することが求められる．

（上田駿介，吉田将雄）

20 食道表在癌（2/3周を超える大型病変）

部位：胸部食道，60 mm大　　TXI・NBI

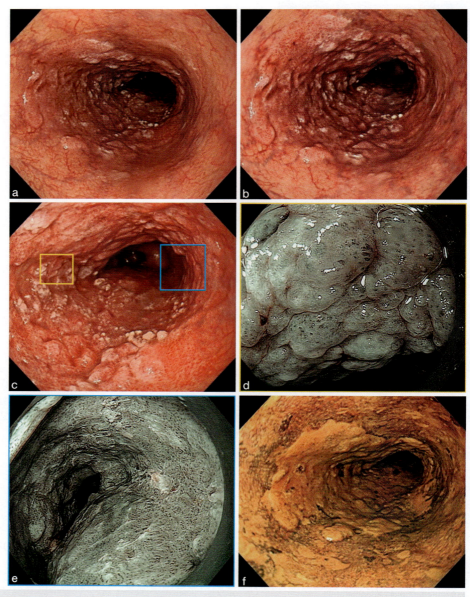

切歯 23～29 cm の胸部食道に 60 mm 大の表面粗糙な丈の低い扁平隆起を認める（a）．TXI 観察により，背景の血管透見像が低下した領域が強調され，全周性の病変と認識される（b）．さらに，3～6 mm ほどの白色調変化を伴う扁平隆起が集簇した 0-Ⅱa 領域（黄枠）と平坦な 0-Ⅱb 領域（青枠）とが明瞭となる（c）．NBI 観察では，0-Ⅱa 領域は表面に角化を伴うため上皮乳頭内毛細血管ループ（IPCL）の視認が不良であるが，部分的に日本食道学会（JES）拡大内視鏡分類 TypeB1 血管が認められる（d）．一方で，0-Ⅱb 領域ではドット状からやや延長した IPCL がみられ，JES 分類 TypeB1 血管と判定できる（e）．ヨード染色後では，全周性のヨード不染帯として明瞭に視認される（f）．

治療 ESD

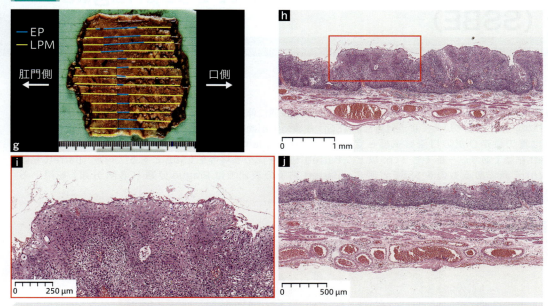

病理診断は squamous cell carcinoma, 69×58 mm, pT1a-LPM, Ly0, V0, pHM0, pVM0 (g).
0-Ⅱa 領域では表層に角化を伴いながら上方に発育しており, NBI 観察で IPCL の視認が不良となった一因と考えられる (h, i). また, 基底層の肥厚を伴いながら深部への圧排性増殖がみられるものの, 粘膜固有層までの浸潤にとどまる.
ドット状の JES 分類 TypeB1 血管がみられた 0-Ⅱb 領域は表層にわずかに角化を伴う粘膜上皮に限局する扁平上皮癌の像を呈する (j).

Check Point

- まず, 通常白色光, IEE を用いて食道癌の診断を行う.
- 病変全体を俯瞰し, 白色光観察や TXI 観察でとらえた隆起や陥凹などの形態変化がみられる部位, および NBI 弱拡大観察で IPCL の変化が目立つ部位を中心に拡大倍率を上げて詳細に観察し, 深達度評価を行う.
- 病変の大きさと周在性は治療選択に影響するため[1], ヨード染色を併用して確認する.

まとめ

大型の病変では, 病変全体を高倍率で拡大観察することが難しいため, まず病変全体を観察し, 白色光観察でとらえた隆起や凹凸不整, 硬さなどの形態変化がみられる部位や NBI 観察で IPCL の変化が目立つ部位を中心に拡大倍率を上げて詳細に観察する. また, 食道表在癌は白色光観察では, 表面の粗糙さやわずかな凹凸の変化しかとらえられない場合も多く, TXI 観察や NBI 観察の併用により病変の視認性が向上する. ただし, 異型の弱い部位ではそれらの画像強調でも側方進展を完全に把握するのは難しい場合があるため, ヨード染色を併用して総合的に評価することが重要である.

（吉田将雄）

文献

1) 石原 立, 他：食道癌に対する ESD/EMR ガイドライン. Gastroenterol Endosc 2020；62：221-271

咽頭・食道【Barrett 食道・食道腺癌】

Short segment Barrett esophagus (SSBE)

NBI TXI

食道癌取扱い規約第 12 版では，Barrett 粘膜を胃から食道に伸びる円柱上皮で構成され，腸上皮化生の有無を問わないと定義している．食道胃接合部（EGJ）を食道下部柵状血管の下端とし，柵状血管が判定できない場合は胃の縦走ひだの口側終末部と定義している．squamocolumnar junction（SCJ）と EGJ の間が Barrett 粘膜であり，一部でも 3 cm 以上の Barrett 粘膜を認める場合を LSBE とする．一方，Barrett 粘膜が 3 cm 未満であるものを SSBE と呼ぶ．Barrett 粘膜の表記では Prague 分類（C&M 分類）を用いる（circumferential extent を C，maximal extent を M）．

症例 1　柵状血管下端で EGJ を同定した SSBE

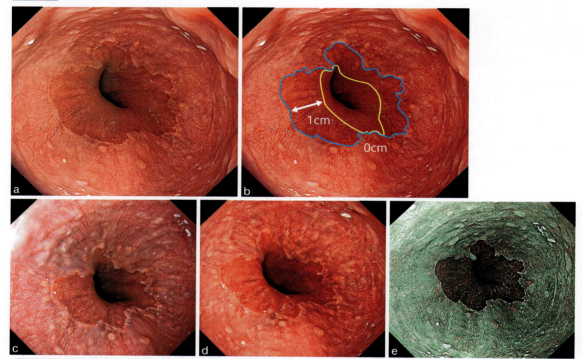

白色光では扁平上皮下の柵状血管が円柱上皮側へ連続しており，柵状血管の下端で EGJ を同定した．SCJ（b 青線）と EGJ（b 黄線）の間が Barrett 粘膜であり，SSBE（C0M1）と診断した（a，b）．TXI モード 1（c），TXI モード 2（d）では柵状血管をより明瞭に認めた．NBI では柵状血管は視認しにくいが，SCJ はより明瞭に観察し得た（e）．
このように，柵状血管の観察に TXI は有用である．

Check Point

- EGJ の判定は，第一に柵状血管を使用する．
- 柵状血管の観察に，TXI は有用である．
- SCJ は NBI でより明瞭に判断できる．

症例2　胃の縦走ひだの口側終末部で EGJ を同定した SSBE

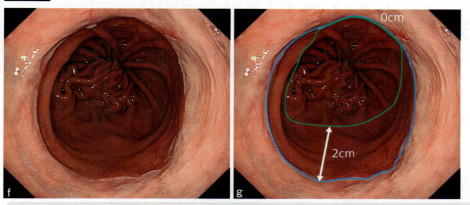

GERD-M のため扁平上皮は白濁しており，柵状血管は視認できなかった．また SCJ より肛門側にも柵状血管は認識できなかった．このように柵状血管が視認できない場合は，胃の縦走ひだの口側終末部を観察し EGJ を同定した．SCJ (g 青線) と EGJ (g 緑線) の間が Barrett 粘膜であり，SSBE (C0M2) と診断した (f, g).

症例3　EGJ の同定に空気量の調整を要した SSBE

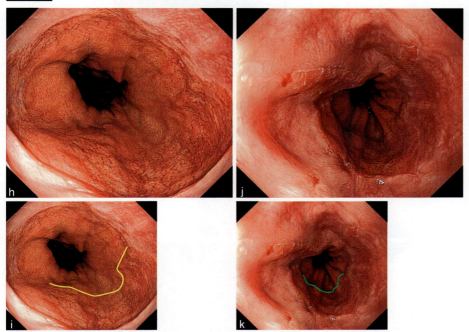

空気大量では SCJ より肛門側の 3 時から 7 時方向に柵状血管が視認できたが (i 黄線)，胃の縦走ひだの口側終末部は分かりにくかった (h)．軽度脱気すると 3 時から 7 時方向に胃の縦走ひだが明瞭となり (k 緑線)，その口側終末部は柵状血管下端と一致していた (j)．以上より，SSBE (C0M2) と診断した．

まとめ

Barrett 食道の診断では，まず EGJ を判定することが重要である．柵状血管下端を観察し，柵状血管が判定できない場合は空気量を調整し胃の縦走ひだを観察する．

（高橋亜紀子，小山恒男）

2 Long segment Barrett esophagus (LSBE)

`NBI` `TXI`

食道癌取扱い規約第 11 版では，全周性に 3 cm 以上の Barrett 粘膜を認める場合を LSBE と定義していたが，第 12 版では，一部でも 3 cm 以上の Barrett 粘膜を認める場合を LSBE とする，と変更された．

症例 1 胃の縦走ひだの口側終末部で食道胃接合部（EGJ）を判断した LSBE

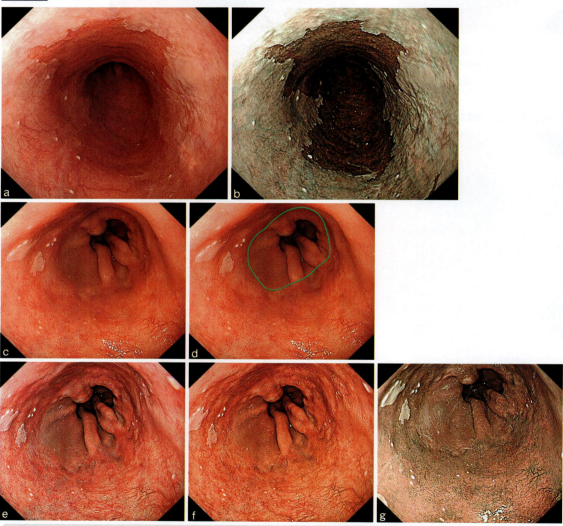

squamocolumnar junction（SCJ）は白色光より NBI のほうが，明瞭に同定することができた（a，b）．血管は白色光（c）より TXI モード 1（e），TXI モード 2（f）のほうがより明瞭に観察できたが，柵状血管は認めなかった．このように柵状血管が視認できない場合は，胃の縦走ひだを観察し，その口側終末部にて EGJ を同定する．空気量を少し減らすと，胃の縦走ひだの口側終末部を明瞭に観察でき，EGJ と判断した．SCJ と EGJ（緑線）の間が Barrett 粘膜であり，LSBE（C2M7）と診断した．NBI では（d）で示した EGJ を境に，胃側は茶色調，食道側は緑色調であり，NBI は EGJ の同定のサポートとなり得ると考えられた（g）．

症例2　柵状血管下端で EGJ を判断した LSBE

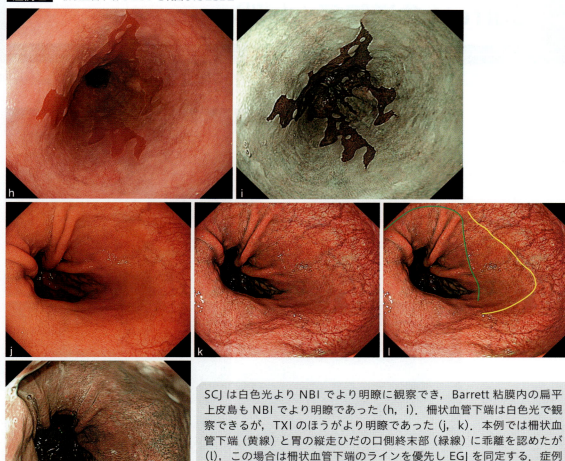

SCJ は白色光より NBI でより明瞭に観察でき，Barrett 粘膜内の扁平上皮島も NBI でより明瞭であった（h, i）．柵状血管下端は白色光で観察できるが，TXI のほうがより明瞭であった（j, k）．本例では柵状血管下端（黄線）と胃の縦走ひだの口側終末部（緑線）に乖離を認めたが（l），この場合は柵状血管下端のラインを優先し EGJ を同定する．症例1と同様に，EGJ は NBI で胃側が茶色調，食道側が緑色調であり，（l）の柵状血管下端と一致していた（m）．SCJ と EGJ（黄線）の間が Barrett 粘膜であり，LSBE（C3M5）と診断した．

Check Point

- TXI は血管の観察に有用である．
- NBI は SCJ 同定のほか，胃側が茶色調，食道側が緑色調に観察されるため，EGJ の同定のサポートとなり得る．

まとめ

LSBE では柵状血管より胃の縦走ひだの口側終末部で EGJ を判断することが多く，NBI の色調差も参考になる．

（高橋亜紀子，小山恒男）

3 Barrett 食道腺癌（小型）

NBI

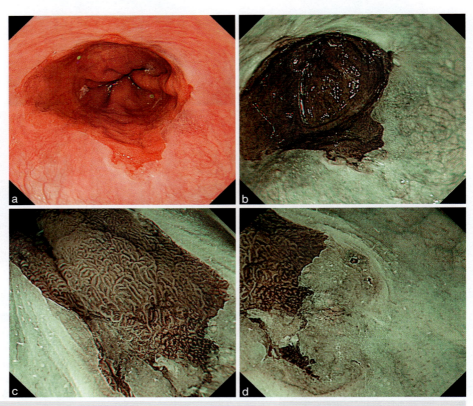

白色光にて柵状血管が視認できず，胃の縦走ひだ口側終末部にて食道胃接合部（EGJ）を同定した．squamocolumnar junction（SCJ）と EGJ の間が Barrett 粘膜であり，SSBE（C1M2）と診断した．SSBE 内 6 時方向に，発赤した陥凹性病変を認めた（a）．NBI にて陥凹は軽度 brownish area を呈し，陥凹と接する扁平上皮は色調変化を認めた（b）．NBI 拡大にて，陥凹部では日本食道学会 Barrett 食道・表在腺癌に対する拡大内視鏡分類（JES-BE 分類）の pit・irregular を認め，tub1 と診断した（c）．口側の扁平上皮は色調変化と小孔を認め，扁平上皮下進展の所見であった（d）．以上より，Barrett 食道腺癌，0-IIc＋IIb，tub1，T1aM，5 mm と診断した．

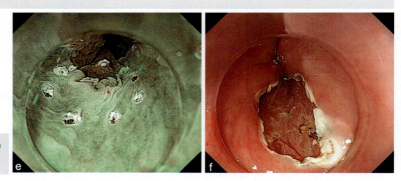

全周性にマーキングし（e），ESD にて一括切除した（f）．

治療 ESD

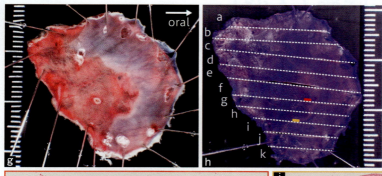

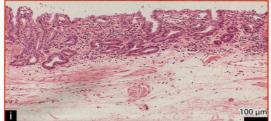

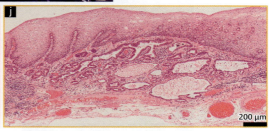

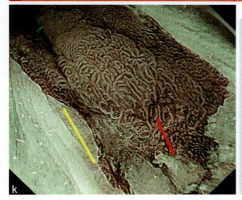

新鮮切除標本にて発赤した陥凹性病変を認め，扁平上皮と接する部分は色調変化と小孔を認めた（g）．切り出しは（h）のように行い，赤線の陥凹部を（i），黄色線の扁平上皮色調変化部分を（j）へ示す．陥凹部では不整な腺管，不整な核の配列の乱れを認め，tub1 と診断した（i）．色調変化を認めた扁平上皮部分では，扁平上皮下に tub1 を認めた（j）．最終診断は，Barrett 食道腺癌，tub1，T1aDMM，Ly0，V0，HM0，VM0，0-Ⅱc＋Ⅱb，5×5 mm であった．
（k）のように，陥凹部の pit・irregular を認めた部分は tub1（赤線，i と一致），扁平上皮の色調変化を認めた部分は tub1 の扁平上皮下進展（黄線，j と一致）であった．

Check Point

- NBI 中拡大にて mucosal pattern（pit，non pit）を観察し，irregular の場合は腫瘍と診断する．
- SSBE に発生する腺癌は扁平上皮下進展する場合が多いので，病変に接する扁平上皮も観察する．

まとめ

腫瘍・非腫瘍の診断には，JES-BE 分類を用いる．中拡大にて mucosal pattern（pit，non pit）を観察し，regular の場合は非腫瘍，irregular の場合は腫瘍と診断する． （高橋亜紀子，小山恒男）

4 Barrett食道腺癌（大型）

部位：下部食道　　　　　　　　　　　　　　　　　　　　　　　NBI

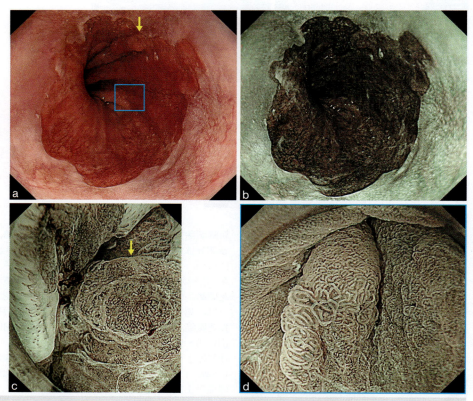

白色光にて，柵状血管下端で食道胃接合部（EGJ）を同定した．squamocolumnar junction（SCJ）とEGJの間がBarrett粘膜であり，SSBE（C0M2）と診断した．SSBE内1時方向に発赤した隆起を認め（黄矢印），隆起に連続して右壁粘膜は粗糙で軽度陥凹していた（a）．NBIにて同部位はbrownish areaを呈していた（b）．NBI拡大にて，隆起部（黄矢印）では日本食道学会Barrett食道・表在腺癌に対する拡大内視鏡分類（JES-BE分類）にてmucosal patternはinvisible，vascular patternはnet・irregularであり，tub1と診断した（c）．肛門側（aの青四角）では，non-pit・irregularでありtub1と診断した（d）．以上より，Barrett食道腺癌，0-IIc+IIa，tub1，T1aDMM，30 mmと診断した．

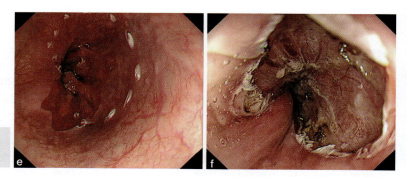

全周性にマーキングし（e），ESDにて一括切除した（f）．

治療 ESD

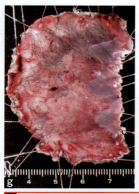

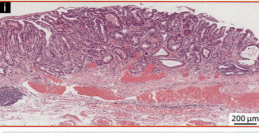

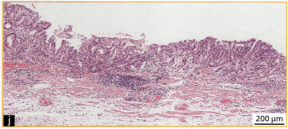

新鮮切除標本にて発赤した陥凹性病変を認め，内部に発赤隆起を認めた（g）．切り出しは（h）のように行い，赤線の隆起部を（i），黄線の陥凹部を（j）へ示す．隆起部では，不整な腺管，不整で腫大した核の配列の乱れを認め，tub1 と診断した（i）．陥凹部では，隆起部より腺管密度が低いが不整な腺管で，不整で腫大した核の配列の乱れを認め，tub1 と診断した（j）．最終診断は，Barrett 食道腺癌，tub1，T1bSM1，Ly0，V0，HM0，VM0，0-IIc+IIa，40×31 mm であった．

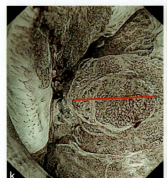

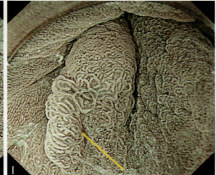

（k）のように，隆起部の net・irregular を認めた部分は tub1（赤線，i と一致），陥凹部の non-pit・irregular を認めた部分は tub1（黄線，j と一致）であった．

Check Point

- NBI 中拡大にて mucosal pattern（pit，non pit）を観察し，irregular の場合は腫瘍と診断する．
- mucosal pattern が invisible の場合は，拡大率を上げ vascular pattern（net，non net）を観察する．
- vascular pattern が irregular の場合は腫瘍と診断する．

まとめ

腫瘍・非腫瘍の診断には，JES-BE 分類を用いる．中拡大にて mucosal pattern（pit，non pit）を観察する．mucosal pattern が invisible の場合は，拡大率を上げ vascular pattern（net，non net）を観察する．mucosal pattern，vascular pattern ともに，regular の場合は非腫瘍，irregular の場合は腫瘍と診断する．

（高橋亜紀子，小山恒男）

5 Barrett食道腺癌（扁平型）

部位：下部食道　　　　　　　　　　　　　　　　　　　　　　　　　　　NBI

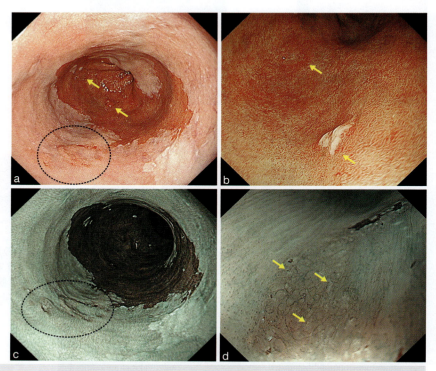

白色光観察では，LSBE（C3M6）より口側の扁平上皮に7時方向の不整形な淡い発赤調変化を認める（a 黒丸）．LSBE 内には白苔を伴う小びらんと発赤調の陥凹性病変を認めた（a, b 矢印）．NBI 非拡大像では不整形な淡い発赤調変化は茶褐色様に認める（c 黒丸）．同部位に対してNBI 拡大観察を行うと投げ縄状の血管や微小裂孔（d 矢印：酢酸NBI での small white sign に相当）の所見が認められ，扁平上皮下進展と考えられた（d）．

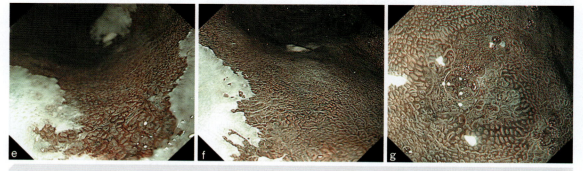

squamocolumnar junction（SCJ）付近において，白色光観察では明らかな異常と視認できないものの，IEE 拡大観察では粘膜パターン（mucosal pattern：MP）は形状・大きさの不均一な visible（e）と invisible（f）が混在していた．血管パターン（vascular pattern：VP）は口径不同を伴う拡張した不整なVP の存在がうかがわれた（e, f）．また，発赤調の陥凹性病変のIEE 拡大観察でMP は大小不同の pit（g：陥凹肛門側）/non-pit（g：陥凹口側）構造が混在しており，VP は口径不同を伴う拡張した不整血管が不規則に屈曲蛇行する像がみられ，一部 net work pattern を呈していた（f）．

治療 ESD

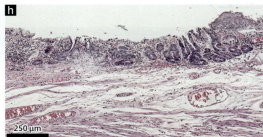
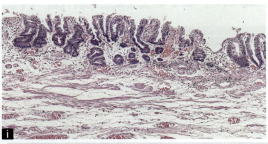
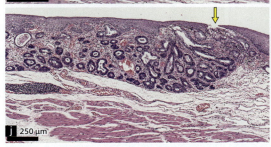

扁平上皮下進展を伴う 0-Ⅱb+Ⅱc 型の分化型腺癌と診断した．IEE 拡大所見に基づき，質的および範囲診断後に ESD を施行し一括切除した．病理組織学的には，核の腫大と極性の乱れを伴う腫瘍腺管が大小不同の腺腔を形成しつつ不規則に屈曲した構造異型を示しつつ，粘膜固有層までに限局して浸潤増殖する像を認めた（h, i）．differentiated adenocarcinoma, T1a-LPM, Ly0, V0, HM0, VM0 であった．扁平上皮下進展において内視鏡的に微小裂孔を認めた部位に一致して腫瘍腺管の開口部を認めた（j 矢印）．

Check Point

- LSBE に発生する表在癌は SSBE からの発生例と同様に 2 時方向を主体に局在する場合が多いが，6 時（後壁），9 時（左壁）にも発生することがある．また，多発例が多いことから注意深い観察が必要である．
- LSBE 観察では SSBE と同様に，まずは 2 時方向の発赤に注意し，IEE 拡大観察では日本食道学会 Barrett 食道・表在腺癌に対する拡大内視鏡分類（JES-BE 分類）に従い，不整な MP・VP に着目して病変を拾い上げる．
- 範囲診断においては JES-BE 分類を用いて IEE 拡大観察し MP・VP を評価して境界を判定する．また，最大長 3 cm 以上の LSBE の場合は周囲生検（陰性生検）を併用して範囲診断を行う．

まとめ

本邦において Barrett 食道の大多数は SSBE である．内視鏡的切除で根治可能な早期の段階で発見するには，7 割以上が粘膜癌とされる扁平型の段階で拾い上げる必要がある．白色光観察では，前壁から右壁方向（2 時方向）の発赤域に注目することが重要である[1]．LSBE では多発例が多いため，1 つの病変を発見した場合，他部位にも病変がないか慎重に観察する．また，扁平上皮下進展部は IEE 観察下では茶褐色調を示し，拡大すると投げ縄状の異常血管が認められることが多い．IEE 拡大診断における質的・範囲診断には本邦において，JES-BE 分類が有用とされる[2,3]．

（阿部圭一朗，郷田憲一）

文献
1) Goda K, et al：Current status of endoscopic diagnosis and treatment of superficial Barrett's adenocarcinoma in Asia-Pacific region. Dig Endosc 2013；25：146-150
2) Goda K, et al：Diagnostic utility of a novel magnifying endoscopic classification system for superficial Barrett's esophagus-related neoplasms：a nationwide multicenter study. Esophagus 2021；18：713-723
3) 郷田憲一，他：Barrett 食道腺癌に対する日本食道学会拡大内視鏡分類の有用性．胃と腸 2021；56：174-185

咽頭・食道【Barrett食道・食道腺癌】

6 Barrett食道腺癌（隆起型）

部位：下部食道　　　　　　　　　　　　　　　　　　　　　　　　NBI

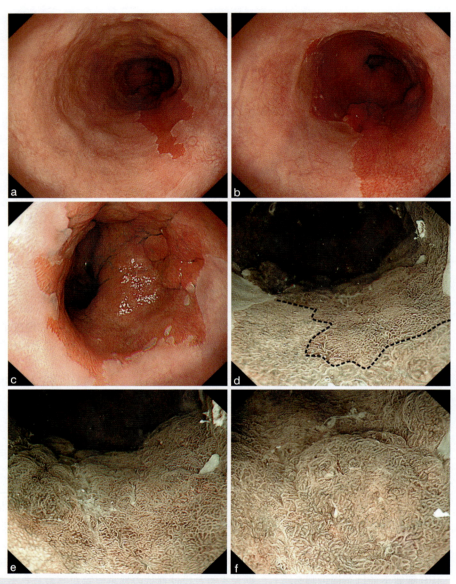

白色光観察で long segment Barrett esophagus（LSBE）(C4M6) 内の後壁と左壁には隆起性病変を認める（a～c）．白色光観察において舌状に口側に伸びた LSBE に病変は明らかでない（a, b）．しかし，IEE（NBI）拡大観察では，舌状の Barrett 粘膜部に明瞭な demarcation line（DL）を伴う（d 破線），形状・大きさの不均一な pit 状～絨毛状の不整な粘膜パターン（mucosal pattern：MP）を認めた．血管パターン（vascular pattern：VP）は不規則に，屈曲蛇行しており，いずれも不整（irregular）であり，0-Ⅱb 進展と考えられた（d, e）．隆起部の MP の不整所見は，より顕著で部分的に不明瞭化している．VP も 0-Ⅱb 進展部に比し，不整所見がより顕著で著明な拡張と口径不同を伴う不整パターンを認めた（f）．以上より，隆起部，緊満感なく伸展性も保たれていることから，推定深達度は粘膜内と考えられた．

治療　ESD

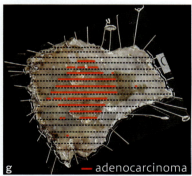

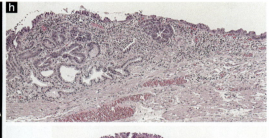

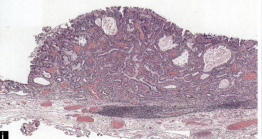

0-Ⅱa+Ⅱb型の高分化型粘膜内癌と術前診断しESDを施行した．病理組織学的所見では，ESD検体の広範に腺癌を認めた（g）．

0-Ⅱb進展部では粘膜固有層に限局して管状から絨毛状の異型腺管を認めた（h）．隆起部は腫瘍腺管が密に増殖し，著明に拡張した腫瘍腺管も認められ，深層の粘膜筋板（DMM）まで浸潤増殖する像を認めた（i）．Ly0，V0，HM0，VM0であった．

Check Point

- 白色光観察で表在癌の検出には①発赤調，②前・右壁側，③隆起型に着目する．また，内視鏡的に切除可能でリンパ節転移のない粘膜内癌を発見するには，①完全平坦型，②前・右壁側，③発赤域，④下部食道柵状血管の透過性低下が重要である[1]．
- LSBE内に発生したBarrett食道腺癌では0-Ⅱb進展している場合が多く，IEE拡大観察で日本食道学会Barrett食道・表在腺癌に対する拡大内視鏡分類（JES-BE分類）を用いてMPの消失・不整やVPの不整に着目する．本症例ではMP・VPともに不整でありⅡb進展の診断が可能であった．

まとめ

胃から食道に伸びる円柱上皮をBarrett粘膜と呼び（腸上皮化生の有無は問わない），Barrett粘膜が存在する食道をBarrett食道と定義している．欧米に比べて，本邦では最大長3cm以上のLSBEはまれで，最大長3cm以下のいわゆるshort segment Barrett esophagus（SSBE），あるいは，1cm未満のultra short segment Barrett esophagus（USSBE）が大多数を占める．最新の食道癌取り扱い規約[1]では，欧米と同様に全周性ではなく，最大長3cm以上のBarrett食道をLSBEと定義された．Barrett食道腺癌は長期の慢性炎症性変化による荒廃したBarrett食道に発生するため，白色光観察で拾い上げることが容易でない場合が多い．拾い上げのポイントとして表在癌3徴，粘膜内癌4徴に留意し[2]，JES-BE分類に基づいたIEE拡大観察で，質的・範囲診断を行うことが肝要である．深達度診断においては，Barrett食道腺癌では浸潤部において，脱分化をきたし，低分化成分を伴う場合が多いため，癌の深部浸潤に伴う血管形態や構造異型が病変表層に反映されないことも少なくない．白色光観察で病変の硬さや厚みを評価し粘膜下層（SM）深部浸潤の有無を評価する．EUSはBarrett食道では背景に炎症の影響により層の描出が難しいケースもあり，ガイドライン上推奨されていない[3]．

（阿部圭一朗，郷田憲一）

文献
1) 日本食道学会（編）：臨床・病理 食道癌取り扱い規約（第12版），金原出版，2022
2) 郷田憲一：Barrett腺癌の通常および拡大内視鏡診断．Gastroenterol Endosc 2018；60：158-173
3) 石原 立，他：食道癌に対するESD/EMRガイドライン．Gastroenterol Endosc 2020；62：259

胃・十二指腸

胃・十二指腸領域の観察のコツ

I 胃の観察のコツ

1. 前処置

　胃内の食物残渣や粘液をなくすため，検査前日の夕食以降の絶食を指示する（水分摂取は可）．粘膜・病変が粘液に覆われていると表面性状の評価が正確にできないため，内視鏡観察前にプロナーゼなどの粘液溶解剤とジメチコン（ガスコン®）などの消泡剤を用いて粘液の除去を十分に行うことが重要である．検査前に前処置薬として投与（100mL以上の用量が良い）し，必要があればシリンジを用いて鉗子口から消泡剤を出血させないよう加減しながら注入し追加洗浄する．

2. 機器・機材とセッティング

　内視鏡とプロセッサーは新しい機種の方が画質が良い．ただ，どのような機材であってもその機器における最高の画像を撮影するような配慮が必要である．高画質であることは機器に依存するが，高品質（high quality）な画像は病変の性質をよく理解して撮影された情報量の多い画像で内視鏡医の技量に依存する．

　市販のレンズクリーナー（SL cleaner［杉浦研究所］，Cleash®［富士フイルム］）を用いるとレンズの曇りや水滴の付着を予防できる．

　画像強調（IEE）観察は拡大観察と併用されることが多く，拡大観察には先端フードが必須である．各社から販売されている拡大観察用の先端フードを用いる（表1）．先端フードの突出長が適切な長さかどうかは検査前にスケールを用いて確認すると良い（図1）．

　プロセッサーの色彩や構造強調の設定を適正に調整する（表2）．

3. 系統的で至適な胃の観察

　胃は食道などの管状の臓器と異なって，鉤状に曲がった特異な形態をしているので見逃しなく観察するには系統だった観察法を習得する必要がある．八尾らは胃上部・中部・下部（前庭部）において，見下ろし（antegrade view）で4方向（前後壁と大小彎）と見上げ（retroflex view）で3または4方向の観察を最小限とする systematic screening protocol for the stomach：SSS（図2）を提唱している[1]．観察部位の順序については各施設や各内視鏡医で異なるが，定まった部位をもれなく多角的（見下ろし・見上げ）に観察する概念を理解してほしい．

　胃体部大彎ではひだの間の病変を見逃さないように十分な送気が必要である．一方で小彎側，特に萎縮粘膜内の表面型病変は過送気で伸展しすぎると不明瞭となるため，少し脱気して斜め方向から観察すると良い．正確な内視鏡診断には至適な空気量と多角的な観察が有用である．

表1 代表的な拡大観察用の内視鏡先端フード

名称	型番	会社名
先端フード	MAJ-1988〜1992	オリンパス
ブラックトーチ	4996404166823	トップ

表2 代表的な画像強調観察法の推奨セッティング

会社名	観察法	色彩強調	構造強調
オリンパス	白色光	1	Bモード5
	NBI	1または2	Bモード8
	TXI		
富士フイルム	白色光	なし	微細部4,構造部4
	BLI	1	Bモード5
	LCI	1	Bモード4
HOYA・メディカル	白色光	デフォルト	
	iScan OE（モード1）	デフォルト	+5/a5

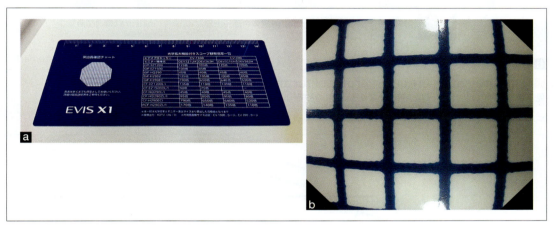

図1 オリンパスの調整スケール
拡大観察時の先端フード突出長調整用のスケール（a）．最大拡大で焦点が合うようにして最大横幅が 4.5 mm になるように調整している（b）．

拡大観察では病変への近接が必要であるが，送気したままでスコープを押すと病変をこすって出血させてしまう．先端フードで病変手前の周囲粘膜に固定し，脱気することで病変・粘膜を近接させて拡大観察すると良い（図3）．

4．背景胃粘膜の評価

検査時に対象患者の癌の危険度を評価することは重要である．*H. pylori* 感染，胃癌の家族歴，年齢，喫煙などが胃癌の危険因子であることが知られているが，胃粘膜の萎縮（図4），腸上皮化生（図5），鳥肌（図6），皺襞腫大，胃黄色腫（図5）などの内視鏡所見も胃癌の危険度と関連していることが知られている[2]．内視鏡検査時にこれらの所見を認めた場合は，①より丁寧に観察する，②見つけた病変について癌の疑いの度合いを高めて積極的に精査や生検する，③定期的な内視鏡検査を勧める，などするとよい．

一方で集合細静脈の規則的な配列（regular arrangement of collecting venules：RAC，図7）

胃・十二指腸領域の観察のコツ　101

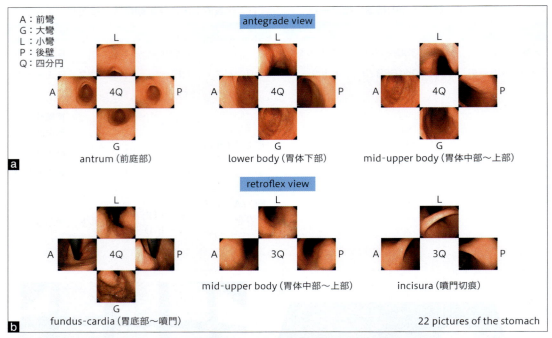

図2 systematic screening protocol for the stomach：SSS
見下ろし観察（a）と見上げ観察（b）での最低限の観察部位を推奨している[1]．

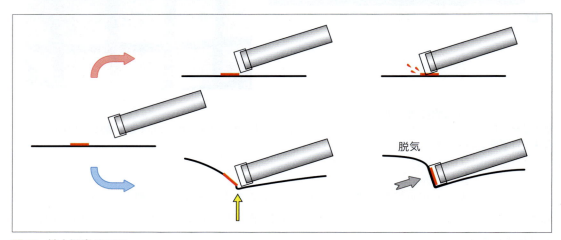

図3 拡大観察のコツ
スコープを押しての近接観察（上）と先端フードを用いて脱気させた近接観察（下）．

や胃底腺ポリープは *H. pylori* 未感染に関連する所見である[2]．背景粘膜にそのような所見がある患者では，接合部癌，胃体部の胃型腺癌（胃底腺型胃癌，ラズベリー型腺窩上皮型癌を含む），腺境界部（胃角肛門側）の未分化型腺癌などを疑う所見に注意する．

5．胃癌の発見と鑑別診断

癌を発見し鑑別診断するには，まず癌の特徴的な所見を理解する必要がある．癌の生物学的特徴は，①自律的（不整）な増殖と，②連続性の増殖である．癌は上皮と血管を含む間質とからなるが，

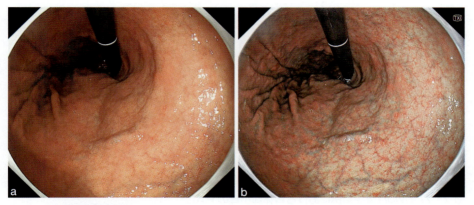

図4 胃体部粘膜の萎縮
胃体部小彎の萎縮粘膜の白色光画像（a）．TXIモード1で褪色粘膜と血管透見の亢進の所見が強調される（b）．

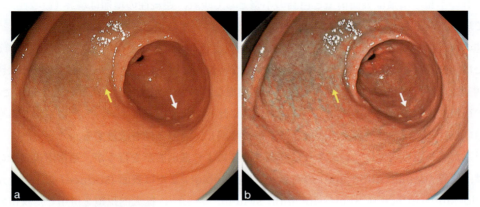

図5 腸上皮化生と黄色腫
前庭部の萎縮・腸上皮化生粘膜（黄矢印）と黄色腫（白矢印）．白色光観察（a）に比べてTXIモード1でそれぞれの色調変化が強調される（b）．

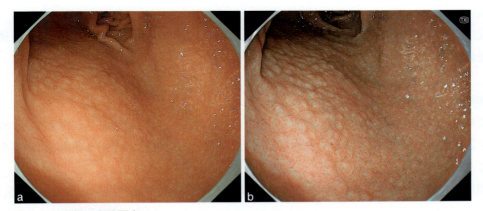

図6 前庭部の鳥肌胃炎
白色光観察（a）に比べてTXIモード1で色調と隆起が強調される（b）．

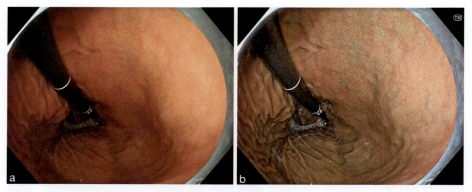

図7 *H. pylori* 未感染例における胃体部小彎のRAC
白色光観察（a）に比べてTXIモード1でRACが点状の発赤として明瞭になる（b）．

それぞれの不整な増殖は表面構造と色調の不整として現れ，連続性の増殖は境界（領域性）の形成として現れる．不整とは不規則な凹凸，非対称性，不均一性のことである（図8）．

上述の原則に従って，通常内視鏡で癌を疑う所見は色調（発赤または褪色）または表面構造（隆起または陥凹）の領域性のある不整で，そのような所見を拾い上げる．また，周囲粘膜と同色で平坦な病変では，背景粘膜の血管像の消失や自然出血などの所見が癌を疑う所見として有用である．発赤・褪色や隆起・陥凹が多発している場合は他に比べてより不整なもの，大きさが異なるものなどを拾い上げる．IEEは色調や表面構造の不整を強調し，癌の発見を改善する．

発見した癌を疑う病変についてさらに詳細な観察により鑑別診断を行うが，通常内視鏡での癌の診断は，境界（demarcation line）の有無と，色調（color）または表面（surface）の不整を元に行う（color and surface [CS] classification system，図9）[3]．拡大内視鏡を併用した狭帯域光観察（拡大狭帯域光観察）を用いると，上述の色調と表面に対して，微小血管（microvessel pattern）と微細表面構造（microsurface pattern）を詳細に観察可能で，それらの不整と境界の有無から癌の鑑別診断をより正確に行うことができる（vessel and surface [VS] classification system）．

内視鏡所見で最も癌を疑う部位から生検を行う．生検の前後の画像を記録すると，生検組織所見と内視鏡所見をあとで見返して対応することができる．

6．胃癌のステージング

早期胃癌の内視鏡治療の適応を決定するためには，①組織型，②大きさ，③壁深達度，④潰瘍の有無を診断する必要がある．発見と同様に至適な空気量（時に動的に変化）と多角的な観察を意識することが重要である．

早期胃癌の組織型は通常観察で隆起型であればほぼ分化型（特異度99％，陽性尤度比15.7）である[4]．平坦型・陥凹型の病変については色調（発赤：分化型，褪色：未分化型）により組織型を正診率80％で診断できる[5]．拡大狭帯域光観察を用いると，微細表面構造の消失（absent microsurface pattern）と非ネットワーク状の不整微小血管の所見により未分化型を正診率82％で診断できる．組織混在型癌の診断は現状で限界があり，内視鏡治療の適応決定のための組織型診

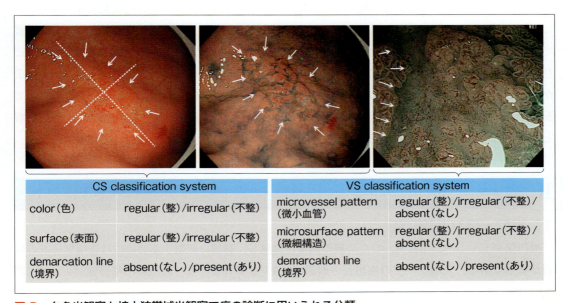

図8 非癌と癌の鑑別のまとめ

図9 白色光観察と拡大狭帯域光観察で癌の診断に用いられる分類
白色光観察での色調と表面の不整は病変部分を4分割して（左点線），それぞれの領域の不同一性を評価すると分かりやすい．

断は内視鏡および生検組織にもとづいて総合的に判断する必要がある．

　早期胃癌の大きさを診断するには癌の境界を正確に評価する必要がある．早期胃癌の境界診断には従来色素内視鏡観察が行われてきたが，拡大狭帯域光観察の境界診断能は色素内視鏡と同様に良好（正診率：88.0% vs. 85.7%）で，特に凹凸変化の少ない平坦型病変で色素内視鏡より良好な傾向がある（正診率：77.8% vs. 42.9%）[6]．未分化型腺癌は表層が非腫瘍上皮に覆われていることがあり，色素内視鏡やNBI/BLI拡大観察では癌の境界診断が困難な場合がある．内視鏡治療の適応決定には白色光観察でやや遠景から褪色域を診断し，その周囲粘膜から生検で癌がないことを確認する必要がある．

胃・十二指腸領域の観察のコツ　105

壁深達度の診断は癌の粘膜下層浸潤に伴う線維化の所見を読むことが重要である．白色光または色素内視鏡観察による表面不整と粘膜下腫瘍様の辺縁隆起が粘膜下層浸潤癌の診断に有用とされている[7]．特に胃壁を大彎のひだが不明瞭になる程度に十分伸展させた時にみられる non-extension sign（粘膜下浸潤による線維化が周囲の非腫瘍粘膜を粘膜下腫瘍様に台状に挙上させる所見）は壁深達度の診断に有用である（正診率：96.9%）[8]．通常内視鏡により診断が困難な場合には，超音波内視鏡（EUS）が補助的診断として有用な場合がある．

潰瘍の有無は白色光観察や色素内視鏡で，開放性潰瘍（白苔），潰瘍瘢痕，粘膜ひだ集中の有無を判定する．ただし内視鏡所見による組織学的潰瘍（UL）の正診率は 57.6% に過ぎず[9]，内視鏡的に潰瘍所見ありと診断された病変の 38.7% は切除組織で潰瘍所見がなく，内視鏡は潰瘍所見を過大評価する傾向にあるため（特に L 領域），内視鏡治療の適応決定には注意が必要である[10]．

7．内視鏡画像の記録

診断のために観察した所見は客観的な内視鏡画像として記録に残す．よい内視鏡画像とは美しいに越したことはないが，診断の根拠となる所見が含まれた情報量の多い画像を記録することが重要である．局在を示す解剖学的な目印（胃角や噴門，幽門輪など）とともに撮影された遠景画像から，性質を表す中距離・近接画像などを組み合わせて，背景胃粘膜と病変の性質を記録する．病変の広がりがわかるよう，病変の境界が全周に写り込んだ画像を記録する．病変が大きく 1 枚の画像で記録が困難な場合は，それぞれが少し重なり合った分割画像で記録する．白色光観察と IEE 観察と同じ画角で撮影された画像を記録すると，各観察法における所見の違いを対比できる．

II　十二指腸の観察のコツ

1．機器・機材と観察法

幽門輪や上・下十二指腸角，ひだの裏の病変を発見し，詳細に観察するためには先端フードの装着が有用である．先端フードの突出長の調節（図1）とプロセッサーの色彩・構造強調の設定（表2）は胃に準ずる．

十二指腸は C 字型に彎曲し，ひだや急峻な屈曲部があるため挿入時と抜去時のいずれも盲点がないように観察することを心がける．抜去時は管腔の中心を内視鏡画像の中心から時計回りまたは反時計回りにずらしながら全周を観察する．

2．十二指腸腫瘍の発見と鑑別診断

胃癌の診断と同様に通常内視鏡で十二指腸腫瘍を疑う所見は色調（発赤または褪色）または表面構造（隆起または陥凹）の限局性変化で，その不整は癌を疑う所見である．白色光観察で発赤[11]，大きさ（1 cm），乳頭より口側の病変[12]は高異型度腺腫・粘膜癌の可能性が高い．乳頭口側に高異型度の病変が多い理由は胃型の粘液形質のものが多いためである[13]．

拡大狭帯域光観察で，表面構造の腺開口部パターンまたは無構造＋不整血管パターンは十二指腸の腫瘍・非腫瘍の鑑別に有用である（感度96%，特異度95%）[14]．ただし乳頭より口側には表面構造が非腺開口部パターン（乳頭・絨毛様）の胃型腫瘍や，腺開口部パターンの非腫瘍性病変（胃

106　胃・十二指腸

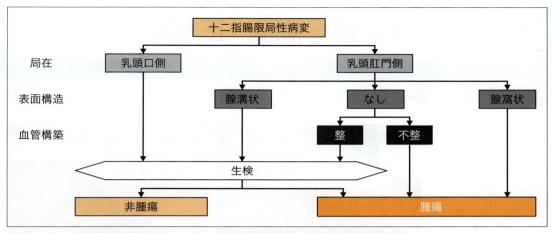

図10 十二指腸限局性病変に対する，拡大狭帯域光観察による腫瘍・非腫瘍鑑別のアルゴリズム

上皮化生など）があり，鑑別のために生検が推奨される（図10）．

（上堂文也）

文献

1) Yao K：The endoscopic diagnosis of early gastric cancer. Ann Gastroenterol 2013；26：11-22
2) Yao K, et al：Guidelines for endoscopic diagnosis of early gastric cancer. Dig Endosc 2020；32：663-698
3) Tsuji S, et al：Endoscopic diagnosis of early duodenal epithelial neoplasia and therapeutic strategy. In：Testoni PA, et al（eds）：Gastrointestinal and Pancreatico-Biliary Diseases：Advanced Diagnostic and Therapeutic Endoscopy. Springer, 267-277, 2022
4) Kanesaka T, et al：Clinical predictors of histologic type of gastric cancer. Gastrointest Endosc 2018；87：1014-1022
5) Kanesaka T, et al：Diagnosis of histological type of early gastric cancer by magnifying narrow-band imaging：A multicenter prospective study. DEN Open 2021；2：e61
6) Nagahama T, et al：Delineation of the extent of early gastric cancer by magnifying narrow-band imaging and chromoendoscopy：a multicenter randomized controlled trial. Endoscopy 2018；50：566-576
7) Tsujii Y, et al：Integrated diagnostic strategy for the invasion depth of early gastric cancer by conventional endoscopy and EUS. Gastrointest Endosc 2015；82：452-459
8) Nagahama T, et al：Diagnostic performance of conventional endoscopy in the identification of submucosal invasion by early gastric cancer：the "non-extension sign" as a simple diagnostic marker. Gastric Cancer 2017；20：304-313
9) 藤崎順子，他：内視鏡的UL（+）早期胃癌と病理学的UL（+）早期胃癌の臨床病理学的差異．胃と腸 2013；48：73-81
10) Yabuuchi Y, et al：Discrepancy between endoscopic and pathological ulcerative findings in clinical intramucosal early gastric cancer. Gastric Cancer 2021；24：691-700
11) Goda K, et al：Endoscopic diagnosis of superficial non-ampullary duodenal epithelial tumors in Japan：Multicenter case series. Dig Endosc 2014；26：23-29
12) Matsueda K, et al：Pre-ampullary location and size ≥10 mm are independent predictors for high-grade superficial non-ampullary duodenal epithelial tumors. J Gastroenterol Hepatol 2021；36：1605-1613
13) Yabuuchi Y, et al：Treatment of non-ampullary duodenal epithelial tumors：Does phenotype matter？Endosc Int Open 2021；9：E1303-E1305
14) Yamasaki Y, et al：Differentiation between duodenal neoplasms and non-neoplasms using magnifying narrow-band imaging—Do we still need biopsies for duodenal lesions？Dig Endosc 2020；32：84-95

胃・十二指腸

1 H. pylori 未感染胃粘膜，正常胃

NBI

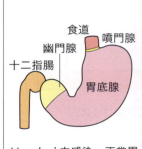

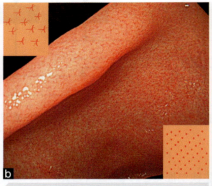

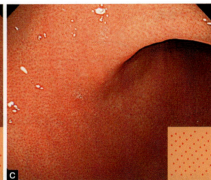

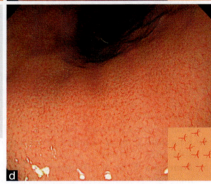

正常胃の粘膜は幽門輪近傍の幽門腺粘膜，前庭部近位側から食道胃接合部直下までの胃底腺粘膜，食道胃接合部直下1mm程度の幅の噴門腺粘膜の3つに分けられる（a）．

胃体部の内視鏡像は集合細静脈の規則的配列像（regular arrangement of collecting venules：RAC）が特徴的である．collecting venules（集合細静脈）が規則的に配列する像であり，collecting venules は遠景では点にみえ，近接ではヒトデ状にみえる（b～d）．

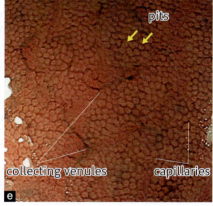

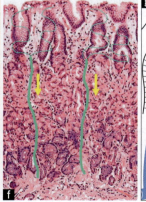

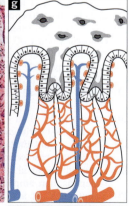

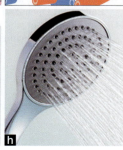

RAC は拡大内視鏡観察では円形開口部（pits）の周りを取り囲む毛細血管（capillaries）が collecting venules に合流する像が観察される（e）．組織学的には腺窩上皮（円形開口部を形成する上皮）の周りを取り囲む毛細血管が腺頸部で collecting venules（緑で示した）に移行する（f 黄矢印は血流方向）．表層は腺窩上皮が円形の開口部を形成しており（g），これはシャワーヘッドのイメージである（h）．

108　胃・十二指腸

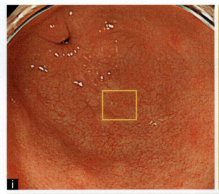
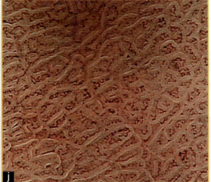

一方，幽門腺粘膜ではcollecting venulesは観察されず，コイル状の血管が透見できる（i）．拡大像では畝状の構造である（j）．

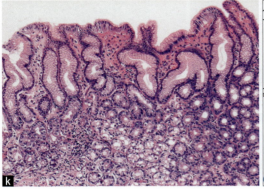
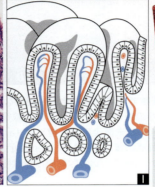
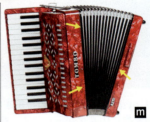

組織像では固有腺は幽門腺であるが腺窩上皮は胃底腺粘膜と同様である（k）．胃底腺粘膜と拡大像が異なるのは立体構造が異なるためである．幽門腺粘膜は蠕動する粘膜であり，粘膜が伸び縮みできるようにアコーディオンのような構造になっている（l，m）．そのため，組織像では腺窩上皮は同様にみえるが拡大内視鏡像は異なっている．

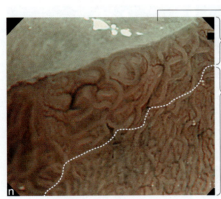

- 扁平上皮
- 噴門腺粘膜
- 胃底腺粘膜

噴門腺粘膜はNBI拡大観察ではwhite zone模様が数個分の長さで観察される（n）．

Check Point
- *H. pylori* 未感染か否かはRACの診断が有用である．典型像をマスターすることが重要．
- 胃底腺粘膜と幽門腺粘膜の拡大像は立体構造から理解することが重要．

まとめ

RACが *H. pylori* 未感染胃の特徴である．幽門輪近傍の幽門腺粘膜と1 mm程度の噴門腺粘膜以外は胃底腺粘膜である．RACの拡大像は胃底腺粘膜の組織像と血管走行をそのまま表している．また胃底腺粘膜の円形開口部は外分泌腺としての特徴を表しており，幽門腺粘膜の拡大像は蠕動する粘膜の特徴である畝状の構造を示している．

（八木一芳）

文献
・八木一芳，他：胃の組織解剖と内視鏡像．消化器内視鏡 2022；34（増刊）：14-26
（図a〜d，f〜nはすべて転載許諾を得て引用）

胃・十二指腸

2　*H. pylori* 胃炎（AB 分類）

NBI

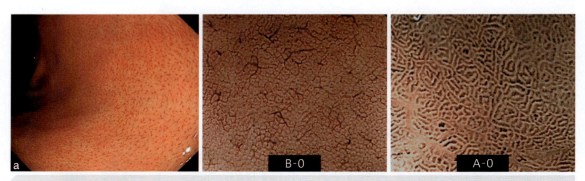

H. pylori 胃炎の通常内視鏡観察では胃粘膜の発赤・萎縮などの変化がみられるが，拡大観察では血管構造・粘膜構造の変化がみられる．その特徴を八木らは，幽門腺領域（A），胃体部領域（B）に分けて胃炎の AB 分類として提唱している[1,2]．*H. pylori* 未感染の胃底腺粘膜（a）の IEE 像では[3]，円形の腺開口部とそれを取り巻く毛細血管網，さらに集合細静脈の規則的な配列（regular arrangement of collecting venules：RAC）がみられる（B-0）．一方，*H. pylori* 未感染の幽門腺粘膜は管状模様（腺開口部は溝状）で RAC はみられない（A-0）．

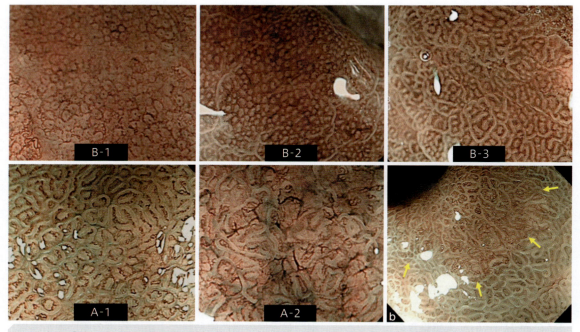

H. pylori 感染による炎症細胞浸潤がみられると，胃底腺粘膜は前述の B-0 粘膜から変化し，毛細血管網が不規則となり，RAC も認められなくなる（B-1）．炎症が持続すると，腺開口部が縦長となり，胃小溝の増加がみられ（B-2），さらに胃小溝が連続し腺開口部を取り囲むようになる（B-3）．また萎縮・腸上皮化生がみられる部位では，腺開口部と胃小溝が連続し幽門腺様の管状模様（A-1），さらに小顆粒状模様を呈する（A-2）．IEE でみられる粘膜変化は組織学的変化と関連が報告されており[3-5]，B-1〜B-3 では炎症を中心とし，A-1，A-2 では萎縮・腸上皮化生がみられることが多い．（b）は A-1 粘膜を背景とした体部の分化型腺癌（矢印）の IEE 像であり，背景粘膜の特徴を理解することが胃癌診断に役立つと考えられる．

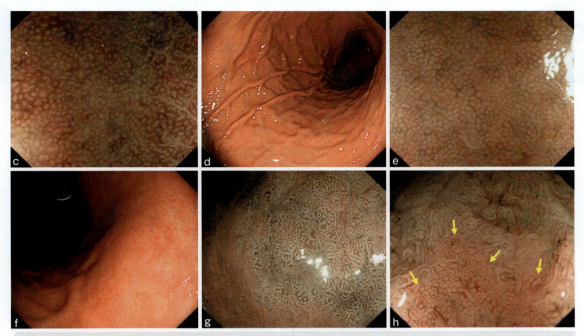

H. pylori 除菌後には組織学的炎症の改善に伴い IEE 像も変化する. (c) は胃底腺領域の炎症を伴った B-2 粘膜であるが,除菌後 (d) には規則的な B-0 粘膜への改善がみられた例である (e). 一方,除菌後も萎縮域 (f) では幽門腺様 (A-1, A-2) がみられることがある (g). (h) は除菌後の A-1, A-2 粘膜にみられた高分化型癌 (矢印) であるが,背景粘膜・病変の両者の IEE 像を理解することで正確な範囲診断が可能であった.

> **Check Point**
> - H. pylori 感染粘膜の IEE 像は,H. pylori 未感染の胃底腺・幽門腺粘膜を基本として,その変化の特徴を覚える必要がある.
> - AB 分類に沿った H. pylori 胃炎の IEE 像は,組織学的炎症・萎縮・腸上皮化生と関連がみられ,背景粘膜に応じた好発疾患の診断に役立つ.
> - H. pylori 除菌後には,IEE 像が改善する部位と,幽門腺様の残存がみられる部位がある.

まとめ

H. pylori 感染に伴い胃粘膜の形態は変化し,IEE では腺開口部 (円形・縦長・連続 (溝状)) と血管 (RAC・毛細血管網) に変化がみられる. また慢性胃炎の持続により萎縮・腸上皮化生をきたした部位では,胃底腺粘膜から幽門腺粘膜様の変化がみられる. AB 分類を用いた胃炎の IEE 像を理解することが,IEE を用いた病変の発見・範囲診断などのスキルアップに役立つと考える.

〈川村昌司〉

文献

1) 八木一芳,他:*Helicobacter pylori* 感染胃粘膜の拡大内視鏡観察 —正常粘膜の観察所見も含めて— A-B 分類. 胃と腸 2007;42:697-704
2) Yagi K, et al:Characteristic endoscopic and magnified endoscopic findings in the normal stomach without *Helicobacter pylori* infection. J Gastroenterol Hepatol 2002;17:39-45
3) Kawamura M, et al:Topographic differences in gastric micromucosal patterns observed by magnifying endoscopy with narrow band imaging. J Gastroenterol Hepatol 2011;26:477-483
4) Kanzaki H, et al:Comprehensive investigation of areae gastricae pattern in gastric corpus using magnifying narrow band imaging endoscopy in patients with chronic atrophic fundic gastritis. Helicobacter 2012;17:224-231
5) Saka A, et al:OLGA-and OLGIM-based staging of gastritis using narrow-band imaging magnifying endoscopy. Dig Endoscopy 2015;27:734-741

3 H. pylori 胃炎（現感染）
——びまん性発赤と腸上皮化生

・LCI ・BLI

症例1　部位：胃体中部から下部，H. pylori 現感染

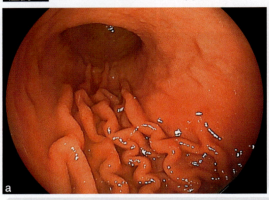
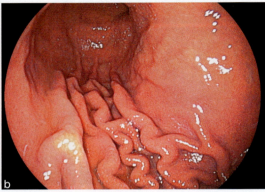

(a) 白色光．明らかな粘膜萎縮はなく，びまん性発赤と皺襞腫大，蛇行がみられる．
(b) LCI．全体に均一で濃淡のない韓紅色の色調を呈する．

症例2　部位：胃体中部から上部，H. pylori 未感染

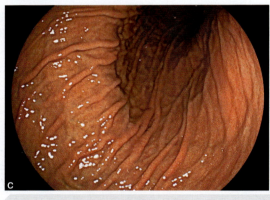
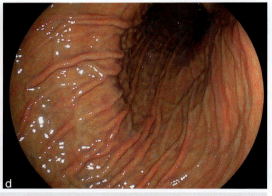

(c) 白色光．大彎ひだは直線的で腫大はなく，粘膜色も艶のある均一な橙色を呈する．
(d) LCI．大彎ひだ上にはわずかに赤みがあるものの，ひだの間の粘膜には発赤はなく黄色で RAC（regular arrangement of collecting venules）も観察される．

Check Point

- H. pylori 現感染粘膜ではびまん性発赤がみられ，LCI では韓紅色（crimson red）に観察される．
- びまん性発赤とは萎縮のない胃底腺領域に観察される連続的な拡がりを持った均等な発赤のことである．
- 腸上皮化生を有する胃粘膜は胃癌リスクが高く，LCI ではラベンダー色に観察される．

症例3 部位：胃体上部小彎，*H. pylori* 除菌後の腸上皮化生

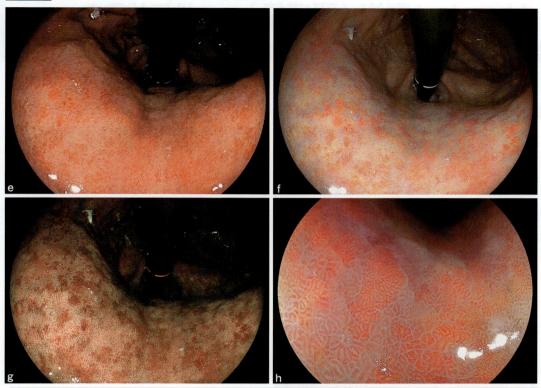

(e) 白色光．軽度発赤，灰白色，褐色の部位が境界不明瞭でモザイク状に混在している．
(f) LCI．白色光で灰白色部は LCI ではラベンダー色，褐色部は黄色調に観察され，粘膜色調の違いが明瞭となる．
(g) BLI．灰白色（白色光）またはラベンダー色（LCI）の部位は BLI ではやや青緑色に観察され，腸上皮化生である．
(h) LCI 中拡大．腸上皮化生であるラベンダー色の部位では血管は透見されず，一部で light blue crest (LBC) に相当する縁取りが観察される．周囲には弧状や楕円状を呈する腺窩辺縁上皮と腺開口部が不明瞭な萎縮粘膜がみられる．

まとめ

H. pylori 現感染の内視鏡所見として最も重要な所見はびまん性発赤で，除菌に成功すると速やかに消退する．白色光で軽度のびまん性発赤を診断することは時に困難であるが，胃体部非萎縮粘膜での RAC の消失は参考になる．LCI はびまん性発赤の診断に有用で，特徴的な韓紅色（あるいは crimson red）で描出される．また，白色光で検出できる腸上皮化生には限界があるが，LCI では腸上皮化生はラベンダー色に描出され，その存在と拡がり診断に有用である．

（小野尚子）

胃・十二指腸

4　H. pylori 胃炎（既感染）──地図状発赤

LCI・BLI

症例1　部位：胃体中部大彎後壁，H. pylori 胃炎（既感染）──地図状発赤

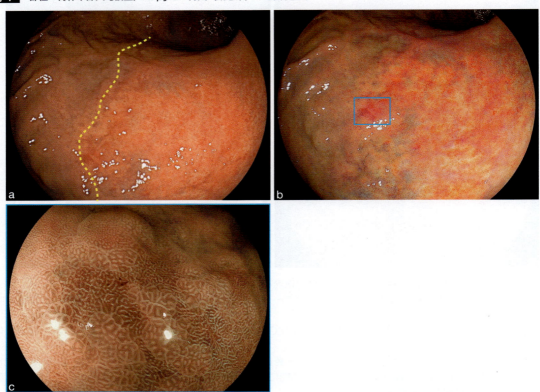

(a) H. pylori 除菌後の萎縮腺境界（黄点線）をとらえた白色光画像である．H. pylori 現感染と異なり，胃底腺領域に比べて萎縮粘膜の領域に発赤がみられ地図状発赤と診断される．H. pylori 現感染でみられる胃底腺領域のびまん性発赤はみられず，逆に萎縮粘膜が発赤することから色調逆転現象ともいわれる．(b) LCI では発赤が強調され，胃底腺領域との境界がより明瞭となる．(c) 地図状発赤の BLI 拡大画像であるが，周囲に比べて濃い茶色となるが，微細表面構造や微小血管構築像に不整はみられない．

Check Point

- H. pylori 除菌後の萎縮性胃炎の評価において白色光ではわずかな色の違いで萎縮・腸上皮化生領域と胃底腺領域を判断しないといけないが，LCI では色の違いが明瞭である．
- H. pylori 除菌後の萎縮性胃炎では萎縮粘膜が地図状に赤く観察されること（地図状発赤）があり，LCI では色が強調され明瞭な赤色となる．限局性の場合は早期胃癌（0-Ⅱc）との鑑別が必要となる．

症例2 部位：胃体上部小彎，*H. pylori* 胃炎（既感染）——限局性地図状発赤

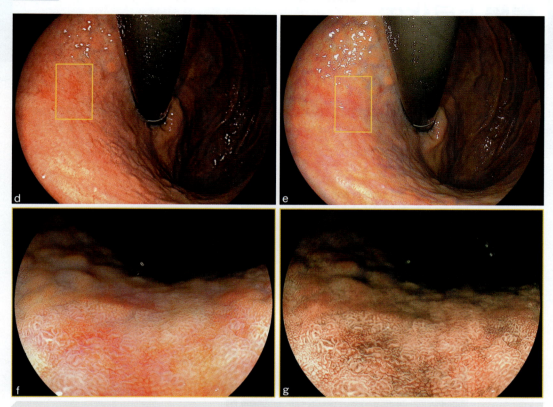

（d）*H. pylori* 除菌後の胃体部小彎の白色光画像である．萎縮粘膜の中で部分的に発赤が目立ち限局性の地図状発赤と考えられる．（e）LCI では地図状発赤の赤みが強調され，腸上皮化生を示唆するラベンダー色の粘膜も散在性にみられる．（f）LCI 拡大観察では同領域は周囲の胃底腺領域に比べるとわずかに陥凹しており，中央の発赤部の周囲は腸上皮化生を示唆するラベンダー色の粘膜に囲まれている．（g）BLI 拡大観察では微細表面構造や微小血管構築像の不整は乏しく非腫瘍性変化と判断される．なお，典型的な早期胃癌は LCI にて赤色とともに黄色が強くみられ，オレンジ色を呈することが多い．

まとめ

H. pylori 除菌後胃の観察において LCI を用いると色が強調され，萎縮・腸上皮化生粘膜と胃底腺粘膜との違いが明瞭となる．また，萎縮・腸上皮化生粘膜において部分的に発赤が強調されたり，ラベンダー色となることを理解しておくべきである．一般的に分化型胃癌は萎縮・腸上皮化生粘膜に発生しやすく，その領域の認識は重要である．背景にある胃粘膜の色の特徴を理解して観察を行うことで病変の早期発見につながるものと考える．

（神崎洋光）

胃・十二指腸

5 胃腸上皮化生

　NBI

NBIを用いた胃の腸上皮化生の内視鏡診断は，①畝状・絨毛状の表面微細構造と，②腸上皮化生特有の所見である light blue crest（LBC）と white opaque substance（WOS：白色不透明物質）を指標とすることで可能となる．

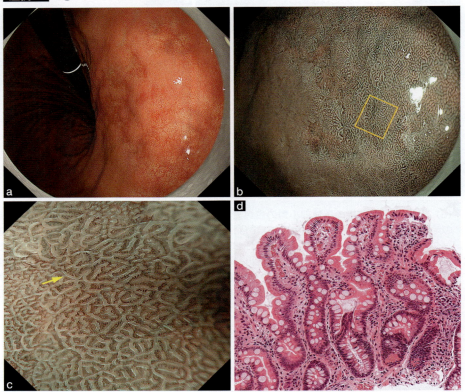

症例1　light blue crest（LBC）[1]　部位：体下部小彎

白色光観察で体下部小彎に萎縮を伴った発赤粘膜を認める（a）．NBI非拡大観察で，青白色調を呈した畝状の粘膜模様を認める（b）．黄枠部に NBI併用拡大観察を行うと，腺窩辺縁上皮を縁取る青白い線，すなわち LBC（黄矢印）を認める（c）．同部位の生検の病理組織学的所見（HE染色）は，腺腔面に明瞭な刷子縁を有する吸収上皮細胞のほか，杯細胞や Paneth細胞を認める「完全型腸上皮化生」の組織像を呈している（d）．

Check Point

● 実臨床においては，NBI非拡大観察で青白い斑状の領域や畝状・絨毛状の粘膜を同定し，拡大観察で LBC，WOSの存在を確認し，腸上皮化生を診断することが多い．

症例2 white opaque substance（WOS）[2] 部位：幽門前庭部

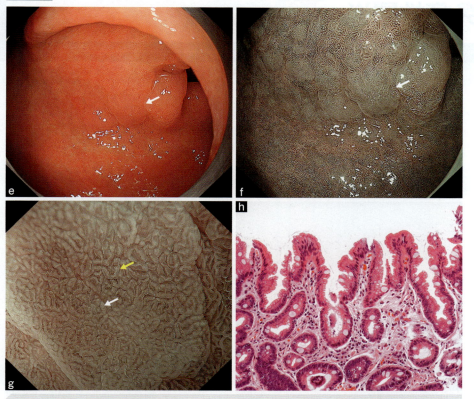

白色光観察で幽門前庭部に軽度褪色粘膜が散見されるが，不明瞭である（e 白矢印）．NBI 非拡大観察すると，背景粘膜との色のコントラストが明瞭となり，散在する青白色粘膜が観察可能となる（f 白矢印）．青白色粘膜を NBI 併用拡大観察すると，窩間部に WOS の存在を認め，一部に LBC も併存している（g 黄矢印）．同部位の生検の病理組織学的所見（HE 染色）は，吸収上皮細胞と杯細胞の間にしばしば既存の胃腺窩上皮が介在しており，「不完全型腸上皮化生」の組織像を呈している（h）．

まとめ

胃の腸上皮化生の局在は，白色光観察より NBI 観察の方が視認しやすい．内視鏡的に腸上皮化生の広がりを評価することは，癌のリスクを評価するために有用とされる[3]．また胃の腸上皮化生のサブタイプのうち，発癌のリスクが高いとされる不完全型腸上皮化生と WOS とに密接な関連がある．

（金光高雄，八尾建史，二村　聡）

文献

1) Uedo N, et al：A new method of diagnosing gastric intestinal metaplasia：narrow-band imaging with magnifying endoscopy. Endoscopy 2006；38：819-824
2) Yao K, et al：White opaque substance within superficial elevated gastric neoplasia as visualized by magnification endoscopy with narrow-band imaging：a new optical sign for differentiating between adenoma and carcinoma. Gastrointest Endosc 2008；68：574-580
3) Marcos P, et al：Endoscopic grading of gastric intestinal metaplasia on risk assessment for early gastric neoplasia：can we replace histology assessment also in the West？ Gut 2020；69：1762-1768
4) Kanemitsu T, et al：Magnifying endoscopy with narrow-band imaging for diagnosis of subtype of gastric intestinal metaplasia. J Gastroenterol Hepatol 2023；38：94-102

胃・十二指腸

6 自己免疫性胃炎

NBI

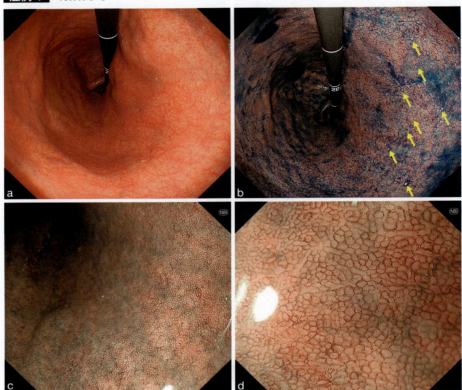

症例1 胃体部小彎

胃体部小彎は高度萎縮粘膜（a）で，インジゴカルミン散布では萎縮粘膜の中に白色小隆起が散在している（b 矢印）．NBI 弱拡大では小彎の血管はネットワークが観察され（c），拡大するとネットワークの中央に健常胃底腺でみられるピット（crypt opening：CO）が抜け落ちたような「抜け殻所見」（cast-off skin appearance：CSA）を呈している[1]（d）．H. pylori による高度萎縮では管状構造（八木分類の A-1）を呈するが，H. pylori 感染歴のない pure AIG では時折 CSA や foveolar 粘膜構造[2]が観察される．AIG では粘膜中層の胃底腺から炎症が始まり表層腺窩上皮の改変が H. pylori 胃炎に比べ軽度であるためと考えられる．AIG が進行すると腺窩上皮過形成が起こるため CSA は観察されなくなる．

Check Point

- H. pylori とは異なる萎縮パターン，残存胃底腺粘膜（residual oxyntic mucosa：ROM）の存在は自己免疫性胃炎（autoimmune gastritis：AIG）診断のヒントとなる．
- ROM は通常観察に加え，NBI 弱拡大，色素散布を行うと認識されやすい．

文 献
1) 丸山保彦，他：A 型胃炎．胃と腸 2018；53：1516-1521
2) Kato M, et al：Differences in image-enhanced endoscopic findings between *Helicobacter pylori*-associated and autoimmune gastritis. Endosc Int Open 2021；9：e22-e30

症例2　胃体部

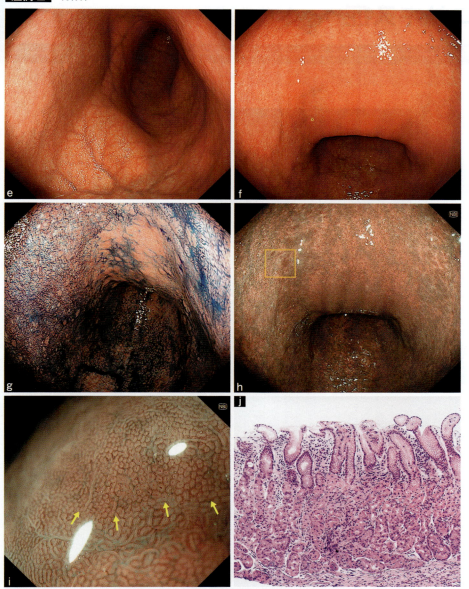

胃体上部に高度の萎縮を認める（e）が，胃体下部小彎では光沢のある非萎縮粘膜が観察され（f），H. pylori による萎縮パターンとは異なっている．インジゴカルミン散布像（g），非拡大 NBI 観察（h）では非萎縮粘膜が明瞭となった．非萎縮粘膜の辺縁部を見上げて近接，拡大すると中央にピット（CO）を伴ったネットワーク血管がみられた（i 矢印）．この非萎縮粘膜は ROM と呼ばれ，さまざまな形態をとる．ROM では腺管構造自体には大きな変化はないが，胃底腺周囲に軽度の炎症細胞浸潤や壁細胞の変化など初期の軽微な変化がしばしばみられる（j）．

まとめ

- AIG にも萎縮の完成した A 型胃炎から萎縮が軽度の初期までさまざまな段階がある．
- AIG の組織診断には前庭部大彎と胃体部大彎から生検を行う必要があるが，高度萎縮部に加えて軽度萎縮部や ROM からの生検が有用である．

（丸山保彦）

胃・十二指腸

7 胃アニサキス症

部位：胃体中部大彎　　　　　　　　　　　　　　　　　　　　　　　　　NBI

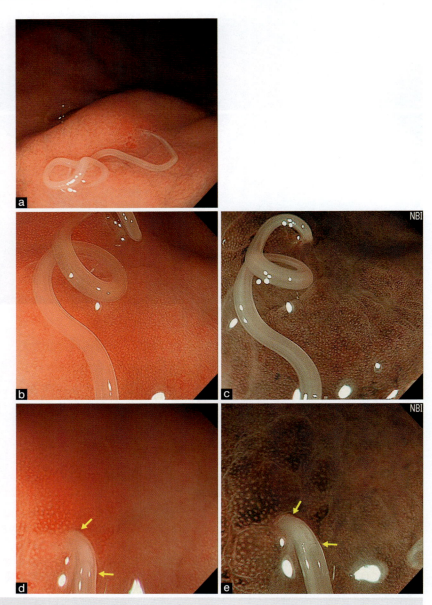

胃体中部大彎に白色調の糸状物としてアニサキスの幼線虫が認められる．虫体の頭部は粘膜に刺入しており，刺入部の近傍の粘膜は軽度の発赤の散在を伴って軽度，腫脹・膨隆している（a）．虫体への近接像（b，c）．白色光（b）に比べ，NBI観察（c）では，周囲粘膜との色調のコントラストが鮮明になり，虫体を視認しやすくなっている．
白色光で拡大観察を行うと（d），刺入部近傍の粘膜は窩間部が発赤・開大しており炎症・浮腫による変化を呈している．また，虫体では，刺入部直上に局所的に強い白色調の紡錘形の部分を認め（d 矢印），NBI併用拡大観察ではそれが一層明瞭となる（e 矢印）．

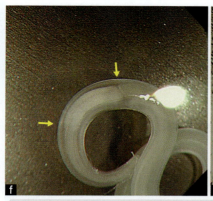
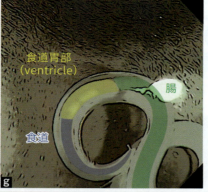

生検鉗子により抜去された虫体をシャーレに入れ白色光拡大観察を行うと，アニサキス幼線虫の食道，食道胃部（ventricle），腸がそれぞれ観察された（f，g）．

Check Point

- 虫体は1隻とは限らない．胃の隅々まで観察することが肝要だが，その際にNBIの活用も念頭に置く．胃以外の入念な観察も必要である．
- 虫体の食道胃部の形状は虫体の種類の鑑別診断の際に役に立つ．虫体摘除の際には，食道胃部を損傷しないように，同部を避けて虫体を掴む．食道胃部の同定にはNBI併用拡大観察が有用である．

まとめ

アニサキス虫体の刺入部周囲は炎症を伴っており，周囲粘膜への浸出液や粘液の付着などにより，虫体が容易には発見できないことも経験される．NBI観察では背景胃粘膜と虫体との色調のコントラストが強調されるので，虫体の拾い上げや見落としの防止に有用である．また，虫体は食道，十二指腸などにも存在するので，胃以外も十分な観察が必要である[1,2]．

アニサキス虫体の刺入部付近をNBI併用拡大内視鏡により観察すると，虫体の食道胃部（ventricle）が認められる[1,3]．食道胃部の形状は，わが国のアニサキス症の主な原因である3種（アニサキス属のAnisakis simplex, Anisakis physeteris, シュードテラノーバ属のPsudoterranova azarasi）で異なっており，摘除された虫体の鑑別診断の一助となる（h）．しかし，この部分をNBI併用拡大内視鏡で観察することにより，虫体を摘除する前に生体内で虫体の鑑別診断が可能かどうかは今後の課題である[3]．

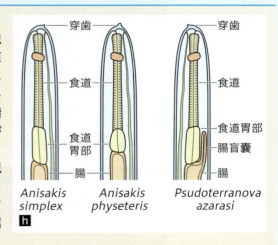

（万波智彦）

文献

1) Mannami T, et al：Esophageal anisakiasis observed using magnifying endoscopy with narrow-band imaging. Endoscopy 2021；53：E83-E84
2) Mannami T, et al：Colonic Anisakiasis. Gastro Hep Advances 2022；2：1
3) 万波智彦，他：シュードテラノーバ属幼線虫によるアニサキス症．Gastroenterol Endosc 2023；65：467-468

胃・十二指腸

8 胃ポリープ（胃底腺ポリープ，過形成性ポリープ）

NBI

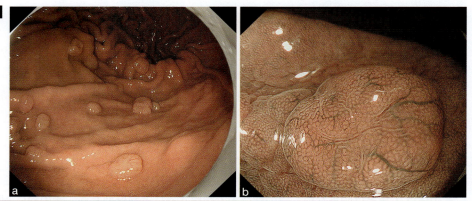

胃体部に多発する周囲粘膜と同色調の胃底腺ポリープを認める（a）．NBI弱拡大観察では周囲粘膜と同様に腺開口部が点状～単線状のfoveola type[1]の粘膜構造と表面に集合細静脈の所見を認める（b）．

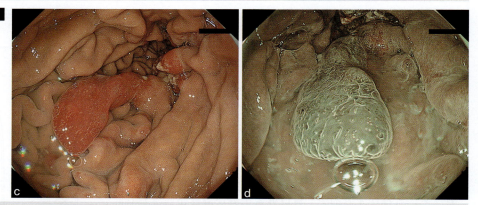

胃体部の過形成性ポリープは発赤調で(c)，NBI弱拡大観察では窩間部がおおきく開大したfoveola typeの粘膜構造を示す(d)．

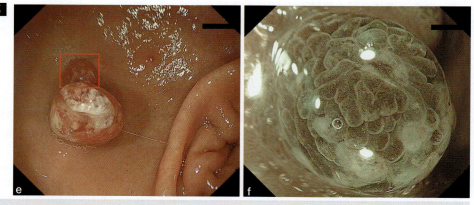

前庭部の過形成性ポリープは発赤調で（e），周囲の前庭部粘膜と同様に腺開口部が連続した溝状の形態のgroove type[1]の粘膜構造を示す（f）．

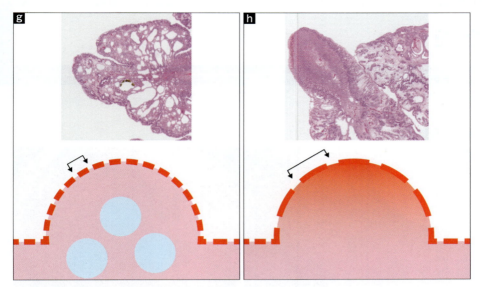

↕ : intervening part between crypt openings
● : dilation of glandular epithelium
■ : enlargement of foveolar epithelium by hyperplasia and inflammation

病理組織学的に胃底腺ポリープは粘膜固有層内の腺上皮の拡張を認めるが，表層粘膜の炎症は少なく，腺窩上皮の形態はそのまま保たれていることが多い（g）．一方で過形成性ポリープは表層粘膜の間質に炎症を伴うため発赤調を呈し，腺窩上皮の窩間部は開大していることが多い（h）[2]．

Check Point

- 病変の局在（腺領域）を把握し，背景粘膜の粘膜パターンを評価する．
- NBIで周囲粘膜と同様の粘膜パターンかどうかと，demarcation line（DL）の有無を評価する．

まとめ

われわれの以前の検討では，良性の胃ポリープはほとんど（94％）が背景粘膜と同様の粘膜構造でdemarcation line（DL）はなかった[3]．逆に背景粘膜とポリープの粘膜構造が異なり，周囲粘膜との間にDLを認める場合は腫瘍性のポリープを疑う必要がある．

（田邊元太郎，上堂文也）

文献

1) 神崎洋光, 他：foveolar type, groove type. 胃と腸 2017；52：608
2) Dutta AK, et al：Image-enhanced endoscopy for real-time differentiation between hyperplastic and fundic gland polyps in the stomach. Indian J Gastroenterol 2022；41：599–609
3) 山階 武, 他：胃ポリープの分類と鑑別—NBI拡大観察での特徴. 胃と腸 2012；47：1209-1215

胃・十二指腸

9 腸型腺腫

NBI

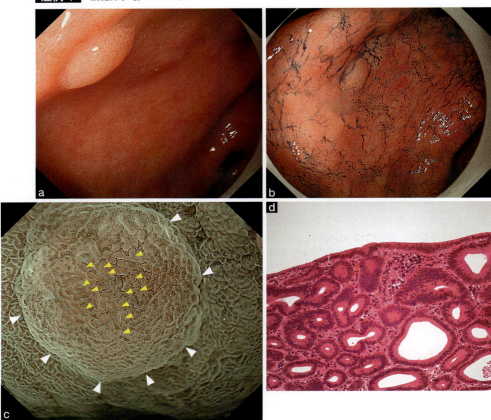

症例1 前庭部小彎，5 mm大

前庭部小彎に 5 mm 大の褪色調の隆起性病変を認める（a）．インジゴカルミン散布後観察で病変の立ち上がりは急峻，表面は平滑である（b）．病変の NBI 併用拡大観察にて，病変と周囲粘膜との間に明瞭な demarcation line（DL）を認める（c 白矢頭）．内部の微小血管は多角形の閉鎖状ループの形態を呈し，形状均一，分布は対称，配列は規則的である．表面微細構造について，個々の腺窩辺縁上皮は light blue crest に縁取られたスリット状の腺開口部（crypt opening：CO）を取り囲む類円形の形態を呈し，形状均一，分布は対称，配列は規則的である．また，微小血管で取り囲まれた窩間部の中心にスリット状の CO が 1 画像中 20 個以上観察される，いわゆる dense-type CO を呈している（c 黄矢頭）[1]．
以上，VS classification system より，absent microvessel（MV）pattern plus regular microsurface（MS）pattern with a DL と判定，非癌（腺腫）と診断する（c）．生検の病理組織診断名は，軽度から中等度の異型を伴う（腸型）管状腺腫である（d）．

Check Point

- スリット状の CO は病理組織学的に粘膜表面に対して垂直方向にまっすぐな管状腫瘍腺管を反映している所見である．
- MV pattern が white opaque substance（WOS：白色不透明物質）により視認できない場合は，WOS の形態を評価する[2]．

症例2　前庭部後壁，15mm大

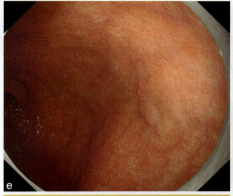
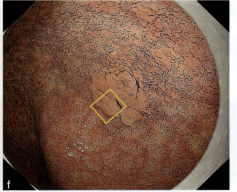
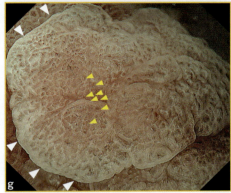

前庭部後壁に15mm大の褪色調の平坦隆起性病変を認める（e）．インジゴカルミン散布後観察で病変表面は平滑である（f）．NBI併用拡大観察では，病変と周囲粘膜との間に，DL（g白矢頭）を認める．微小血管構築像について，個々の微小血管はWOSにより視認できない．表面微細構造について，腺窩辺縁上皮ははっきりと視認できないが，微細なWOSが規則正しく，網目状に配列して観察される．また，dense-type COを認める（g黄矢頭）．以上より，VS classification systemにて，regular MV pattern plus regular MS pattern with a DL (regular WOS) と判定され，非癌（腺腫）と診断する．

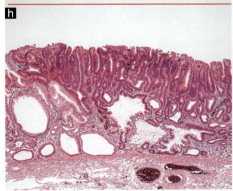
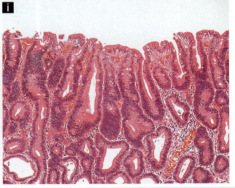

ESD切除標本の病理組織診断名は，軽度から中等度の異型を伴う（腸型）管状腺腫であった（h，赤線で腫瘍部を示す）．腫瘍腺管は粘膜筋板に対して垂直に走行し，配列は規則的である（i）．

まとめ

低異型度の腸型腺腫は，非腫瘍に比べてMV pattern，MS patternを呈することが多い．一方，腫瘍表層の構造異型が弱い癌に関しては，NBI併用拡大観察を用いて腺腫と癌とを鑑別診断することは難しい場合もある．

〔金光高雄，八尾建史，二村　聡〕

文献

1) Kanesaka T, et al：Dense-type crypt opening seen on magnifying endoscopy with narrow-band imaging is a feature of gastric adenoma. Dig Endosc 2014；26：57-62
2) 八尾建史：第10章 Light blue crest（LBC）とWhite opaque substance（WOS）．胃拡大内視鏡．日本メディカルセンター，91-100，2009

胃・十二指腸

10　胃型腺腫

部位：胃体中部前壁，15 mm 大　　　　　　　　　　　　　　　　　　　　●BLI

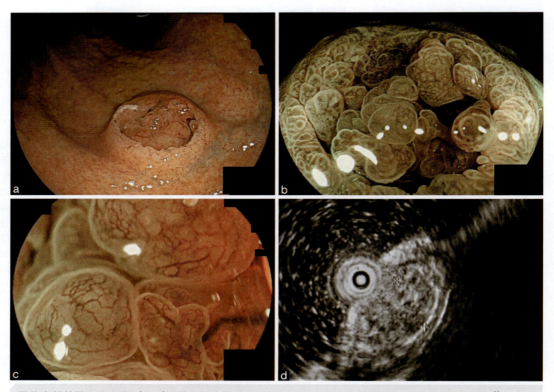

胃体中部前壁に立ち上がりが粘膜下腫瘍様の丈の低い 15 mm 大の白色調の隆起病変を認める[1]．中央の陥凹部には絨毛状・乳頭状の粘膜模様が観察される．陥凹部は粘液が付着する（a）．BLI 併用拡大観察では微細表面構造は大小不同な粗大な絨毛状・乳頭状の形態を呈し，微小血管構築像は口径不同に乏しい拡張した樹枝状血管を認める（b, c）．超音波内視鏡（20 MHz）では，腫瘤は第 1, 2 層に位置し，内部はまだらな低エコー領域である（d）．

Check Point

- 粘液の付着によって病変の観察がしづらい場合には粘液を洗い流したうえで詳細な観察を行う．
- NBI・BLI 観察では，絨毛状・乳頭状構造を呈し，拡張した口径不同に乏しい樹枝状血管，微細血管が認められる．
- NBI・BLI 強拡大観察で微細表面構造・微小血管構築像に軽度の irregularity を伴い，他の低異型度胃型腫瘍と鑑別が困難な場合がある[1]．

治療 ESD

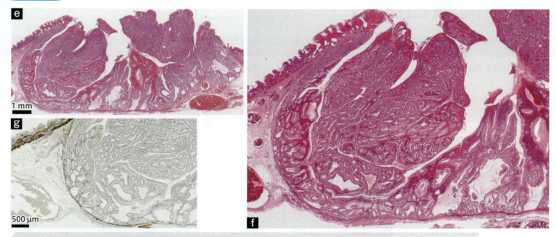

病理学的診断は内反性増殖する幽門腺腺腫である．全体像は，密な管状〜嚢胞状構造からなる分葉状〜粗大乳頭状病変で，粘膜下組織方向へ陥入している（e）．淡明〜弱好酸性の細胞質を有する円柱上皮様腫瘍細胞が腺房状〜管状に増殖しており，核は全体に小型均一である（f）．Desmin 免疫染色で，病変の下縁に薄い粘膜筋板を認める（g）．

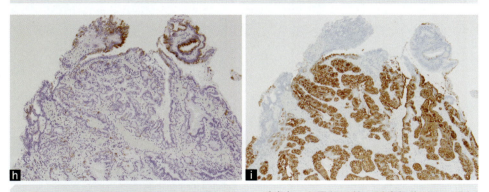

表層部の腫瘍細胞は MUC5AC を発現しているが（h），表層部以外の腫瘍細胞は MUC6 陽性を示した（i）．腫瘍細胞は Pepsinogen-I と H^+/K^+-ATPase のいずれも陰性であり，Ki-67 陽性細胞率は 7％と低値である．

まとめ

胃型腺腫は萎縮胃粘膜を背景に胃底腺領域に発生する[2]．特徴的な内視鏡的肉眼像は，本症例のような中央に陥凹を持つ丈の低い隆起（内反性増殖）以外に，丈の高い絨毛状隆起・表面平滑でくびれを持つ隆起・結節集簇状隆起の4パターンに亜分類される[2]．いずれも粗大な絨毛状・乳頭状の形態を呈することが多い．胃底腺型腺癌や胃底腺粘膜型腺癌など他の低異型度胃型腫瘍との鑑別を要する場合がある[1]．内反性増殖の形態をとる病変については，粘膜下異所性胃腺が鑑別として挙げられる．胃型腺腫は急速に進行する腫瘍ではないと推察されるが[2]，内視鏡的・病理組織学的に胃型腺腫と診断された症例は積極的に内視鏡的一括切除を行い，詳細な検討をすることが望まれる．

（三輪貴生，山崎健路，九嶋亮治）

文献
1) 三輪貴生，他：内反性増殖を示した幽門腺腺腫の1例．Gastroenterol Emdosc 2021；63：2343-2349（図はすべて転載許諾を得て引用．）
2) 九嶋亮治，他：胃型腺腫の臨床病理学的特徴．胃と腸 2014；49：1838-1849

胃・十二指腸

11 食道胃接合部癌

部位：食道胃接合部小彎，20 mm 大　　　　　　　　　　　　　　NBI

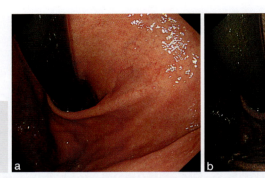

食道胃接合部小彎に，淡い黄色調の不整陥凹性病変を認める（a）．NBI 非拡大観察では，淡い brownish area を呈する（b）．

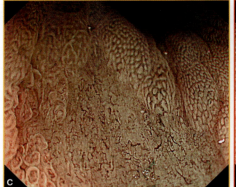

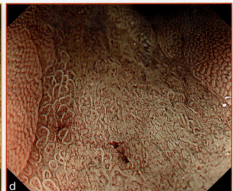

NBI 拡大観察では，demarcation line（DL）を認め，irregular microvessel（MV）pattern を認める．microsurface（MS）pattern は不明瞭な領域を多く認めた（c）．少し遠景で斜めからの観察にすると，irregular MS pattern を認めたため，低分化型腺癌（por）ではなく中分化型管状腺癌（tub2）と診断した（d）．背景粘膜は small round pit で胃底腺粘膜であるが，病変肛門側は萎縮のため畝状構造を呈している．萎縮領域で tub2 の場合，癌が非腫瘍上皮下に進展しやすいため，範囲診断が難しくなる（e）．

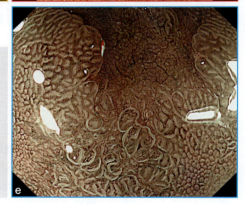

Check Point

- 接合部小彎病変は見落としやすい．観察するには，内視鏡の左右アングルをしっかり利用する．
- 正面からの観察で構造不明瞭であっても，斜めからの観察では構造が視認できる．分化型なのか未分化型なのかの判断に，血管とともに構造を意識する．
- 背景粘膜が萎縮で，腫瘍組織型を中分化～未分化型腺癌と診断した場合は，表層非腫瘍で粘膜中層を腫瘍が進展している可能性を考える．

治療 ESD

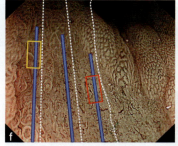

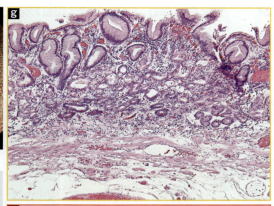

病理組織診断は，pType0-IIc，20×12mm，tub2，pT1a(M)，pUL0，Ly0，V0，pHM0，pVM0 であった．口側病変境界近くでは，white zone (WZ) が比較的しっかり保たれているが構造不整のある領域は，胃底腺は消失し粘膜深部に tub2 癌腺管を認め，表層は非腫瘍の腺窩上皮の過形成を認めた (g)．表面構造不明瞭で血管不整が目立った部分は，表層まで tub2 腫瘍を認めた (h)．

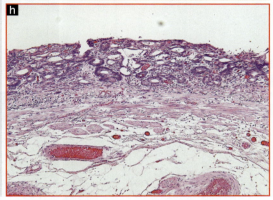

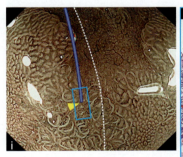

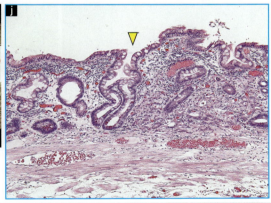

病変肛門側の背景は胃底腺ではなく，杯細胞を伴う腸上皮化生粘膜であった．表層上皮は非腫瘍であるが，粘膜固有層が粗になったところに tub2 腫瘍腺管が手つなぎ横這いに進展をしていた．病変境界は，黄色矢頭部位であり表層の構造のみでは境界診断が難しい．

まとめ

接合部の観察は，内視鏡上アングルに加えて左右アングルを活用し観察する必要がある．拡大観察では，背景粘膜と病変組織型を考慮し，側方進展範囲を考える必要がある．垂直方向から観察した場合と，少し斜めから観察した場合で，表面構造の見え方が異なることがある．色々な角度から観察することが重要である．

〈北村陽子〉

胃・十二指腸

12 ラズベリー様腺窩上皮型腫瘍

部位：胃体上部前壁，5 mm 大　　　　　　　　　　NBI

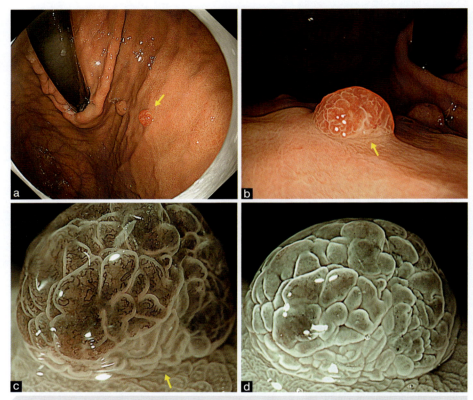

(a) H.pylori 未感染の粘膜萎縮のない胃体上部前壁に 5 mm 大，発赤した小隆起を認める（矢印）．
(b) 近接すると病変には主に粗大な表面構造が視認され，いわゆるラズベリー様の外観を呈し，基部には褪色調の縁取りが認められた（矢印）．
(c) NBI 拡大観察では，不整な乳頭状構造を認め，広い窩間部に不整血管が増生している．胃型腫瘍が疑われ，上方発育が主体であり，腺窩上皮細胞への分化傾向が疑われた．基部には white zone が肥厚した表面腺構造を認め，腺窩上皮過形成が疑われた（矢印）．
(d) 1.5％酢酸強調の併用により，融合した不整な乳頭状の表面構造が明瞭化する．

Check Point

- H. pylori 未感染胃粘膜に小さな発赤隆起を認めた場合は，ラズベリー様腺窩上皮型胃腫瘍を疑う．
- 未感染の過形成性ポリープとの鑑別では，①鮮紅色，②乳頭状/脳回様構造，③周囲と境界明瞭，④ white zone の肥厚なしの4徴の有無を確認する．
- ポリープの基部に白い縁取りを認める場合（腺窩上皮過形成），高い特異度で本腫瘍である．

治療 ESD

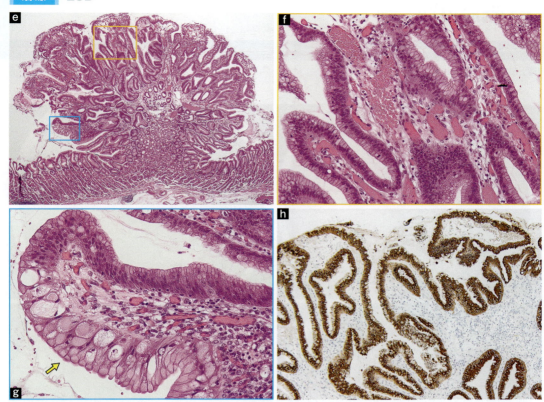

(e) 組織学的には，上方発育する上皮内腫瘍であった．
(f) 黄枠の強拡大では，広い窩間部に著明な血管増生を伴っており，腫瘍細胞は mucin cap を有し，腺窩上皮細胞への分化傾向が確認された．核はクロマチンが豊富であるが，ほぼ基底層に揃っており，low-grade dysplasia と診断された．
(g) ポリープの基部を拡大（青枠）すると，細胞異形を伴う腺窩上皮過形成が認められた（矢印）．
(h) 腫瘍細胞は MUC5AC（腺窩上皮細胞マーカー）に強陽性であり，腺窩上皮細胞への分化が確認された．

まとめ

H. pylori 未感染胃粘膜に発生する腺窩上皮型胃腫瘍は，raspberry type と flat type に分けられる．両者は分子生物学的に異なる腫瘍であるが，ともにほぼ非浸潤性であり，WHO 分類（2019年）ではまとめて foveolar-type gastric adenoma と記載されている．raspberry type は多くが 5 mm までの小隆起であり，肉眼的に過形成性ポリープに似ているが，ポイントになる内視鏡像の鑑別点を知っていれば，術前診断は難しくない．ポリープ周囲にみられる白い縁取りは，本腫瘍に対する感度は低いが特異度が高く，通常観察で十分に視認可能であり，過形成性ポリープとの鑑別に有用な所見である．

〈柴垣広太郎〉

胃・十二指腸

13 胃底腺型腺癌

部位：胃体上部前壁，10 mm 大　　　LCI・BLI

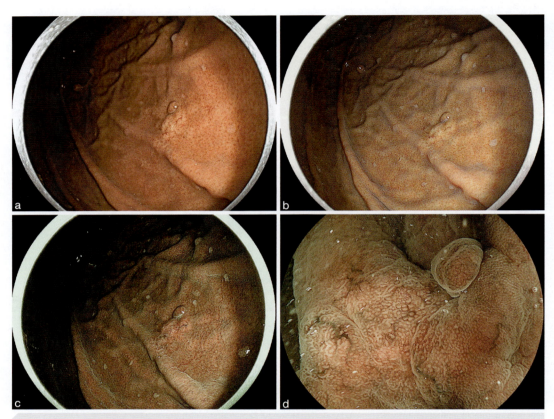

(a) 白色光観察．胃体上部前壁，10 mm 大の白色扁平隆起性病変．上皮下腫瘍・粘膜下腫瘍（SMT）様の隆起，樹枝状の拡張血管を認めた．表面構造には明らかな不整を認めない．周囲に胃底腺ポリープと多発白色扁平隆起を認めた．(b) LCI 観察．色調差が明瞭となり，病変の境界，樹枝状の拡張血管も明瞭化した．(c) BLI 観察．樹枝状の拡張血管はシアン調の血管として視認され，明瞭化した．(d) BLI 併用拡大観察．明瞭な demarcation line (DL) はなく，腺開口部の開大，窩間部の開大，irregularity に乏しい微小血管構築像を認めた．MESDA-G では，regular microvascular (MV) pattern plus regular microsurface (MS) pattern without a DL と判断され，非癌と診断された．

Check Point

- 胃底腺型腺癌の白色光観察での内視鏡的特徴[1]．
  ①上皮下・粘膜下腫瘍様の隆起性病変，②白色調・褪色調，③拡張した樹枝状の血管，④背景粘膜に萎縮性変化を認めない．
- NBI 併用拡大観察での内視鏡的特徴[2]．
  ①明瞭な DL なし，②腺開口部の開大，③窩間部の開大，④ irregularity に乏しい微小血管．

治療 ESD検体

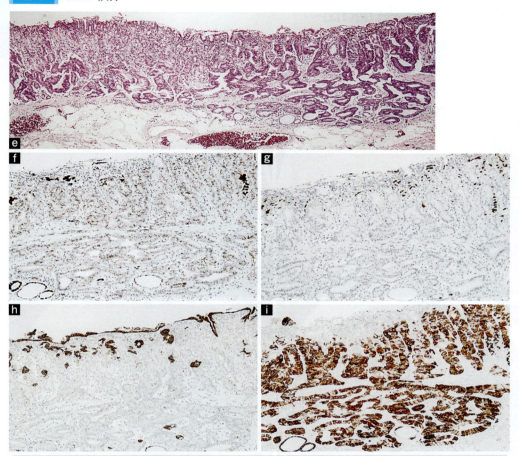

(e) HE染色. 表層は非腫瘍性上皮に覆われ, 深部に胃底腺型腺癌が存在し, SM300 μmまで浸潤していた. (f) Pepsinogen-Ⅰ(主細胞のマーカー). びまん性に陽性. (g) H^+/K^+-ATPase(壁細胞のマーカー). ごく一部に陽性細胞を認めた. (h) MUC5AC(腺窩上皮細胞のマーカー). 表層の非腫瘍性上皮は陽性, 粘膜深部の腫瘍部分はごく一部に陽性細胞を認めるが, 病変全体の10%以下であり陰性. (i) MUC6(頸部粘液細胞のマーカー). びまん性に陽性.
規約因子: U, Type 0-Ⅱa, 10 mm, adenocarcinoma of fundic-gland type, pT1b/SM1 (300 μm), UL0, Ly0, V0, HM0, VM0.

まとめ

表層には上皮性腫瘍を示唆するような粘膜構造や血管構築の変化は認めないため通常型の胃癌とは考えられず, 病変全体になだらかな隆起を認めるため上皮下腫瘍を第一に考え, 色調, 形態, 硬さ(軟らかいこと), 樹枝状血管の状況により, 前述の特徴をすべて示した典型的な胃底腺型腺癌と考える[3]. 胃底腺型腺癌の内視鏡診断には, 表層の腺窩上皮型の癌成分の有無, 上皮下の腫瘍の存在により修飾された表層上皮の所見を推測することが重要である[2].

(上山浩也)

文献

1) Ueyama H, et al: Gastric adenocarcinoma of the fundic gland type (chief cell predominant type). Endoscopy 2014; 46: 153-157
2) Matsumoto K, et al: Endoscopic features of gastric epithelial neoplasm of fundic gland mucosa lineage. Diagnostics (Basel) 2022; 12: 2666
3) Ueyama H, et al: Gastric epithelial neoplasm of fundic-gland mucosa lineage: proposal for a new classification in association with gastric adenocarcinoma of fundic-gland type. J Gastroenterol 2021; 56: 814-828

14 胃底腺粘膜型腺癌

部位：胃穹窿部前壁，10 mm 大

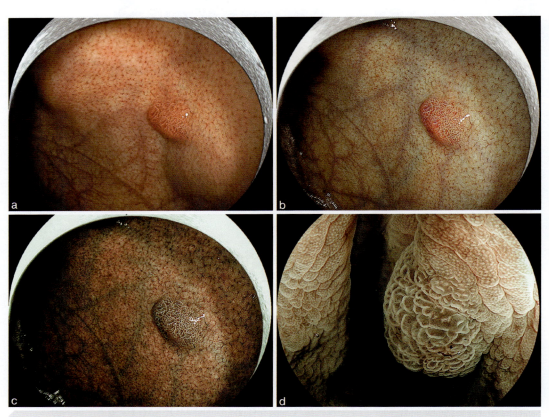

(a) 白色光観察．胃穹窿部前壁，10 mm 大の発赤調隆起性病変．上皮下腫瘍様の隆起，肛門側に樹枝状の拡張血管を認め，表面構造は結節状・顆粒状を呈していた．(b) LCI 観察．色調差が明瞭となり，病変の境界，樹枝状の拡張血管も明瞭化した．(c) BLI 観察．病変の境界，表面構造が明瞭化した．(d) BLI 併用拡大観察．明らかな demarcation line (DL) を認め，弧状〜線状，一部多角形の腺窩辺縁上皮により構成され，微細表面構造の形状はやや不均一であり，窩間部の開大所見も認めた．MESDA-G では absent microvascular (MV) and regular microsurface (MS) pattern with DL になり非癌と診断されたが，低異型度の上皮性腫瘍と診断した．

Check Point

- 胃底腺型胃癌は病理組織学的に胃底腺型腺癌と胃底腺粘膜型腺癌に分類され，胃底腺粘膜型腺癌は，粘膜構造の組織構築により Ueyama-Yao 分類，① Type1（組織構築保持/非腫瘍性上皮の被覆なし），② Type2（組織構築崩壊/非腫瘍性上皮の被覆なし），③ Type3（組織構築崩壊/非腫瘍性上皮の被覆あり）の 3 つのタイプに亜分類される[1,2]．

治療　ESD 検体

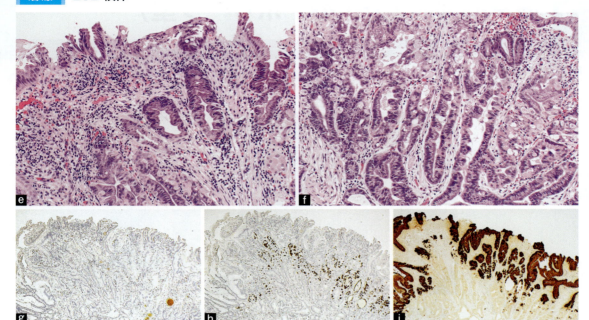

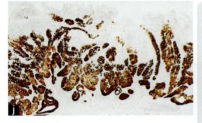

(e) HE 染色．表層は腺窩上皮に類似した細胞からなる低異型度の高分化腺癌．(f) HE 染色．深部に純粋な胃底腺型腺癌が存在し，SM300 μm まで浸潤．(g) Pepsinogen-I（主細胞のマーカー）．深部の胃底腺型腺癌成分のごく一部に陽性．(h) H^+/K^+-ATPase（壁細胞のマーカー）．深部の胃底腺型腺癌成分の中層部に陽性．(i) MUC5AC（腺窩上皮細胞のマーカー）．表層の低異型度の高分化腺癌成分のみ陽性．(j) MUC6（頸部粘液細胞のマーカー）．深部の胃底腺型腺癌成分はびまん性に陽性．規約因子：U，Type 0-I，8×7 mm，tub1，pT1b/SM1（300 μm），UL0，Ly0，V0，HM0，VM0．

まとめ

胃底腺粘膜型腺癌の内視鏡的特徴としては，胃底腺型腺癌の白色光観察と NBI 併用拡大観察の特徴を伴わないことが多く，表層に腺窩上皮型の癌成分が存在していることから，境界が比較的明瞭であり，表面構造の凹凸や不整さが強い印象がある[3]．ただし，胃底腺型腺癌と類似する症例や inverted type の症例も散見され，多様性があることが判明しており，今後，さらに症例を集積して内視鏡的特徴を検討する必要がある．

前述の Type1，Type2 は表層に腺窩上皮型の癌成分が露出しているため癌と診断することが可能であることが多いが，症例によっては表層の癌成分の異型度が非常に低かったり，癌成分と非腫瘍成分が混在していたり，Type3 のように完全に非腫瘍性上皮に覆われたりするため，癌と診断できない症例もあり注意が必要である[3]．

〈上山浩也〉

文献

1) Ueyama H, et al：Gastric epithelial neoplasm of fundic-gland mucosa lineage：proposal for a new classification in association with gastric adenocarcinoma of fundic-gland type. J Gastroenterol 2021；56：814-828
2) Ueyama H, et al：Gastric adenocarcinoma of fundic gland type（chief cell predominant type）proposal for a new entity of gastric adenocarcinoma. Am J Surg Pathol 2010；34：609-619
3) Matsumoto K, et al：Endoscopic features of gastric epithelial neoplasm of fundic gland mucosa lineage. Diagnostics（Basel）2022；12：2666

胃・十二指腸

15 通常型腺癌（分化型，ポリープ型）

部位：胃前庭部前壁，20 mm 大　　　　　　　　　　　　　NBI

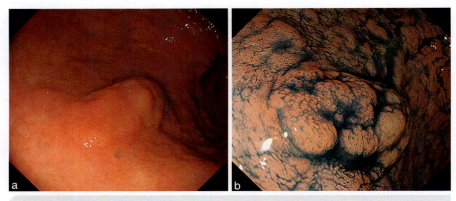

胃前庭部前壁に淡い発赤調の 20 mm 大の不整な隆起性病変を認める（a）．隆起は病変中央から肛門側でやや丈が高くなっている．インジゴカルミンを散布すると病変の境界が明瞭となり，全体的に分葉構造が消失した病変で，病変口側の丈の低い隆起部は粗糙な表面を呈することが認識できる（b）．

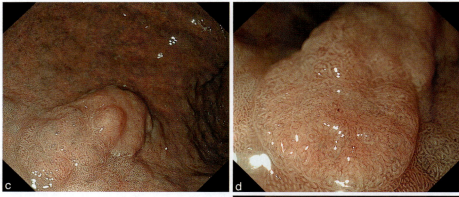

通常白色光観察までで癌と診断でき，脱気による変形は良好であることから粘膜内癌と考える．NBI 観察では周囲と腫瘍部の色差は目立たないが，隆起部に稠密化した微細な表面構造が視認され，境界線を引くことができる（c）．さらに，口側の平坦隆起部における NBI 拡大観察では，foveolar パターンの表面が大小不同，形状不均一を呈しており，腺開口部とそれを取り囲むように走行する微小血管が拡張，蛇行する所見がみられる（d）．また，肛門側の隆起部においては，比較的整った groove パターンの腺管構造と軽度に拡張した血管がみられる（e）[1]．

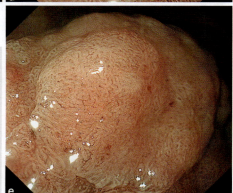

治療 ESD

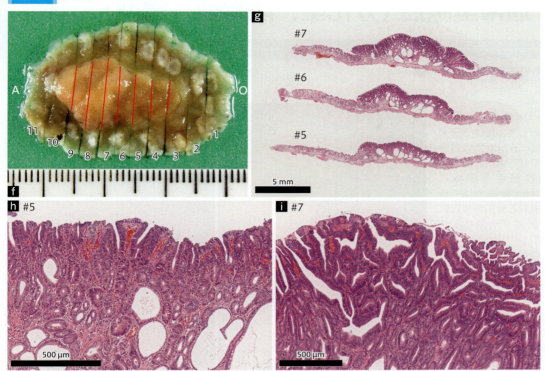

病理組織診断は tub1, pT1a, Ly0, V0, pHM0, pVM0 であった（f）．粘膜表層から中層にかけて不規則に分岐する異型腺管の増殖がみられ，粘膜深部には拡張した非腫瘍腺管が目立つ（g）．口側の丈の低い隆起部（切片 5）では管腔側にストレートに開口する管状構造が（h），肛門側のやや丈の高い隆起部（切片 7）では表層に分岐腺管がみられる（i）．

> **Check Point**
> - まず十分に洗浄し，通常白色光観察，色素散布観察によって，腫瘍と非腫瘍の鑑別（質的診断），腫瘍の深さ・範囲診断（量的・範囲診断）を行う．
> - NBI 拡大観察は弱拡大から徐々に拡大倍率を上げて行う．病変境界と不整微細表面構造または不整微小血管の有無を観察することで，質的診断および範囲診断を確認する．

まとめ

分化型腺癌は大半の症例が通常白色光観察，色素散布観察で診断が可能であり，癌の質的診断，範囲診断を再確認する目的で NBI 拡大観察を行う．通常白色光観察ではわずかな色調や表面性状の変化しかとらえられないこともあり，本症例のようにインジゴカルミンを散布して観察することが望ましい．また，NBI 拡大観察でみられる微細表面構造や微小血管構築像は組織像に近似した像であり，病変内での組織所見の違いなどを把握することができる．

（月田里映，吉田将雄）

文 献

1) Kanzaki H, et al：Comprehensive investigation of areae gastricae pattern in gastric corpus using magnifying narrow band imaging endoscopy in patients with chronic atrophic fundic gastritis. Helicobacter 2012：17：224-231

胃・十二指腸

16 通常型腺癌（分化型，隆起型，胃型）

部位：胃体下部大彎後壁，6mm大　　　NBI・TXI

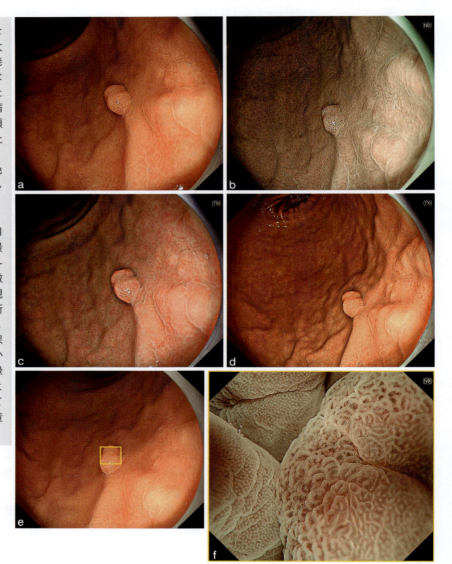

H. pylori 未感染粘膜を背景として，胃体下部大彎後壁に6mm大の弱発赤調で立ち上がり急峻な隆起性病変を認めた(a)．NBI観察では，病変の境界と表面の微細顆粒状構造が明瞭化した(b)．
TXI観察では，病変の色調と表面構造が明瞭化した(c：TXIモード1, d：TXIモード2)．
病変後壁側におけるNBI併用拡大観察（浸水下最大倍率）では，demarcation line (DL)陽性，微小血管構築像は明瞭に視認されずabsentと判断した．微細表面構造は，分布や規則性は比較的保たれているが，類円形から弧状の不整な腺窩辺縁上皮を認め，irregularと診断し，MESDA-Gにて癌と診断された(f：e黄枠)．

Check Point

- 分化型の胃型腫瘍は腺窩上皮，胃底腺，頸部粘液腺・幽門腺などの胃粘膜構成細胞に分化を示す腫瘍であり，各構成細胞への分化の方向性によって病理組織学的に分類され，それぞれの内視鏡的特徴も異なってくる．
- 分化型の胃型腫瘍では肉眼的に隆起型を示すことが多く，表層が腺窩上皮に分化を示す腫瘍では，表面構造は微細顆粒状・乳頭状構造をとることが多い．
- 胃型形質を示す腫瘍は，腫瘍の異型度が低いことが多く，拡大内視鏡観察においても癌の診断を得ることが難しい場合があるため注意が必要である．

治療 ESD

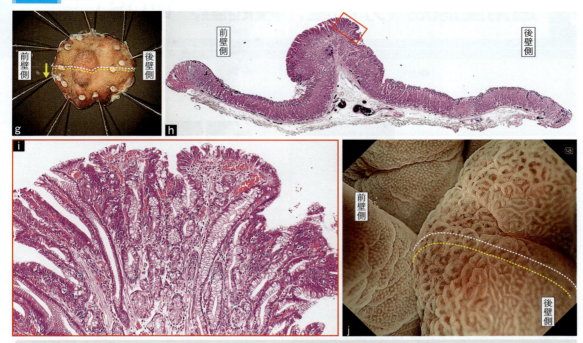

ESD後摘出標本のマクロ所見では，弱発赤調で表面が微細顆粒状構造を示す隆起性病変として認識された．病変を中央部で割を入れ観音開きとした（g 白点線：割線，黄点線：標本作成部想定割線）．左右逆向きの切片のルーペ像およびHE染色像を提示する．病理組織学的には腺窩上皮に類似した不整な腫瘍腺管を認め，腫瘍は粘膜浅層にとどまっていた（h，i：左右反転でのルーペ像およびHE染色像）．NBI併用拡大観察における不整な微細表面構造を反映していると考えられた（j 白点線：想定割線，黄点線：標本作成部想定割線）．

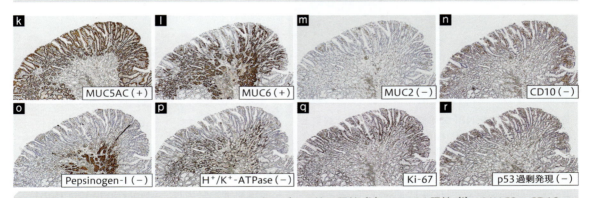

免疫組織化学的染色所見では，MUC5ACは腫瘍にびまん性に陽性（k），MUC6陽性（l），MUC2・CD10・Pepsinogen-I・H^+/K^+-ATPaseは陰性（m〜p），Ki-67 labeling indexは約50%（q），p53過剰発現は認めなかった（r）．以上から低異型度の胃型腺癌と診断された．

まとめ

本病変は *H. pylori* 未感染胃に発生した分化型の胃型腺癌である．胃型形質を示す腺癌は *H. pylori* 感染状況に加えて，発生部位や内視鏡的・病理組織学的特徴に基づいて複数のタイプに分類されるが，統一された分類は未だなく，それぞれの腫瘍発生機序や生物学的悪性度などについては不明な点も多く，さらなる症例の集積と解析が必要である．

（赤澤陽一，上山浩也，永原章仁）

17 通常型腺癌（分化型，隆起型，WOS）

胃・十二指腸

NBI

症例1 体下部後壁，20 mm大

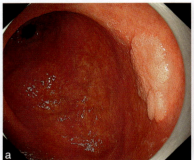
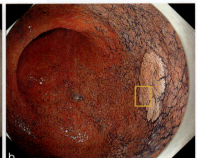

体下部後壁に20 mm大の褪色調の扁平隆起性病変を認める（a）．インジゴカルミン散布後観察で表面は均一な顆粒状を呈している（b）．

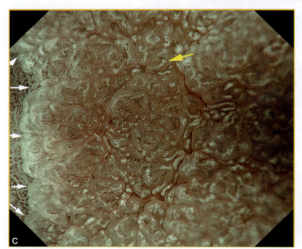

治療 ESD

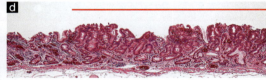
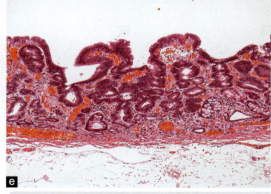

黄枠で示す部位をNBI併用拡大観察すると，病変と周囲粘膜との間にdemarcation line（DL）を認める（c白矢印）．内部の微小血管はwhite opaque substance（WOS）（c黄矢印）のため視覚化できない．表面微細構造に着目すると，個々の腺窩辺縁上皮（MCE）は弧状の形態を呈しているが，不明瞭である．窩間部に微細な点状から斑状のWOSが非対称に分布し，配列は不規則である．以上，VS classification systemより，absent microvessel（MV）pattern plus irregular microsurface（MS）pattern with a DL（irregular WOS）と判定，癌と診断可能である．

病理組織診断名は，adenocarcinoma（tub1），0-IIa（tub1），pT1a（M），Ly0，V0，pHM0，pVM0であった（d赤線で癌を示す）．構造異型を示す腫瘍腺管が不規則に配列している（e）．

Check Point

- regular WOSは窩間部の中心に局在し，高密度かつ粗大で，網状ないし迷路状を呈するのに対し，irregular WOSの局在は不定で，密度は低く，微細で，斑状ないし点状を呈することが多い[1]．

症例 2 体下部小彎，20 mm 大

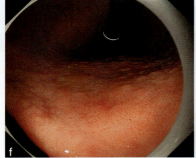
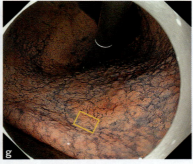

体下部小彎に 20 mm 大の周囲とほぼ同色調の，わずかに隆起した病変を認める（f）．インジゴカルミン散布後観察で表面は不整な微細顆粒状を呈している（g）．

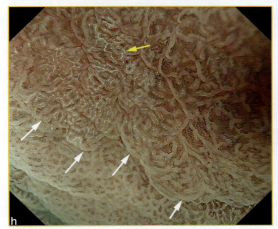

治療 ESD

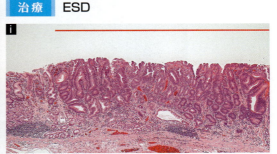

黄枠で示す部位を NBI 併用拡大観察すると，病変と周囲粘膜との間に DL（h 白矢印）を認め，内部の微小血管は一部 WOS（h 黄矢印）により観察できないが，観察可能部位では形状不均一，配列不規則である．表面微細構造は，弧状から円形の MCE を認め，形状不均一である．また微細な WOS が不規則な網目状を呈している．以上，VS classification system より，irregular/absent MV pattern plus irregular MS pattern with a DL (irregular WOS) と判定，癌と診断可能である．

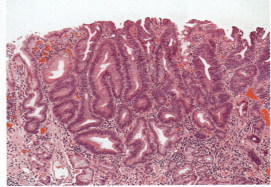

病理組織診断名は，adenocarcinoma (tub1), 0-IIa (tub1), pT1a (M), Ly0, V0, pHM0, pVM0 であった（i 赤線で癌を示す）．粘膜層を置換しながら増殖する腫瘍腺管を認める（j）．

まとめ

WOS の存在のため，MV pattern が観察できない場合，本例のように WOS や MCE を指標として，regular または irregular のいずれかを判定し，癌・非癌の鑑別診断を行うことが重要である[2]．

（金光高雄，八尾建史，二村　聡）

文献

1) 八尾建史：第 10 章 Light blue crest (LBC) と White opaque substance (WOS)．胃拡大内視鏡．日本メディカルセンター，91-100, 2009
2) Yao K, et al：White opaque substance within superficial elevated gastric neoplasia as visualized by magnification endoscopy with narrow-band imaging：a new optical sign for differentiating between adenoma and carcinoma. Gastrointest Endosc 2008；68：574-580

胃・十二指腸

18 通常型腺癌（分化型，O-Ⅱb）

部位：胃体上部前壁から後壁，60 mm 大

NBI

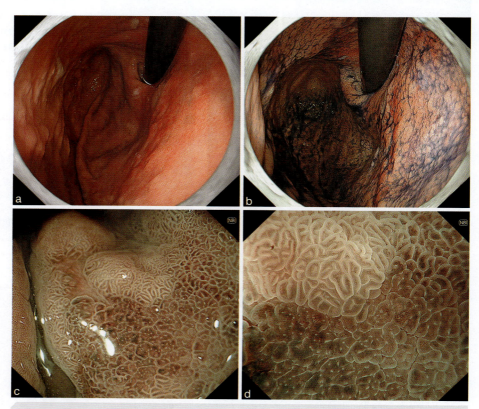

胃体上部から噴門部に前壁から後壁にかけて 60 mm 大の発赤した境界の不明瞭な粘膜不整領域を認める（a）．インジゴカルミン散布にて病変は明瞭となるが，境界は全体的に不明瞭であった（b）．口側の NBI 弱拡大観察では病変内部の色調は brownish であり，微細表面構造には不整が乏しいが胃底腺粘膜様の構造から，幽門腺粘膜様の構造を呈する腺窩辺縁上皮（marginal crypt epithelium：MCE）が混在し，窩間部は開大しており明らかに背景胃粘膜とは構造が異なっていた（c）．最大倍率観察では表層には明瞭に light blue crest（LBC）を認め，構造不整が乏しく表層は腫瘍，非腫瘍の鑑別が困難であったが，微小血管構築像に関して形状は均一であるが，窩間部の血管の分布が明らかに不整であり癌に矛盾しない所見であった（d）．

Check Point

- 通常・色素内視鏡，NBI 弱拡大観察，最大倍率観察の順で観察を行う．特に微小血管構築像を診断するため最大倍率観察での詳細な観察が必要である．
- 病変中央部の観察は内視鏡の接触により出血を惹起するため拡大観察は背景胃粘膜から観察を行い，読影も背景胃粘膜との微細表面構造や微小血管構築像の違いをとらえ demarcation line（DL）を診断する．

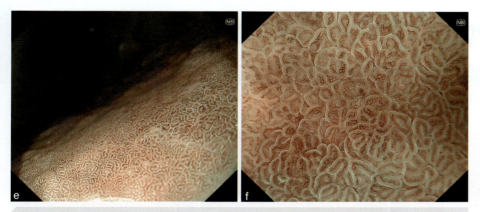

一方腫瘍肛門側に関してはNBI弱拡大観察では腫瘍と背景胃粘膜はほぼ同様の形態を呈しており境界を同定することは不可能であった（e）．強拡大観察では背景胃粘膜と同様LBCを認め微細表面構造からは明瞭なDLを認めないが，微小血管構築像の形状は均一であるものの，明らかに分布が異常でありDLの同定は可能であった，また境界付近には所々white globe appearance（WGA）も認めていた（f）．

治療　ESD

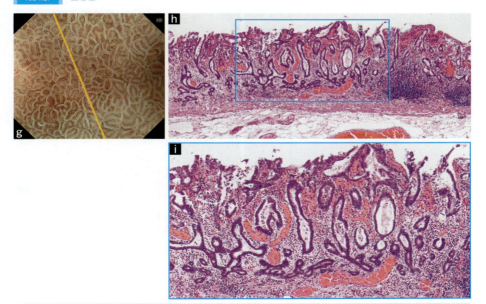

病理組織診断はmoderately differentiated adenocarcinoma（tub2＞por2），pT1a（M），pUL0，Ly0，V0，pHM0，pVM0であった．表層の上皮は非癌を交えた低異型上皮に覆われており，粘膜中層では手つなぎ様の構造を呈していた（g, h, i）．

まとめ

0-IIbを呈する腫瘍は異型が乏しいことが多く存在診断が可能であっても範囲診断に苦慮することが多い．このような症例ではNBI弱拡大観察による観察のみでは境界診断ができない場合が多く，最大倍率で微小血管構築像を背景胃粘膜から病変部に向かって注意深く観察することで確実にDLを同定することができる．

（内多訓久）

胃・十二指腸

19 通常型腺癌（未分化型，O-IIb，未感染胃）

部位：前庭部小彎，10 mm 大　　　　　　　　　　　　　　　TXI・NBI

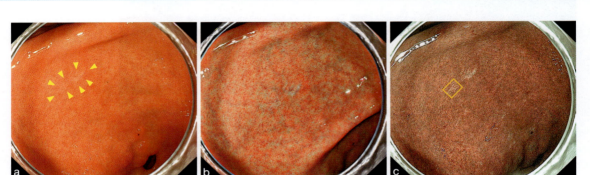

萎縮のない胃角前庭部小彎に 10 mm 大で横長地図状の白色調平坦病変を認める（a 矢頭）．病変は周囲との段差がなく，TXI モード 2 観察（b）および NBI 観察（c）で色調差が強調され，特に NBI でより明瞭となる．

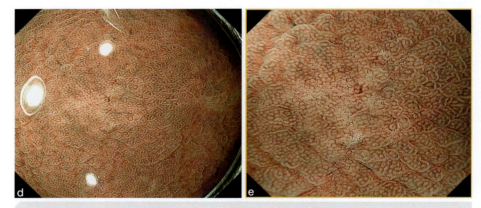

NBI 拡大観察では周囲粘膜が類円形の開口部とそれを取り囲む多角吻合状の微小血管が均一に配列しているのに対して，病変部の微細表面構造は周囲と同様で，窩間部が白色化しているため微小血管構築が周囲より明瞭に視認されるが，その不整はほぼ認めない（d，e）．

Check Point
- *H. pylori* 未感染胃の印環細胞癌のほとんどは白色調平坦病変である．
- NBI では周囲粘膜との色調差がより強調される．
- NBI 拡大観察では白色の窩間部が特徴で，微細表面構造，微小血管構築は周囲との差に乏しいことが多い．

治療 ESD

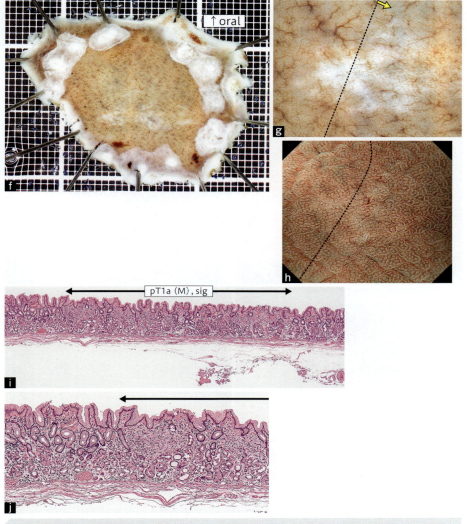

ESD病理所見はsignet-ring cell carcinoma, pT1a (M), 9×6 mm, Ly0, V0, pHM0, pVM0で, 内視鏡的根治度A (eCuraA) と診断した. 豊富な粘液を有する印環細胞癌が萎縮のない胃粘膜の腺頸部を中心に密在している. 間質反応を伴わず, 表層の腺窩上皮および上皮下血管網の構築にほぼ影響を与えていないことが切除検体の実体顕微鏡像および病理像からわかる.

まとめ

H. pylori 未感染胃の印環細胞癌は胃底腺と幽門腺の境界領域である胃角前庭部に好発する. 大部分が粘膜癌で診断され, 萎縮のない粘膜を背景に白色調平坦病変を呈することから, その診断は白色光観察が基本である. NBI観察ではより明瞭な白色調を呈し, 診断の補助となり得る. NBI拡大観察では白色の窩間部が特徴であり, 腺頸部を中心とした粘膜固有層浅層に局在する粘液豊富な印環細胞癌を反映する. 腫瘍が腺頸部に限局する病変の表面構造は周囲と同一であり, 腫瘍量が増して上皮下に及ぶ病変では腺窩の深さや配列に乱れが生じ, 微細表面構造, 微小血管構築像も不整となる.

（吉村大輔, 吉村理江）

胃・十二指腸

20 通常型腺癌（分化型，O-Ⅱc，fine network pattern）

部位：胃体中部小彎後壁，15 mm 大　　●NBI

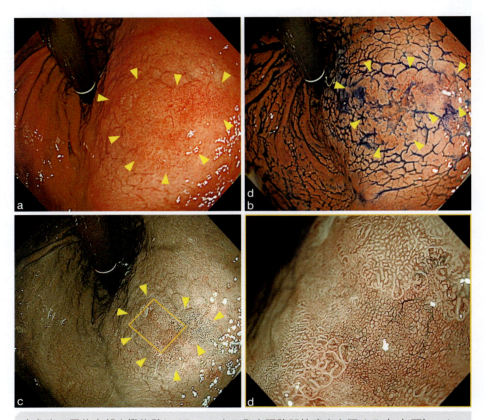

白色光で胃体中部小彎後壁に 15 mm 大の発赤調陥凹性病変を認める（a 矢頭）．インジゴカルミン散布により，病変の発赤陥凹および正常粘膜との境界が明瞭となる（b 矢頭）．NBI で病変は褐色調を呈し，周囲との色調差を認める（c 矢頭）．NBI 拡大観察では，陥凹部に fine network pattern の微小血管構築像を認め，分化型癌を疑う所見である（d）．

Check Point

- 白色光と NBI の中遠景観察では，背景胃粘膜と病変の色調差に注意して観察し，病変を同定する．
- インジゴカルミン散布により，陥凹面と色調差から病変の範囲を推定する．
- NBI 拡大観察では，まず弱拡大で全体を観察し，病変の境界を確認する．続いて陥凹部を強拡大し，微小血管構築像と微細表面構造を確認する．

治療 ESD

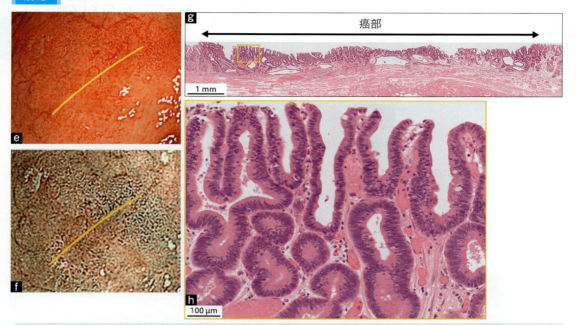

病理組織診断は M，Less，35×30 mm，Type 0-IIc，16×10 mm，tub1，pT1a（M），pUL1，Ly0，V0，pHM0，pVM0．癌細胞の核は紡錘形ないし楕円形で一部に杯細胞分化がみられ，構造異型に乏しい低異型度腸型（高分化）腺癌である．

まとめ

典型的な陥凹型分化型癌は萎縮や腸上皮化生のある背景粘膜に発生し，領域性のある発赤調の陥凹性病変として認識されることが多い．その際，①陥凹面，②陥凹境界，③陥凹辺縁と周囲を詳細に観察する必要がある．それぞれの注目する点として，①は表面構造，色調，陥凹内隆起の有無，硬さ，②は境界が明瞭か否か，蚕食像や断崖状境界の有無，③は辺縁隆起やひだ集中の有無，ひだの性状，IIb進展の有無が挙げられる．NBI拡大観察では，"fine network pattern"はメッシュ様のネットワークを形成する微小血管構築像と定義されており，分化型癌の66％に認められると報告されている．

（栗原　渉，平澤俊明，高松　学）

文献

1) Nakayoshi T, et al：Magnifying endoscopy combined with narrow band imaging system for early gastric cancer：correlation of vascular pattern with histopathology (including video). Endoscopy 2004；36：1080-1084
2) 皆川武慶，他：早期胃癌（0-IIc 高分化型腺癌）．消化器内視鏡 2016；28：1294-1295

胃・十二指腸

21 通常型腺癌（分化型, O-Ⅱc, VEC pattern）

部位：前庭部小彎, 25 mm 大

NBI

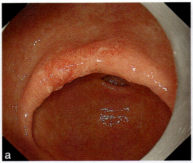
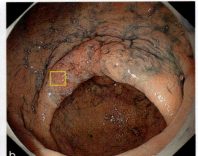

前庭部小彎に 25 mm 大の粘液の付着が目立つ発赤陥凹性病変を認める（a）. インジゴカルミン散布後観察で陥凹内部は大小不同の微細顆粒状を呈している（b）.

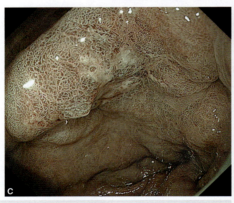
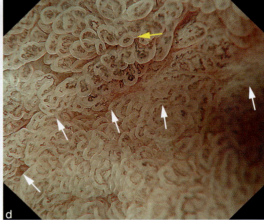
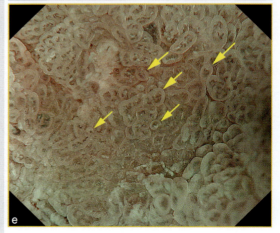

病変を NBI 併用非拡大観察すると，病変全体に類円形の腺窩辺縁上皮に囲まれた窩間部が観察される（c）. 病変肛門側を最大倍率で拡大観察すると周囲粘膜と病変との間に明瞭な demarcation line（DL）を認める（d 白矢印）. 病変内の微小血管構築像について，個々の微小血管は閉鎖性のループ状の形態を呈し，形状は不均一，配列不規則，分布は非対称で irregular microvessel（MV）pattern と判定する. 表面微細構造について，腺窩辺縁上皮は正円形から類円形の形態を呈し，形状不均一，配列不規則，分布非対称であり，irregular microsurface（MS）pattern と判定する. また，正円形の腺窩辺縁上皮に囲まれた円形の窩間部上皮下に血管を認める所見，いわゆる vessels within epithelial circle（VEC）pattern（円形上皮内血管パターン）が観察される（d, e 黄矢印）[1]. 以上 VS classification system より，irregular MV pattern plus irregular MS pattern with a DL（VEC pattern＋）と判定し，癌と診断可能である. 病変前壁側（b 黄四角）では VEC pattern を呈する大小不同の腫瘍腺管が目立つ（e 黄矢印）.

治療 ESD

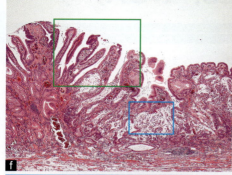

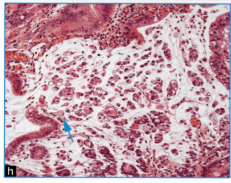

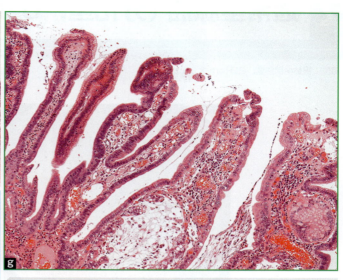

病理組織診断名はadenocarcinoma（pap＞tub1＋tub2＞por＞sig），0-Ⅱc，pT1a（M），Ly0，V0，pH0，pVM0であった．なお，VEC patternを認めた領域には乳頭状構造を示す癌腺管が増殖し（f），粘膜固有層内で脱分化し，同部に印環細胞癌や低分化腺癌（h矢印）が併存している．

Check Point

- VEC pattern陽性と判定するために，腺窩辺縁上皮は整った正円形を呈し，かつ，全周性に欠けることなくトレースできる必要がある．トレースできない場合，病理組織学的に乳頭状構造ではなく，管状構造を呈していることが多い．
- VEC patternは良悪性を問わず，組織学的に乳頭状構造を反映する所見であり，癌に特異的な所見ではない．しかし，分化型癌をNBI拡大観察する際に，乳頭状構造を有する癌と管状腺癌とを鑑別する指標となり得る．

まとめ

NBI併用拡大観察により視覚化される正円形の上皮は，病理組織学的に乳頭状構造を縁取る腺窩上皮に対応し，円形上皮内の微小血管は，病理組織学的に上皮下の間質に増生した血管に対応している．VEC pattern陽性早期胃癌は陰性胃癌と比較して未分化型癌の混在や粘膜下層浸潤を認める頻度が高いとの報告[2]もあり，VEC patternは術前に高い悪性度を予測し得るマーカーとなる可能性がある．

（金光高雄，八尾建史，二村　聡）

文献

1) 八尾建史：第13章5．特異な拡大内視鏡像を呈する症例．胃拡大内視鏡．日本メディカルセンター，172-178，2009
2) Kanemitsu T, et al：The vessels within epithelial circle（VEC）pattern as visualized by magnifying endoscopy with narrow-band imaging（ME-NBI）is a useful marker for the diagnosis of papillary adenocarcinoma：a case-controlled study. Gastric Cancer 2014；17：469-477

胃・十二指腸

22 通常型腺癌（分化型，O-IIc，WGA）①

部位：胃体中部後壁，20 mm 大　　NBI

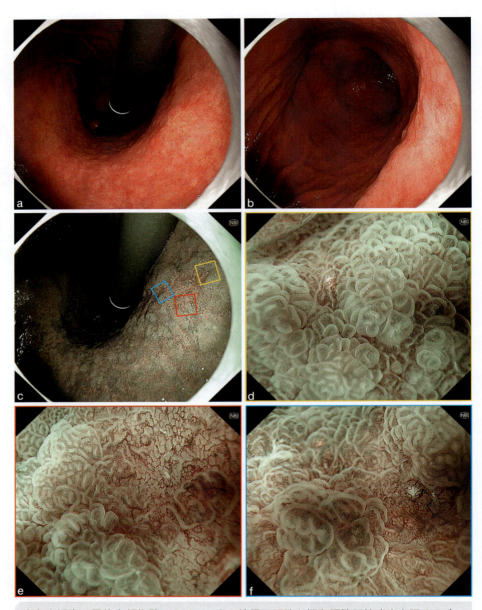

白色光観察で胃体中部後壁に 20 mm 大で境界不明瞭な褪色調陥凹性病変を認める（a, b）．また病変内には白色の点状所見が散在している．NBI 拡大観察を行うと，明瞭な demarcation line（DL）を同定でき，病変内部の microvascular（MV）pattern と microsurface（MS）pattern のいずれもが irregular であることから癌と診断できる（c～f）．また病変内には white globe appearance（WGA）が散在しており（d, f），癌という内視鏡診断の確信度を高めることができる．また WGA の一部は白色光観察で視認された白色の点状所見と同一のものであることも確認できる．

治療 ESD

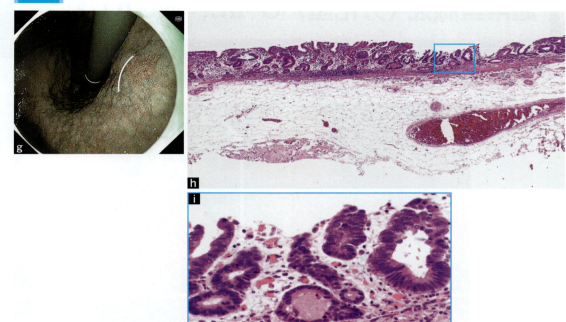

病理組織診断は 0-IIc, 20×8 mm, tub1, pT1a (M), pUL0, Ly0, V0 であった．高分化腺癌の中には好酸性壊死物質が貯留した拡張腺管が散在している．これは胃癌に特異的な組織学的マーカーとして報告されている IND (intraglandular necrotic debris) の所見であり，この中で粘膜浅層に存在するものが内視鏡観察では WGA として視認される (h, i)．

Check Point

- WGA の判定には NBI 拡大観察で，①球形であることを反映して白色の程度が辺縁から中心に向かうにつれて強くなること，②胃上皮と上皮下毛細血管の下に存在することを反映して微小血管がその上に存在すること，の 2 点を確認する．
- WGA は NBI 拡大観察で判定される白色球状所見であるが，非拡大観察でも白色の点状所見として視認できることがある．

まとめ

胃病変に対する質的診断の基本は，NBI 拡大観察を用いた MESDA-G であるが，その診断の補助として WGA は有用である．すなわち WGA の存在は，胃癌を非癌病変から鑑別する際の正診割合が 69.1%，感度が 21.4%，特異度が 97.5%と報告されており[1]，その高い特異度から胃癌診断の確信度を高めることが可能となる．

(吉田尚弘)

文献

1) Yoshida N, et al：White globe appearance is a novel specific endoscopic marker for gastric cancer：A prospective study. Dig Endosc 2016；28：59-66

胃・十二指腸

23 通常型腺癌（分化型，O-Ⅱc，WGA）②

部位：胃体中部小彎，15 mm 大　　　　　　　　　　　　　　TXI　NBI

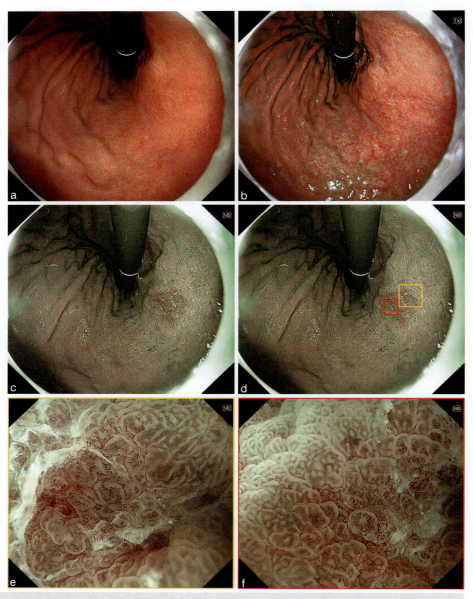

胃体中部小彎の粘膜は全体的に発赤調で凹凸不整が目立つが，白色光観察では腫瘍性病変の視認は困難である（a）．TXI 観察では，15 mm 大の陥凹性病変が視認できるようになる（b）．病変は陥凹に一致した明瞭な境界を有しており，色調は周囲に比べてやや褪色調である．NBI 非拡大観察では，周囲の緑色の粘膜に比べて茶褐色な領域として描出される（c）．NBI 拡大観察を行うと，明瞭な demarcation line（DL）を同定でき，病変内部の microvascular（MV）pattern と microsurface（MS）pattern のいずれもが irregular であることから癌と診断できる（e, f）．また内部には white globe appearance（WGA）も認める（f）．

治療 ESD

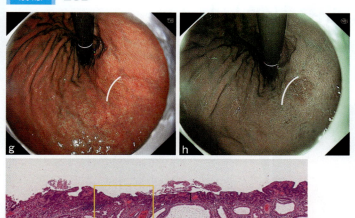

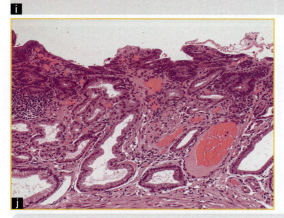

病理組織診断では，Type 0-IIc, 13×11 mm, tub1, pT1a (M), pUL0, Ly0, V0であった．陥凹に一致した範囲に腸型の高分化異型腺管の増殖を認める．

Check Point
- 白色光観察で非腫瘍と断言できないような胃粘膜に対しては，非拡大の画像強調観察を追加する．
- TXI観察では周囲との色調と構造の差が明瞭となること，NBI非拡大観察では周囲との色調の差が明瞭となることで，胃病変の発見が容易になることがある．
- 胃病変が発見された場合はNBI拡大観察を追加し，MESDA-Gを用いた質的診断を行う．

まとめ

胃病変の質的診断においては，拡大観察を併用した画像強調観察法の有用性が証明されており，MESDA-Gとして普及している．胃病変の発見に関しても，内視鏡機器の進歩に伴い，画像強調観察法の有用性が認識されつつある．本症例では，TXIとNBIともに白色光観察よりも胃癌の発見に有用であった．白色光観察で腫瘍の存在が疑われる胃粘膜や，胃癌のリスクの高い症例に対しては，積極的に非拡大の画像強調観察を追加したい．

（吉田尚弘）

24 通常型腺癌（除菌後胃癌）①

胃・十二指腸

部位：胃体中部小彎，15 mm 大　　　LCI　BLI

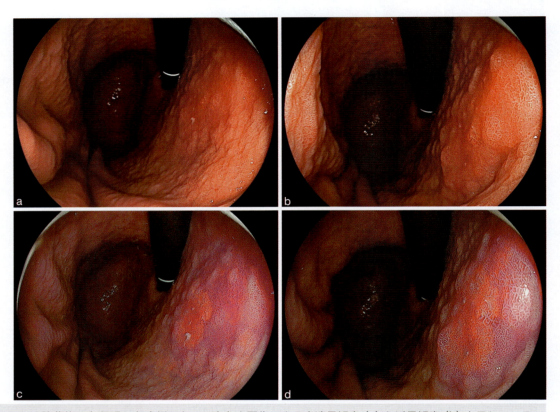

H. pylori 除菌後 4 年経過した症例である．白色光画像による中遠景観察（a）と近景観察（b）を示している．胃体中部小彎に発赤し，やや陥凹した領域が広がっている．陥凹部の色調は比較的均一であり，除菌後の地図状発赤のようにみえる．一部に小さな結節状の隆起を伴っている．生検するにしても陥凹内でその部位を絞ることはできない．
LCI 画像による中遠景観察（c）と近景観察（d）を示している．地図状発赤内の色調変化は，口側の 15 mm のオレンジレッド（dark orange）と肛門側の紫色に明瞭に区別され，その境界を確認できる．周囲の前壁側の萎縮粘膜は薄いオレンジ色（light orange）を示している（c）．オレンジレッドは高分化腺癌，紫色は腸上皮化生，light orange は萎縮性変化と内視鏡的に診断できる．典型的な陥凹型腸上皮化生に伴う高分化腺癌の画像である．

Check Point

- LCI による早期胃癌の色調パターンは orange and purple pattern と dark and light orange pattern に分けられる．
- 濃いオレンジ色（dark orange color）の胃癌は紫色の腸上皮化生に囲まれており，癌の一部は薄いオレンジ色（light orange color）の萎縮粘膜に隣接している．
- 地図状発赤の詳細な診断は困難である．その大部分は腸上皮化生であるが，鑑別に LCI は有用である．

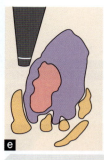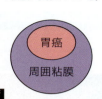

前記（c）の画像のシェーマを示す（e）．紫の腸上皮化生とオレンジレッド（dark orange）の早期胃癌である．周囲のオレンジ色は薄く（light orange）なっている．LCIによる早期胃癌の色調パターンは主にorange and purple pattern（f）とdark and light orange pattern（g）に分けられ，2つのパターンが混在したような症例もみられる．この症例ではオレンジ色（dark orange）の早期胃癌の周囲粘膜には紫色および薄いオレンジ色（light orange）粘膜がみられる．

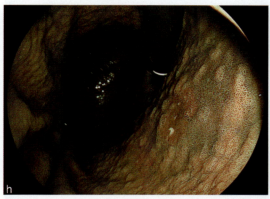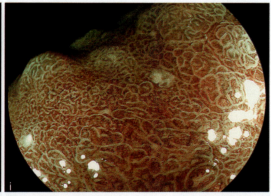

BLIの遠景観察では陥凹部は緑色と茶色に区別して認められる（h）．拡大観察では腺窩辺縁上皮を形成するwhite zoneが不整に並んでおり，大小不同が顕著である．white zone内に不整な血管がみられる．高分化腺癌の所見である（i）．

治療　ESD

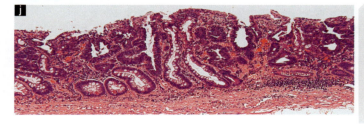

ESD後の病理組織診断は，well-differentiated adenocarcinoma（tub1）>moderately-differentiated adenocarcinoma（tub2）pT1a, Ly0, V0, pHM0, pVM0を呈していた．高分化管状腺癌が主体となって広がっており，粘膜内に限局していた（j）．

まとめ

本例はLCI所見では紫色粘膜に囲まれたオレンジ色の癌である．地図状発赤の内視鏡診断は難しいといわれてきた．その多くは腸上皮化生で占められており，白色光画像による腸上皮化生診断の感度は6～13％ときわめて低い．したがって，胃癌と腸上皮化生の鑑別は生検による組織学的診断に頼るしかなかった．しかし，白色光画像で癌が存在する生検部位は正確に捉えられるとはかぎらない．LCIは，オレンジ色の癌と紫色の腸上皮化生を色調で明確に区別するため，地図状発赤の鑑別診断には有用である．BLI観察でも茶色の癌と緑の腸上皮化生の鑑別に有用である．

（大澤博之）

胃・十二指腸

25 通常型腺癌（除菌後胃癌）②

部位：胃体中部前壁，30 mm 大　　　LCI・BLI

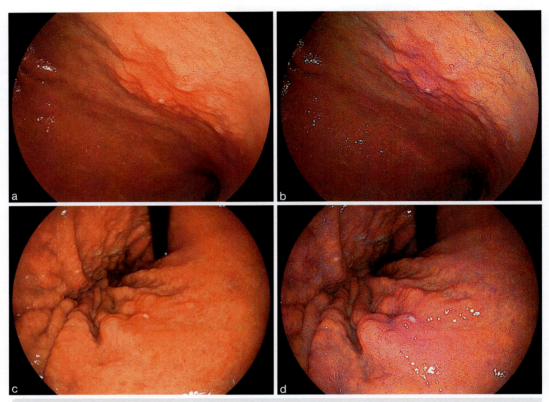

H. pylori 除菌後 5 年経過した症例である．白色光画像による中遠景の見下ろし画像（a）と見上げ画像（c）を示している．胃体中部前壁に発赤した陥凹性病変を認める．周囲のひだが一部集中している．周囲粘膜との境界は比較的明瞭であり，形態から陥凹型の早期胃癌（0–IIc）の所見である．
LCI 画像の中遠景の見下ろし画像（b）と見上げ画像（d）では周囲粘膜はオレンジ色で腸上皮化生の所見はみられない．一方，陥凹部では全体に紫色を呈しており，形状が不整形であることから陥凹型腸上皮化生にはみえない．白色光画像で診断したように早期胃癌と考えればオレンジ色を呈する高分化腺癌とは異なる組織像が推定され，分化度が低い癌の可能性がある．空気量の多い見下ろし画像では周囲粘膜との境界は明瞭である．

Check Point

- 周囲粘膜には紫色はみられない．癌部が紫色である．
- 白色光画像で赤味が強い早期胃癌には中分化腺癌が混在していることがある．
- LCI 観察では早期胃癌の色調は orange white, pure orange, near red, purple の色調に分けられる．
- orange white, pure orange の色調を呈する胃癌は組織学的に高分化腺癌であり，紫色を呈する胃癌には中分化腺癌が主であることが多い．

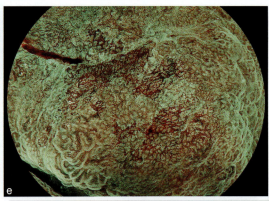
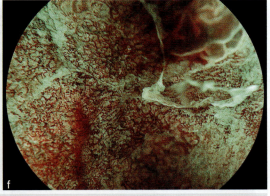

BLI拡大観察ではfine network patternにみえる部位（e）とnetworkが崩れて不明瞭になっている部位（f）がみられる．特にfの6時方向から11時方向ではnetworkはみられない．これは，病理学的に癌腺管が表面まできれいには伸びていないことを示唆している．このような拡大内視鏡画像所見とLCI観察による紫色主体の色調を考慮すれば中分化腺癌が混在していると考えるべきである．

治療　ESD

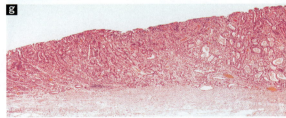
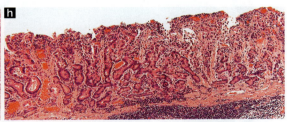

ESD後病理組織診断は，moderately-differentiated adenocarcinoma (tub2) ＞ well-differentiated adenocarcinoma (tub1)，pT1a，Ly0，V0，pHM0，pVM0を呈していた．中分化腺癌主体の管状腺癌であった．gの40倍拡大の病理画像の中心部には癌腺管が表層近傍には全くみられず，分化度が低いと考えられる．hの100倍拡大の病理画像でも癌腺管は表層までは伸びていない．さらに癌腺管同士があたかも手をつなぐように不規則に分岐・融合しながら，粘膜の中間層を中心に広く進展している．いわゆるtub2手つなぎ状腺管癌と考えられる．

まとめ

手つなぎ型腺管癌を伴う胃癌の診断は難しいが，未分化癌へ移行しやすいともいわれているので注意が必要である．内視鏡所見で中分化腺癌を疑う所見があれば有用と考えられる．本例ではLCI観察で癌部が紫色を呈しており，中分化腺癌を念頭に精査を進めていった．拡大画像でも粘膜表面のsurface patternは不明瞭であり，少なくとも癌全体が高分化腺癌という所見ではなく，中分化腺癌を主体とする病変である．LCIは410 nmと450 nmの発光強度比が高く，このような短波長による色調は癌の浅層の腺管密度に影響されやすい．LCI観察による胃癌の色調は，分化度をある程度反映している可能性がある．

（大澤博之）

胃・十二指腸

26 通常型腺癌（除菌後胃癌）③

部位：胃体中部小彎，15 mm 大　　　　　　　　　　　　　LCI・BLI

本症例は除菌歴はないが，*H. pylori* 検査は陰性であり偶然除菌後の症例である．胃体中部小彎の萎縮粘膜内に 15 mm 大の境界が比較的明瞭で一部に自然出血を伴う発赤調 0-Ⅱc 病変を認める（a）．LCI 観察は白色光よりも発赤陥凹の赤みがより強調され視認性が向上している（b）．BLI 観察では，病変は領域を有する light brown に描出される（c）．BLI 弱拡大観察（d）で病変の後壁側の demarcation line（DL）を観察すると境界は明瞭であり，病変の周囲には均一な腺開口部所見を認めた．病変内部は蜂巣状の network 血管を認め腺開口部も観察され典型的な高分化管状腺癌と考えられる（d）．

Check Point

- LCI 観察は白色光より色差を拡張させ分化型腺癌の視認性を向上させる．
- BLI 非拡大観察では早期胃癌は light brown の色調に観察されることが多く発見の一助となる．
- BLI 拡大観察では出血に注意し病変の辺縁に黒フードを当て全周性に demarcation line を同定する．

治療 ESD

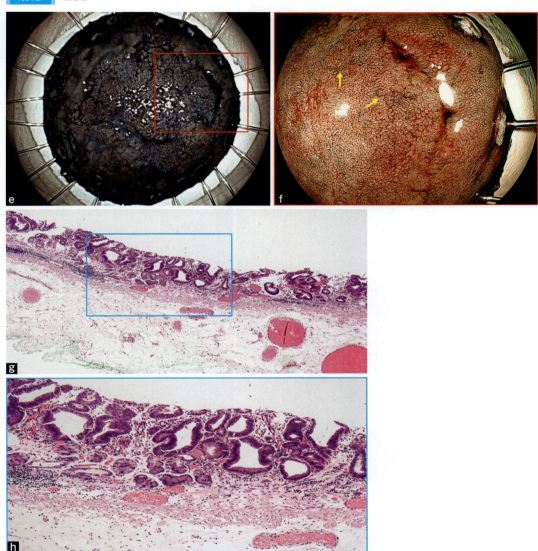

病理組織診断は，well differentiated tubular adenocarcinoma（tub1＞tub2），pT1a（M），pUL0，Ly0，V0，pHM0，pVM0 であった．腫瘍細胞が不整形腺管を形成しながら増生するが腺管構造は明瞭で，腺開口部が観察され BLI 拡大観察像に一致する組織像である（g，h）．切除後の検体の BLI 観察で病変内に横走するシアン調の血管（矢印）を認め（f），腫瘍腺管の腺窩が浅いことで固有層内の拡張した血管が観察されたと考えられた．

まとめ

偶然除菌後を含む H. pylori 既感染胃粘膜症例の早期胃癌を発見するコツは，萎縮領域内と萎縮と胃底腺が混在する中間帯を詳細に観察することである．本症例も肛門側には萎縮，腸上皮化生を認めたが後壁側では BLI 観察で示したように萎縮のない胃底腺が拡がっており中間帯に発生した癌であった．自然出血を伴っている病変は異型度が高い病変や分化度の低い病変が多いため，拡大観察をする際はいきなり病変内を観察せずに出血に注意し病変の辺縁から観察しなければならない．

（小刀崇弘，岡 志郎）

胃・十二指腸

27 通常型腺癌（除菌後胃癌）④

部位：胃体中部小彎後壁，35 mm大　　　NBI

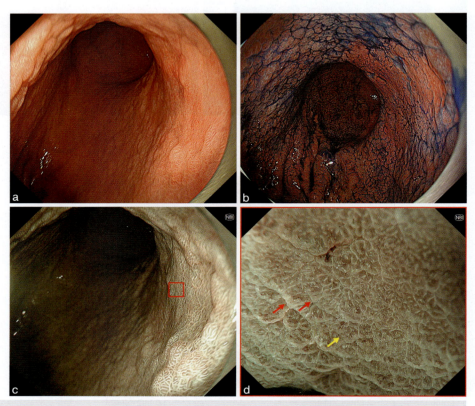

本症例は H. pylori 除菌後1年以内に発見された分化型早期胃癌である．胃体部前後壁に萎縮粘膜の拡がりを認め後壁側は一見，地図状発赤にもみえるが前壁側と比べ非対称性で，さらにわずかに陥凹を伴っていることや陥凹内の色調が不均一であることから腫瘍性病変を考える（a）．インジゴカルミン散布像は，周囲粘膜の粗大な胃小区は病変内では認められず微細表面構造を呈する．境界は大彎側で不明瞭である（b）．NBI 観察では周囲粘膜よりも brownish な領域として認識される（c）．病変内の浸水下 NBI 拡大観察（d）では微小血管構築像は視認できないが，細かい微細表面構造が観察され，弧状の腺窩辺縁上皮の幅は一つ一つが不均一であり，癒合している部位もある（黄矢印）．腺窩辺縁上皮の外側には light blue crest が観察される（赤矢印）．

Check Point

- 白色光で境界が不明瞭な地図状発赤類似の病変を発見するには，胃体部前後壁の左右の非対称性に気づけるかである．
- インジゴカルミン散布像は古典的な画像強調観察法であるが，腫瘍非腫瘍の表面構造の違いが認識しやすくなる．
- NBI 拡大観察で微小血管構築像が視認できない場合は，微細表面構造による整，不整を評価する必要がある．
- 腺窩辺縁上皮が弧状か円形か，個々の形態は均一か不均一か，など一つ一つ非腫瘍部と比べることで癌と診断することが可能となる．

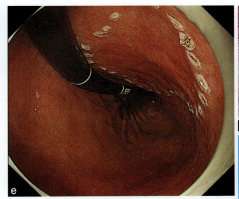
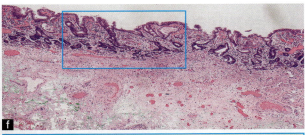
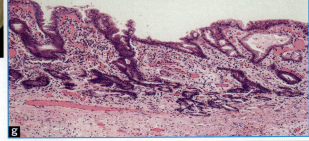
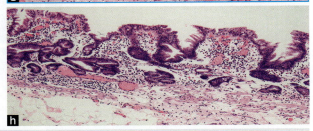

マーキング後の白色光観察で境界は不明瞭である（e）．病理組織診断は，well differentiated tubular adenocarcinoma（tub1＞tub2），pT1a（M），pUL1，Ly0，V0，pHM0，pVM0であった．不整形の腺管を形成した腫瘍細胞が主に粘膜固有層の深層で手つなぎ様に増生する像もみられ，表層部の異型のほうが低かった（f，g）．腫瘍表層の腺窩上皮は一部で鋸歯状の形態を呈していた（h）．

まとめ

本症例は除菌前には指摘されていなかった病変であり，除菌により周囲の炎症が取れた結果，認識できるようになった可能性が高い．組織学的に腫瘍表層の異型が低く，非腫瘍も混在するような分化型腺癌であり，固有層深部で手つなぎ様の所見も認めた．このような癌はNBI拡大観察を用いても側方範囲診断が困難なケースもあるため必要に応じて陰性生検を行うことも大切である．

（小刀崇弘，岡 志郎）

胃・十二指腸

28 通常型腺癌（除菌後胃癌）⑤

部位：前庭部大彎，8 mm 大

LCI ・ BLI

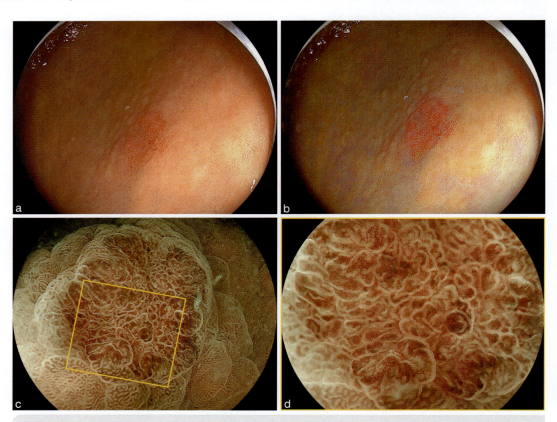

萎縮を伴う背景粘膜に 8 mm 大の淡い発赤調の陥凹性の領域を認めるが，白色光で境界はやや不明瞭である（a）．LCI では背景粘膜の腸上皮化生部がまだらにラベンダー色に観察され，腫瘍部は赤色〜オレンジ色に強調され境界明瞭である（b）．BLI 拡大観察では，管状〜畝状の大小不同の表面構造が観察され irregular microsurface (MS) pattern（c），また，微小血管構築像は拡張・蛇行・方向性不同を伴い，irregular microvascular (MV) pattern（d）と判断した．demarcation line (DL) は明瞭であり，MESDA-G から早期胃癌と診断される．

Check Point

- H.pylori 除菌後胃癌は背景の萎縮粘膜の発赤調の陥凹性病変であることが多く，白色光観察ではわずかな発赤や陥凹に注意が必要である．
- LCI では腫瘍がオレンジ/赤色に観察され，背景粘膜の淡い紫色やラベンダー色の腸上皮化生との色調のコントラストが強調され腫瘍がより明瞭に観察される．
- 癌が疑われた場合は BLI 拡大観察で MESDA-G に沿って診断を行う．

治療　ESD

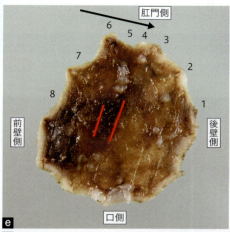
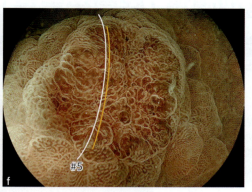
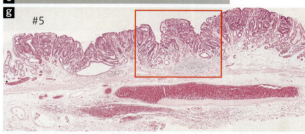

病理組織診断はadenocarcinoma, tub1, Ly0, V0, pHM0, pVM0. 胃粘膜中層から表層を主体に, 楕円形から卵円形の核を持つ異型円柱上皮が管状に増殖している (h). 腺癌 (tub1) であり, 癌は粘膜層にとどまっていた (g).

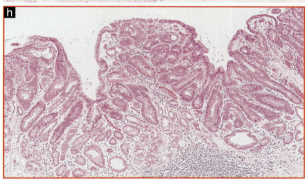

まとめ

除菌後胃癌は萎縮粘膜に発生する陥凹性腸上皮化生粘膜と類似することがあるが, IEEを併用することで, 存在診断や境界診断がより可能となる. BLI拡大観察を行うことで, 詳細な微細表面構造や微小血管構築像による組織診断が有用である.

（瀬谷真由子, 土肥　統）

胃・十二指腸

29 通常型腺癌（除菌後胃癌）⑥

部位　胃体上部前壁側，30 mm 大　　　　　　　　　　　　　　　　NBI

中等度の背景粘膜萎縮を示す，胃体上部前壁の萎縮境界部に，30 mm 大の軽度発赤調の 0-IIc 型病変を認めるが（矢印），周囲粘膜と比較して色調差や高低差が少ないため，認識が困難である（a）．インジゴカルミン散布でも，粘膜模様の不整は認識できるが，境界は不明瞭である（b）．

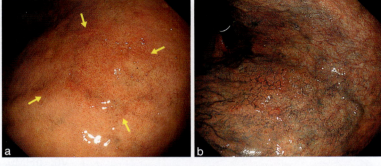

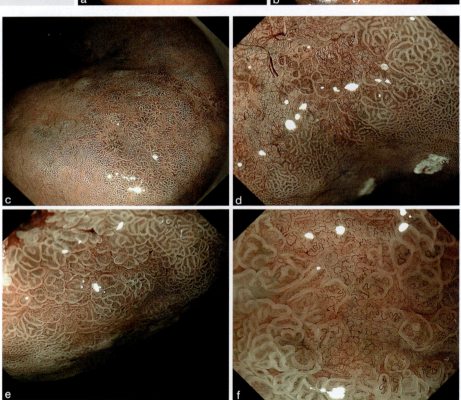

NBI 観察では，非拡大であっても，色調と微細表面構造の変化により，病変の境界が認識しやすい（c）．NBI 拡大観察では不整な微小血管構築像（irregular MV）を認め，質的診断が可能である（d）．病変に隣接する非腫瘍性粘膜表層の腺窩上皮が類円形の顆粒状構造を示し，連続して病変部に進展するため境界がわかりづらい部分もある（e）．顆粒状構造が不明瞭な部分では，不整な網目状の微小血管構築像が観察可能である（f）．

治療　ESD

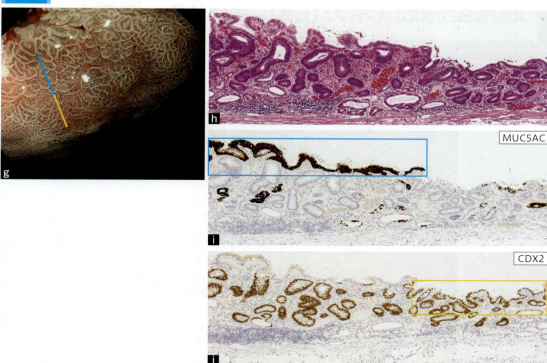

病理診断は adenocarcinoma（tub1），pT1a（M），pUL0，Ly0，V0，pHM0，pVM0．病変辺縁部の境界がわかりづらい部分（g 青線）には，MUC5AC 陽性の胃型形質を示す非腫瘍性上皮の被覆・混在を認める（i 青枠）．一方，顆粒状構造が不明瞭な部分（g 黄線）では，CDX2 陽性の腸型形質を示す腫瘍腺管が最表層に露出しており（j 黄枠），IEE 拡大所見とよく合致する．

Check Point

- 白色光および色素（インジゴカルミン）散布では，拾い上げ診断および境界診断が困難である．
- NBI 観察では，非拡大でも病変の認識が容易となり，拡大観察で不整な微小血管構築像をとらえる．
- NBI 強拡大観察によって，病変辺縁部に胃炎類似所見を示す場合もあるため注意する．

まとめ

胃炎類似所見を示す除菌後胃癌は，低異型度高分化型癌が多い．中等度の背景粘膜萎縮例の萎縮領域や境界領域で発見されやすい．周囲との色調差や高低差が少ないため，白色光観察による病変の認識が難しいが，NBI では境界の認識が容易となる．病変内に周囲と同様の顆粒状構造が連続してみられ，境界がわかりづらい病変は，病変辺縁部に存在する非腫瘍性上皮の被覆・混在が影響している．これに対して，病変中央部では，腫瘍腺管が表層部に露出し特有の不整な微小血管構築像を同定することが可能である．

（小林正明）

29 通常型腺癌（除菌後胃癌）⑥　165

胃・十二指腸

30　通常型腺癌（未分化型，O-Ⅱc，褪色）

部位：胃体中部前壁，15 mm大　　　　　　　　　　　　　　　　NBI

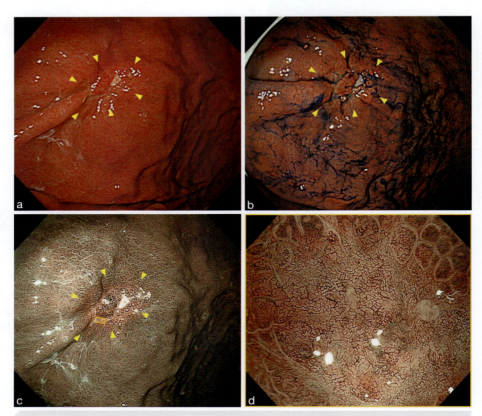

白色光で胃体中部前壁に15 mm大の褪色調陥凹性病変を認める（a 矢頭）．中央に発赤調の再生上皮とびらんを伴っている．また，周囲にひだの集中を認める．インジゴカルミン散布により，病変の陥凹および周囲との境界が明瞭となる（b 矢頭）．NBIでは褐色調を呈し，周囲との色調差を認める（c 矢頭）．NBI拡大観察では，陥凹部に一致してcorkscrew patternの不整な微小血管を認め，未分化型癌を疑う所見である（d 黄枠）．

Check Point

- 白色光で背景胃粘膜との色調差に注意して褪色域を同定する．
- インジゴカルミン散布により病変の凹凸をとらえ，病変の範囲を推定する．
- NBI拡大観察では，まず弱拡大で全体を観察し，病変の境界を確認する．続いて，陥凹部を強拡大し，微小血管構築像と微細表面構造を確認する．

治療 幽門側胃切除術

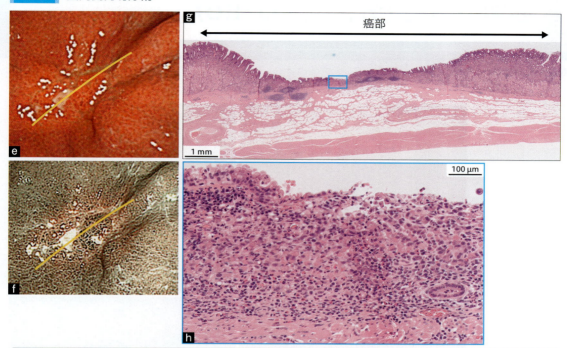

病理組織診断はM，Ant，Type 0-Ⅱc，17×9 mm，por＞sig，pT1a（M），pUL0，Ly0，V0，Pn0，pPM0（34 mm），pDM0（166 mm）．病変部は，粘膜全層性に印環細胞癌を主体とする未分化型腺癌の増殖をみる（病理画像を提示した部位は印環細胞癌が多い領域）．

まとめ

未分化型癌は胃底腺領域の腺頸部から発生し，粘膜中層を水平方向に浸潤していく．発生初期で癌細胞が粘膜中層のみに存在する場合，非腫瘍腺管は保たれているが減少し，NBI拡大観察では窩間部の開大の所見を呈する．癌細胞が表層近くまで拡がると，腺管はさらに減少・不明瞭化し，NBI拡大観察では微細表面構造内に拡張および蛇行した血管を認めるweavy-micro vesselの所見を呈する．癌細胞が全層まで拡がると，腺管構造は完全に破壊され，NBI拡大観察では微細表面構造が消失し，corkscrew patternの不整微小血管所見を呈する．

（栗原　渉，平澤俊明，高松　学）

文献
・Horiuchi Y, et al：Accuracy of diagnostic demarcation of undefferentiated-type early gastric cancers for magnifying endoscopy with narrow-band imaging：endoscopic submucosal dissection cases. Gastric Cancer 2016；19：515-523

胃・十二指腸

31 通常型腺癌（分化型，O-IIc）

部位：胃前庭部前壁，小彎

TXI・NBI

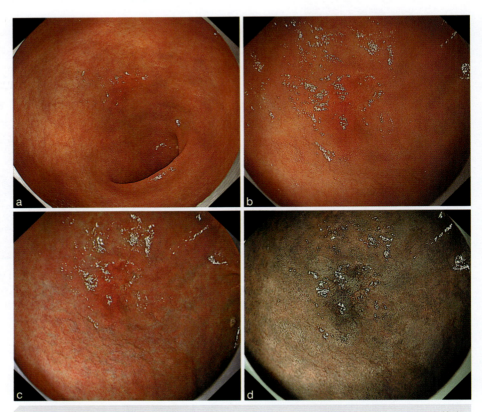

H. pylori 現感染で，背景粘膜は C-III（木村・竹本分類）の萎縮性胃炎である．胃前庭部前壁から小彎に，発赤調の陥凹性病変を認める（a, b）．おおむね境界明瞭，辺縁は不整であり，早期胃癌を疑う．TXI モード 1 では，発赤が強調され色調差がより明瞭に観察される（c）．NBI では brownish area として認識され（d），いずれの modality においても病変の認識は可能である．

Check Point
- 白色光，NBI，TXI，いずれの modality においても病変の認識は可能であった．
- NBI 併用拡大観察では，病変外から弱拡大で近接し demarcation line（DL）を同定し，慎重に病変内に近接し強拡大での観察を行い，微小血管構築像や微細表面構造の観察を行う．

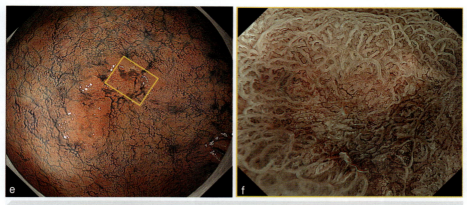

インジゴカルミンを散布することにより病変の範囲はより明瞭となる (e). NBI 併用拡大観察では DL が同定され, irregular microvascular (MV) pattern, irregular microsurface (MS) pattern を認め癌と診断できる (f). 内視鏡診断は前庭部前壁, 15 mm, 0-IIc, cT1a (M), cUL0 で ESD を行った.

治療　ESD

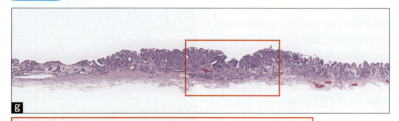

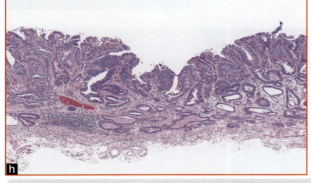

病理組織診断は well to moderately differentiated tubular adenocarcinoma (tub1＞tub2), pT1a (M), UL0, Ly0, V0, pHM0, pVM0. 陥凹に一致して腫瘍を認め, 腫瘍は粘膜筋板に浸潤するが粘膜下層への浸潤は認めなかった. 一部に腺管癒合を呈する中分化腺癌を伴っていた. 背景粘膜は萎縮粘膜である.

まとめ

Type 0-IIc 型の分化型腺癌は, 早期胃癌の中でも最も頻度が高い形態であり, 発赤調を呈することが多い. TXI は構造や色調が明瞭になり発赤をより明瞭にとらえられるため, 病変の発見に有用である場合がある. しかし症例によりさまざまであるため, 早期胃癌の発見のためには, 白色光を基本として, NBI, TXI やインジゴカルミン散布といった各 modality を必要に応じて使用することが重要である. また, NBI 併用拡大観察は, 質的診断, 範囲診断ともに有用であり, 早期胃癌の治療前診断に重要である.

（山﨑嵩之, 阿部清一郎）

32 通常型腺癌（O-Ⅱc＋Ⅲ）

部位：胃体下部前壁

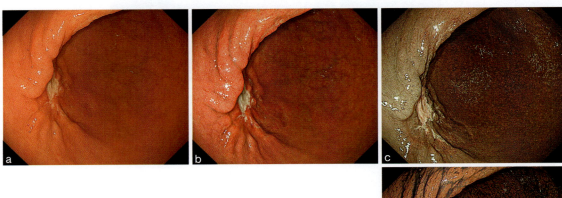

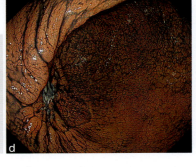

胃体下部前壁にひだ集中を伴う軽度発赤調の陥凹性病変を認める（a）．陥凹の前壁側には白苔がみられ，ひだは同部位に向けて集中している．TXI モード1 では発赤がより目立ち，陥凹の境界も白色光に比べ認識しやすい（b）．NBI では病変は brownish area として認識され，白苔は白色調である（c）．インジゴカルミン散布により明瞭な陥凹の境界を追うことが可能である（d）．境界明瞭，辺縁不整な陥凹面を認め，非拡大観察からも胃癌を強く疑う．

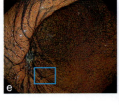
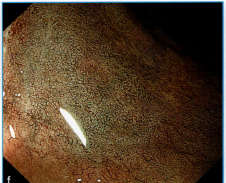
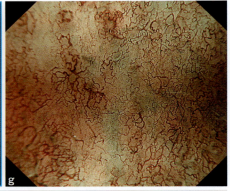

NBI 併用拡大観察で，病変の外側から弱拡大で近接すると demarcation line（DL）を認識でき，irregular microvascular（MV）pattern，absent microsurface（MS）pattern を認め癌と診断できる（f）．強拡大では，表面構造は消失しており，口径不同を呈し network の崩れた不整な血管を認め，低分化な腫瘍が疑われる（g）．

| 治療 | 幽門側胃切除術 |

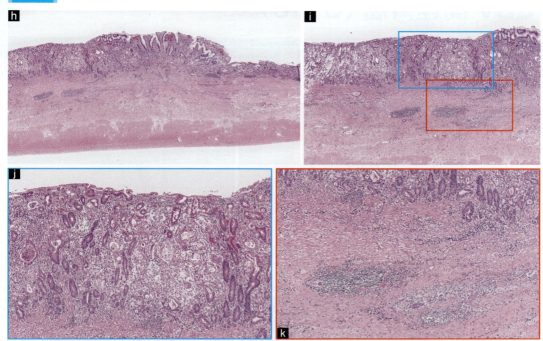

内視鏡診断は胃体下部前壁，50 mm，0-Ⅱc＋Ⅲ，UL1，cT1b（SM）で幽門側胃切除術を行った．病理組織診断は，signet ring cell and moderately differentiated tubular adenocarcinoma（sig＞tub2＞por2），pT1b（SM2：750 μm），pUL1，Ly1，V0，PM0，DM0．病変のひだ集中部には，粘膜筋板の断裂と粘膜下層の線維化があり，UL-Ⅱs の潰瘍瘢痕を認めた（h）．腫瘍最深部の表層からの浸潤距離は 750 μm であった（k）．

Check Point

- ひだ集中を伴っており，UL1 の胃癌と診断される．
- NBI 併用拡大観察では，まず弱拡大で病変の DL を同定し，慎重に出血に気を付けながら内部の強拡大を行う．
- インジゴカルミン散布により病変の境界がより明瞭となる．

まとめ

早期胃癌に合併する消化性潰瘍の有無は早期胃癌の治療方針に関わる重要な因子であり，明瞭なひだ集中があれば内視鏡的な診断は容易である．しかし，内視鏡診断が悩ましい症例や病理組織診断での潰瘍の有無と一致しないケースは珍しくない．Type 0-Ⅱc＋Ⅲ型では，0-Ⅲのコンポーネントでは腫瘍の認識が困難であるため，NBI 併用拡大観察時には 0-Ⅱc のコンポーネントを注意深く観察し，DL や微小血管構築像，微細表面構造を観察する．

（山﨑嵩之，阿部清一郎）

胃・十二指腸

33　EBV 関連胃癌（0-Ⅱc）

部位：胃体上部後壁，5 mm 大　　　　　　　　　　　　　　　　NBI

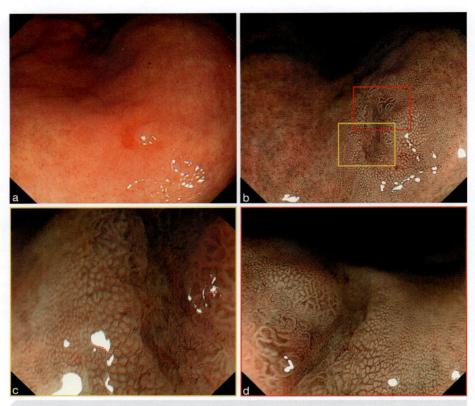

胃体上部後壁に 5 mm 大の軽度発赤調の不整型陥凹性病変を認める（a）．陥凹周囲に非腫瘍粘膜に覆われた隆起成分を伴っている（b）．NBI 拡大観察では，陥凹に一致して irregular microsurface（MS）pattern と構造が消失した部位を認める（c）．0-Ⅱc 型の早期胃癌と診断できる．生検診断は未分化型癌であった．

Check Point

- 白色光観察，色素（インジゴカルミン）散布，NBI 非拡大観察で不整型の陥凹性病変を認識する．
- NBI 弱拡大観察や色素（インジゴカルミン）散布で陥凹周囲の隆起成分には腫瘍の露出を認めないことが多い．
- NBI 強拡大観察で陥凹内を観察すると，不整な粘膜構造が確認される部位と，構造が消失した部位が混在する．

治療 外科的切除

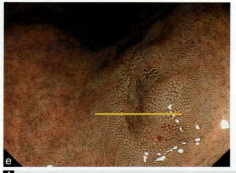

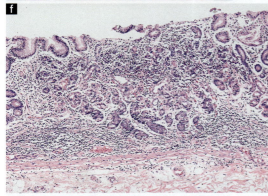 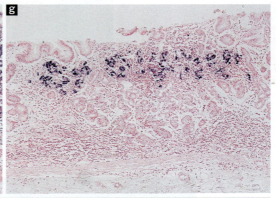

病理組織診断は carcinoma with lymphoid carcinoma，0-Ⅱc，pT1a (M)，Ly0，V0，pPM0，pDM0，N0，M0，Stage ⅠA であった．索状，小胞巣状に異型細胞が増殖しており，中～未分化型腺癌の所見である (f)．間質にはリンパ球浸潤が目立ち，癌は粘膜固有層に限局しており，腫瘍細胞の核に EBV-encoded small RNA-1 (EBER-1) のシグナルが観察された (g)．

まとめ

EBV 関連胃癌は胃体部から噴門部の陥凹を主体とした病巣が多く，陥凹の周囲に境界不明瞭な隆起を伴い，典型例では粘膜下腫瘍様の形態を呈する．早期癌ではやや境界不明瞭な 0-Ⅱc 型が多く，白色光観察では陥凹面の発赤が強く，NBI 拡大観察で陥凹面に一致して，粘膜構造の不整または消失と異型血管が認められ，通常の胃癌と同様に診断が可能である．著明なリンパ球浸潤を間質に伴う場合に EBV の検索がなされるが，粘膜内癌ではリンパ球浸潤の程度が弱い EBV 関連胃癌も存在する．EBV 関連胃癌はリンパ節転移の頻度が低い傾向が示されているが，現状では EBV の有無によって，治療法の選択に変化はない．

〈西川　潤〉

胃・十二指腸

34 EBV 関連胃癌（SMT 型）

部位：胃体上部大彎後壁寄り，15 mm 大

NBI

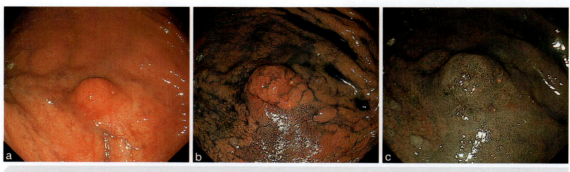

胃体上部大彎後壁になだらかな立ち上がりを有する隆起性病変を認める．周囲粘膜は萎縮している．病変の表面粘膜は発赤調であるが境界ははっきりしない（a）．インジゴカルミン散布にても粘膜は周囲と同様の模様をしているが，頂部に浅い陥凹を伴っている（b）．NBI 観察にて頂部などに一部 brownish な部分が散見される（c）．

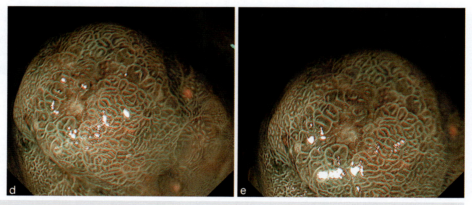

NBI 中拡大観察にてやや不揃いではあるものの microsurface (MS) pattern は regular である．頂部の陥凹周囲において一部窩間部の開大と腺窩辺縁上皮の菲薄化を認める（d）．頂部の陥凹においては MS pattern は absent であるが，大彎側において demarcation line (DL) が追いにくい部分も存在する（e）．

Check Point

- 粘膜下腫瘍（SMT）様隆起であるが，表層のわずかな変化を白色光，インジゴカルミン散布にて認識する．
- NBI を用いて，そのような微細な変化を有する部位を詳細に観察する．
- EUS にて病変がどのように進展しているかを把握する．

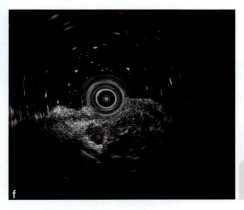

20 MHz 超音波細径プローブを用いた EUS にて粘膜下層内に低エコー腫瘍を認め，胞巣状の形態をしている (f).

治療　噴門側胃切除術

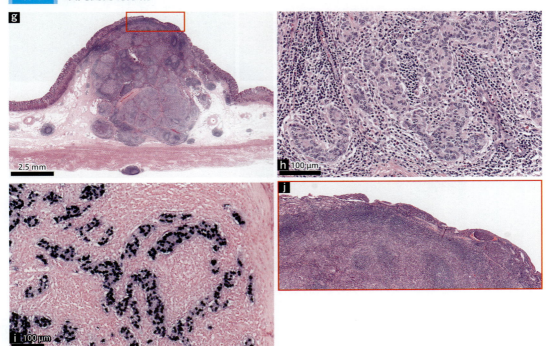

組織学的には粘膜下層中心に存在するリンパ球浸潤癌であり，著明なリンパ球浸潤を伴いながら粘膜下層深部まで浸潤していた (g, h). EBER-ISH (EBV-encoded small RNA *in situ* hybridization) にて腫瘍の大半が EBER-1 陽性を呈した (i). 頂部の陥凹に一致してごく狭い範囲で粘膜内病変を認めたが，その周囲に粘膜下層から粘膜固有層への逆行性浸潤が散見され，窩間部の開大，腺窩辺縁上皮に菲薄化を呈したと考えられた (j).

まとめ

リンパ球浸潤を伴う EBV 関連胃癌は粘膜下腫瘍様形態を呈することがあり，本症例のように粘膜内癌部分が少ないこともあり診断に苦慮することがある．NBI 観察にても明らかな DL を有しない症例も表層構造の不明瞭化，窩間部の開大，腺窩辺縁上皮の菲薄化などの微細な変化に注意することが重要である．

（吉永繁高，関根茂樹）

胃・十二指腸

35 胃神経内分泌癌（NEC）

部位：幽門前部, 25 mm 大　　　　　　　　　　　　　　　　　　　　　NBI

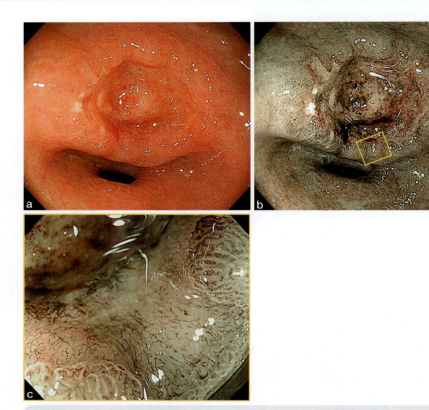

幽門前部に 25 mm 大の辺縁隆起を伴う深い陥凹性病変を認める（a）．辺縁隆起の基部は粘膜下腫瘍様で，陥凹面は薄い白苔が固着していた．また，潰瘍と周囲粘膜との境界は明瞭であった．NBI 拡大観察では，陥凹辺縁に，蛇行が乏しく network を形成しない，それぞれが孤立した不整な微小血管を認めた．また，微細表面構造は消失しており，VS classification system により irregular microvessel (MV) pattern plus absent microsurface (MS) pattern と判定される像である（b, c 黄枠）．

Check Point

- 胃神経内分泌癌（neuroendocrine carcinoma：NEC）の陥凹面は固着する白苔や粘液に覆われていることが多く，微小血管構築像や微細表面構造を観察することが困難な症例が多い．
- そのため，NBI 拡大観察では，陥凹辺縁や潰瘍性病変の潰瘍辺縁部の白苔に覆われていない部分を注意深く観察することが重要である．
- 胃 NEC の微小血管構築像は network 形成が乏しい点で分化型腺癌とは異なり，また蛇行が少なくまばらな血管の分布・配列は未分化型腺癌の corkscrew pattern とも異なる．

| 治療 | 外科手術 |

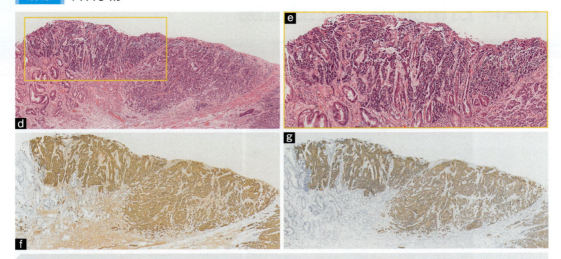

病理組織診断は endocrine cell carcinoma with adenocarcinoma，25×23 mm，pT1b（SM2，1,500 μm），INFb，Ly1，V1，pPM0，pDM0，pN2 であった．均一な中～大型の異型細胞が胞巣～索状に増殖し核分裂像を伴っており（d,e 黄枠），免疫組織化学染色にて Chromogranin A 陽性（f），Synaptophysin 陽性（g），CD56 陽性，Ki-67 標識率が 50％で，胃 NEC と診断した．

まとめ

胃 NEC は白色光観察では，"粘膜下腫瘍様辺縁隆起"，"固着する白苔"，"境界明瞭な潰瘍形成"が特徴的な内視鏡所見である．また，NBI 拡大観察では，"irregular MV pattern plus absent MS pattern"を示し，蛇行が乏しく network を形成しない不整血管がちぎれるようにまばらに存在する所見（disrupted irregular MV pattern）が特徴的である[1]．

胃 NEC は腺管構造を伴わず，また，胞巣～索状の構造を呈する腫瘍の間にまばらに血管が存在しており，それらが NBI 拡大所見での MS pattern の消失と disrupted irregular MV pattern に対応していると考えられた．

（松枝克典，上堂文也）

文献
1) Matsueda K, et al：Endoscopic features of gastric neuroendocrine carcinoma. J Gastroenterol Hepatol 2023；38：1808-1817

胃・十二指腸

36 FAP合併腺窩上皮型腫瘍

部位：胃体上部後壁大彎，40 mm大

NBI

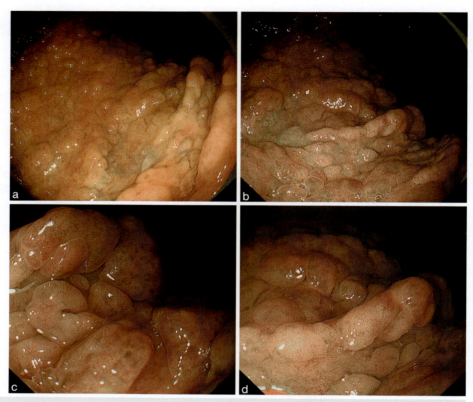

家族性大腸腺腫症（familial adenomatous polyposis：FAP）に対して積極的ポリープ切除術（intensive downstaging polypectomy：IDP）を繰り返している症例．
胃体部全体に胃底腺ポリープと思われる正常粘膜と同色調の5 mm前後の半球状小隆起が多発しており，胃体上部後壁大彎に40 mm大の限局した白色調粘膜を認める（a）．同部では周囲にみられる半球状小隆起が目立たず，相対的に丈が低く陥凹しているようにみえる．NBIでは病変の境界がより明瞭となる（b）．NBI拡大観察では，周囲の粘膜は円形の腺開口部を茶色の血管が取り囲む胃底腺のパターンを呈する（c）のに対し，病変内は細長い畝状の微細表面構造を呈し（d），表面構造の違いから境界が明瞭に認識できる．血管や表面構造に不整は目立たない．

Check Point

- FAPには胃腫瘍の併存が多くみられる．
- FAPに併存する胃腫瘍は，①胃体部の白色調隆起．②胃体部の透明感のある隆起．③胃体部の発赤調隆起．④前庭部の発赤調陥凹の4タイプに大別される．
- 白色光観察，もしくはNBI非拡大観察での色調変化をとらえることが拾い上げ診断につながる．
- NBI拡大像は典型的な*H. pylori*関連早期胃癌，胃腺腫とは異なるが，明瞭な境界がある大きな限局性病変であることから腫瘍を疑う．

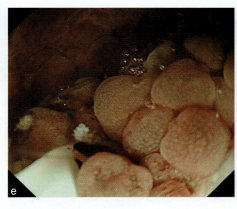
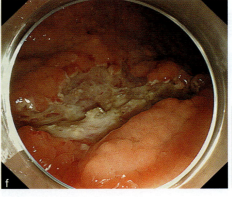

分割underwater EMRにより切除し，内視鏡的な完全切除が可能であった（e, f）．

治療　分割 underwater EMR

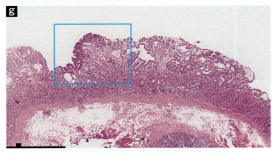
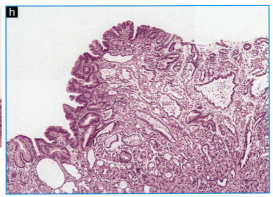

分割 underwater EMR により切除し，内視鏡的な完全切除が可能であった（e, f）．病理組織では胃底腺の増生と囊胞状拡張を広範に認め，表層上皮の一部に核の紡錘形～類円形腫大や重層化を認め，病理組織診断は胃底腺ポリープを背景として発生した高分化型腺癌であった．また，他の切片では異型が弱く低～中異型度の管状腺腫もみられた．側方断端の評価は困難ではあるが，明らかな粘膜下層浸潤，脈管侵襲を認めなかった．

まとめ

FAP では胃底腺ポリープが多発しやすく，さらにその中に胃腫瘍がしばしば併存する．多くの場合は特徴的な肉眼像を呈するため，既報でその特徴を理解しておくことが肝要である．白色光観察では腫瘍の境界が不明瞭なこともあるが，NBI で表面構造の違いにより境界が認識できることが多い．異型の弱い病変が多く，NBI 拡大内視鏡像だけでは腫瘍と診断しにくいが，萎縮のない胃底腺領域内に明瞭な境界を伴って構造の異なる領域が限局してみられ，特に 10 mm 以上の大きさの病変の場合，腫瘍であることが多い．

（竹内洋司，大久保佑樹，庄司絢香）

36 FAP 合併腺窩上皮型腫瘍

37　1型胃神経内分泌腫瘍（NET，カルチノイド）

胃・十二指腸

部位：胃体中部大彎，4 mm　　NBI

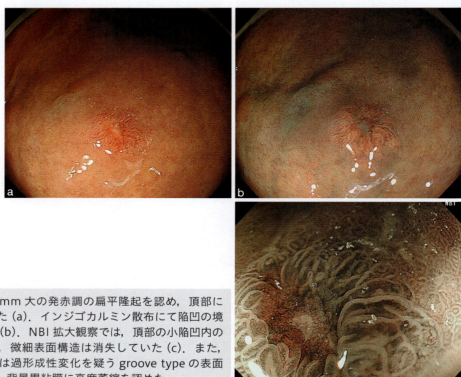

胃体中部大彎に 4 mm 大の発赤調の扁平隆起を認め，頂部に小陥凹を伴っていた（a）．インジゴカルミン散布にて陥凹の境界が明瞭となった（b）．NBI 拡大観察では，頂部の小陥凹内の血管は軽度拡張し，微細表面構造は消失していた（c）．また，周囲の辺縁隆起部は過形成性変化を疑う groove type の表面構造を呈していた．背景胃粘膜に高度萎縮を認めた．

Check Point

- 胃神経内分泌腫瘍（neuroendocrine tumor：NET）の内視鏡所見の特徴は以下の 3 つに大別できる．
  ① 上皮性変化のない表面平滑な粘膜下腫瘍（SMT）様隆起性病変（d, e）．
  ② groove type の表面構造に囲まれた中心陥凹を持つ扁平隆起性病変．陥凹内は absent microsurface (MS) pattern + irregular microvessel (MV) pattern を示す（a, b, c）．
  ③ 境界が明瞭な発赤隆起性病変で，NBI 拡大観察では周囲に比べて粗大な粘膜模様を持つもの（f, g）．
- 特に，Rindi 分類 Type1 の胃 NET は高度に萎縮した胃底腺粘膜に発生するため，粘膜固有層内での腫瘍の増生やそれによる表層上皮の変化が現れやすく，②③のような上皮性の変化が観察されるのではないかと推測される．これらの特徴的な内視鏡所見は，胃 NET を診断する上で一助になると考えられる．

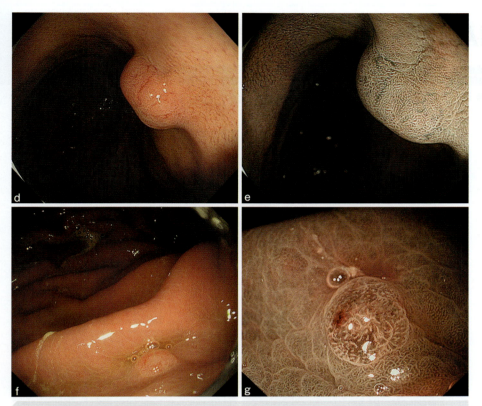

(d, e) 上皮性変化のない表面平滑な SMT 様隆起性病変．(f, g) 境界が明瞭な発赤隆起性病変．NBI 拡大観察では周囲に比べ粗大な粘膜模様を認める．

治療　EMR-L (EMR with a ligation device)

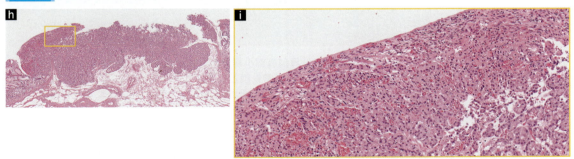

病理組織診断は NET G1，5×5 mm，pT1b (SM)，Ly0，V0，pHM0，pVM0 であった．粘膜固有層から粘膜下層にかけてみられる境界明瞭な腫瘍病変であった（h：中心部の表層の欠損は切除後の標本処理によるアーティファクト）．膨張性に発育する腫瘍は，中心部では菲薄化した上皮を介して表面に近接していた（i：h の黄枠拡大像）．

まとめ

胃 NET の典型例は，表面平滑な SMT 様隆起性病変で，色調は正常からやや黄色調で，表面に拡張した血管を伴うものが多いとされてきた．しかし，Rindi 分類 Type1 の自己免疫性胃炎を背景にして生じる胃 NET は，背景胃粘膜が高度に萎縮しているため，発赤調で上皮性変化を伴うものが多いことを念頭に置く必要がある．

（松枝克典，上堂文也）

胃・十二指腸

38 胃 MALT リンパ腫

部位：胃前庭部から胃体上部小彎，70 mm 大

NBI

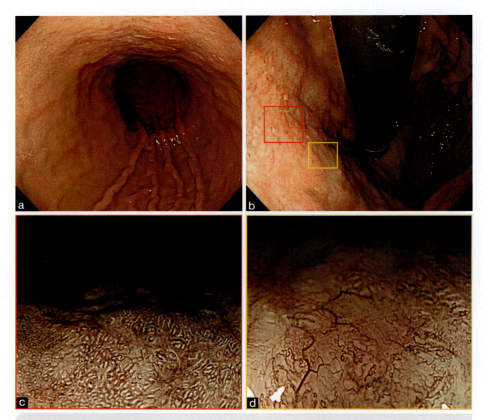

H. pylori 現感染胃を背景に，胃前庭部小彎から胃体上部小彎にかけて発赤と褪色の混在した凹凸不整な病変を認める．正常粘膜との境界は不明瞭である（a）．病変内には複数のびらんを伴っており，胃炎のような形態を呈しているが，粘膜に光沢を認める病変である（b）．
病変部の NBI での弱拡大観察では，一部境界不明瞭で表面構造が消失した領域と，表面構造の破壊はないが腫大膨化している所見（ballooning）がみてとれる（c）．強拡大観察では表面構造が消失傾向にある光沢を有する病変部に，木の枝様の異常血管（tree-like appearance：TLA）を認める（d）．これらの血管は未分化型癌でみられる縮れたらせん状血管（corkscrew pattern，wavy microvessels）とは異なり，口径不同のない点が特徴である．

Check Point

- 白色光観察では病変の個数，色調，境界の有無に注目し，複数病変や光沢のある褪色調の病変は本疾患の可能性を考える．
- NBI 拡大観察による微細表面構造・微小血管構築像の評価も有用であり，TLA を認めれば積極的に本疾患を疑う．
- 確定診断には TLA を認める領域を狙撃生検することが有用である．

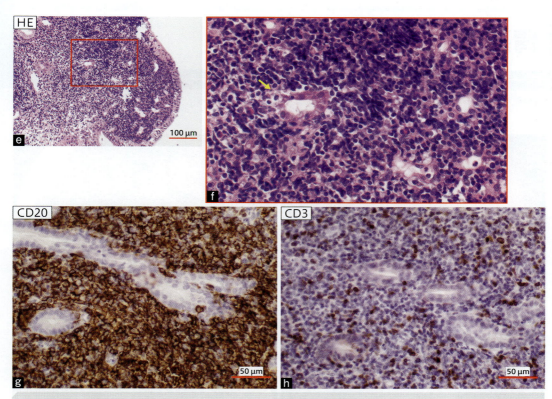

生検像．胚中心細胞に類似した小型で均質なリンパ球が上皮下にびまん性に増殖している．またこれらのリンパ球が既存の腺上皮間に浸潤し，腺構造を破壊している lymphoepithelial lesion（LEL）の像が認められる（f 矢印）．そのほとんどは CD20 陽性 B 細胞であるが（g），少数 CD3 陽性 T 細胞も混在している（h）．なお CD5，CD10，cyclinD1 は陰性であった．

まとめ

びらん，潰瘍，粘膜下腫瘍様など胃 MALT リンパ腫の形態は非常に多様であり，早期胃癌や胃炎などと鑑別が難しい症例も散見される．NBI 拡大観察では表面構造の膨化・消失所見を認めるが，これらは未分化型癌などの他疾患でもみられることがある．そのため，鑑別には微小血管構築像の評価（TLA）が重要である．

一方で，腫瘍量が少ない病変では TLA や ballooning の所見を認めないことがある．そのため，これらの所見がなくても白色光観察で胃 MALT リンパ腫を疑う場合には積極的に生検を行うことも重要である．

〈渡辺　舞，野中康一〉

胃・十二指腸

39 胃悪性リンパ腫（DLBCL）

部位：胃体中部大彎寄り，40 mm 大

LCI・BLI

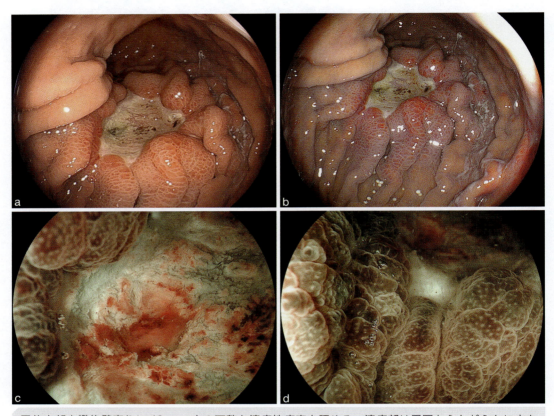

胃体中部大彎後壁寄りに 40 mm 大の不整な潰瘍性病変を認める．潰瘍部は周囲からなだらかに立ち上がり，ひだの腫大を認めるが，送気による伸展性は良好である (a)．潰瘍辺縁は整で，内部は平坦で白苔が付着している．LCI では，潰瘍辺縁の粘膜発赤が強調される (b)．潰瘍底の BLI 拡大観察では，分厚い白苔により微細表面構造や微小血管構築像の視認は困難である (c)．潰瘍辺縁の BLI 拡大観察では，不整な微細表面構造や不整な微小血管構築像は認めず，円形の腺開口部を保ちながら，窩間部の開大を認める (d)．

Check Point

- 胃悪性リンパ腫（びまん性大細胞型 B 細胞性リンパ腫 [diffuse large B-cell lymphoma：DLBCL]）は，壁の伸展性が良好であることが胃癌との鑑別点に挙げられる．
- 潰瘍を形成する胃悪性リンパ腫（DLBCL）では潰瘍の辺縁粘膜に，拡大観察で微細表面構造や微小血管構築像の不整像を認めず，窩間部が引き伸ばされた所見を伴うことがある．

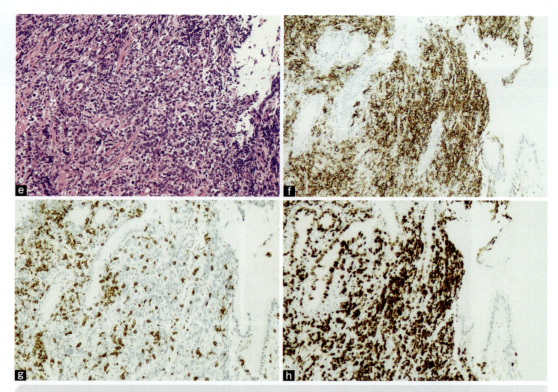

生検の病理診断は diffuse large B-cell lymphoma．HE 染色では，間質に大型異型細胞のびまん性浸潤を認める (e)．腫瘍細胞は CD20 陽性である (f)．腫瘍細胞は CD3 陰性である (g)．MIB-1 標識率は 80％程度であり，増殖能が高いことが示唆される (h)．

まとめ

胃悪性リンパ腫（DLBCL）は内視鏡的にさまざまな肉眼型を呈する．潰瘍を伴う症例では，潰瘍の境界は鮮明である．さらに，病変の大きさの割に軟らかく，壁の伸展性が保たれていることが胃癌との鑑別に有用な所見となる．DLBCL の拡大観察における特徴は未分化型癌に似た absent microsurface（MS）pattern＋irregular microvessel（MV）pattern ではあるが，本例では，胃 MALT リンパ腫の拡大像の特徴として報告されている腺管膨化（ballooning）を示唆する所見を認めた．

〈岩井直人，土肥　統〉

胃・十二指腸

40 十二指腸異所性胃粘膜

部位：十二指腸球部後壁　　NBI

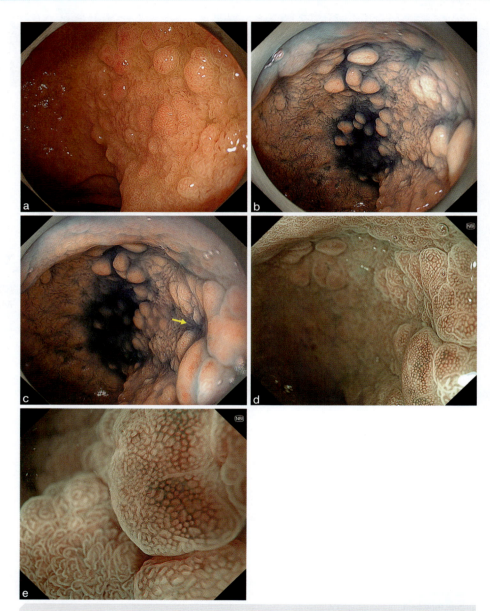

白色光通常観察では十二指腸球部後壁に小隆起が散在する粘膜不整を認める（a）．インジゴカルミン散布では小隆起が明瞭となり（b），さらに口側では胃の粘膜と連続するように小隆起を認める（c）．黄矢印のNBI弱拡大観察では隆起に一致して胃底腺粘膜様の構造を認める（d），さらに同部位の強拡大観察では整なround pit構造がはっきりと観察でき異所性胃粘膜と診断できる（e）．

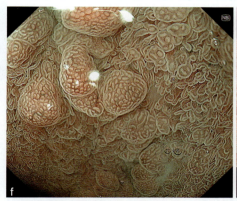
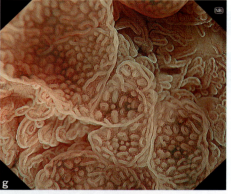

肛門側の小隆起にも同様の round pit 構造を認め，周囲は十二指腸絨毛に囲まれている（f）．強拡大観察では round pit の周囲には異型のない微小血管を認め，周辺の十二指腸絨毛には明瞭に light blue crest（LBC）を認める（g）．

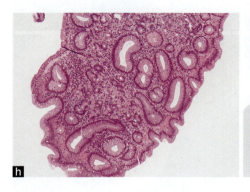

生検による病理組織診断は heterotopic gastric mucosa であり表層は腺窩上皮に被覆されており，粘膜固有層には胃底腺が認められる．

> **Check Point**
> - 白色光通常観察では境界の明瞭な小隆起が集簇しており一見すると粘膜が不整のようにみえる．
> - NBI 拡大では不整のない胃底腺粘膜様の round pit を認め，異所性胃粘膜と診断できる胃型腫瘍発生との関連性が示唆されている．

まとめ

十二指腸異所性胃粘膜は十二指腸球部に好発し，粘膜面は凹凸不整として認めるが，注意深く観察すると白色光通常観察でも胃底腺粘膜模様を確認することが可能である．NBI 拡大内視鏡観察では胃底腺粘膜模様は明瞭となり，明らかに十二指腸の絨毛とは異なることが分かる．微細表面構造，微小血管構築像ともに不整はなく，不整を認める場合は癌の合併を考える必要がある． （内多訓久）

胃・十二指腸

41 十二指腸 Brunner 腺過形成（有茎性）

部位：十二指腸球部，20 mm　　　　　　　　　　　　　　　　　　　　　　　NBI

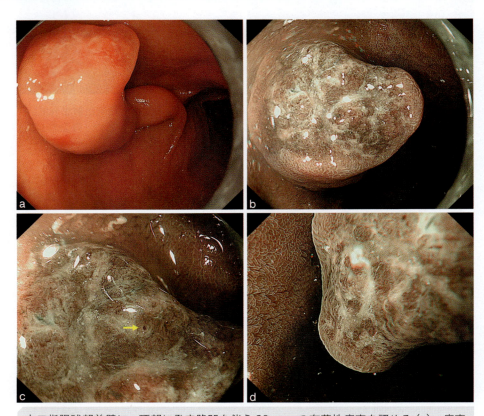

十二指腸球部前壁に，頂部に発赤陥凹を伴う 20 mm の有茎性病変を認める（a）．病変は全体に周囲粘膜と同様の十二指腸粘膜に覆われていたが，頂部の陥凹部は NBI 拡大観察で不整な微細表面構造（microsurface（MS）pattern）・微小血管構築像（microvessel（MV）pattern）を認めた（b）．不整血管は典型的な癌に比べると蛇行・口径不同に乏しい印象であった．また，一部に腺開口部を疑う微小な孔も認めた（c 黄矢印）．

> **Check Point**
> - 病変の部位（基部）を正確に把握する．
> - 病変の表面性状を評価する．
> - 陥凹部の性状を詳細に評価する．

治療　underwater EMR

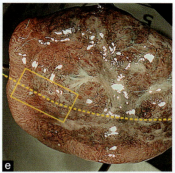
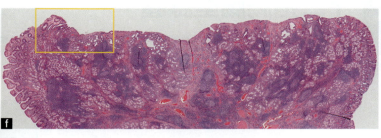

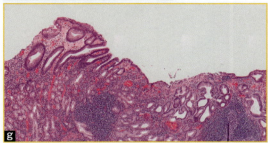

病理組織診断では Brunner gland hyperplasia with nodular lymphoid follicular hyperplasia で，Brunner 腺過形成にリンパ濾胞形成を伴う炎症性変化を合併した像であった．陥凹辺縁部では腺窩上皮が厚く腺管構造がみられるが，陥凹内部は腺窩上皮が菲薄化し腺管構造が不明瞭となっている（g）．所々に観察される不整血管は表層の拡張した血管に対応し，炎症性変化に伴う二次的な変化と考えられた．

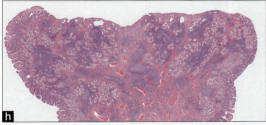
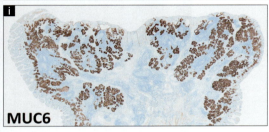
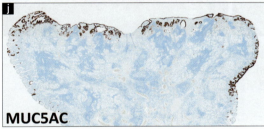

陥凹内にみられた腺開口部様の所見は，Brunner 腺の開口部と推察された．免疫染色で Brunner 腺は MUC6 陽性となる（i）．陥凹の辺縁と内部の表層の上皮は MUC5AC 陽性で（j），胃上皮化生を伴っていると考えられる．

まとめ

Brunner 腺は十二指腸粘膜深層〜下層に存在し，球部から Vater 乳頭までに認める．Brunner 腺過形成は無茎〜有茎性の粘膜下腫瘍（SMT）様隆起となり，約 10％に腺開口部を伴う．
本症例は頂部に発赤陥凹があり十二指腸癌との鑑別が必要となった．白色光観察では発赤，20 mm 以上，陥凹，不均一な凹凸，易出血性を認めるものは悪性の可能性があるとされる．NBI 観察でも不整な微小血管構築像（VS）を認める場合は悪性を疑うとされるが，未だ診断能は明らかではなく本例のような炎症との鑑別が必要となる．Brunner 腺過形成は 21 mm 以上で出血リスクが 3 倍という報告や，癌の合併の報告もあり，その場合は切除も検討する．

（浅田裕也，上堂文也）

胃・十二指腸

42 十二指腸腸型腺腫

部位：十二指腸水平部，15 mm 大　　NBI

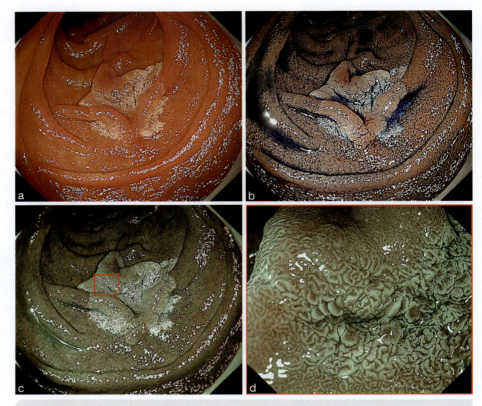

十二指腸水平部に 15 mm 大の白色調の 0-Ⅱa 病変を認める（a）．
病変の境界はインジゴカルミンの散布によって明瞭となる（b）．
NBI 併用観察では，全体的に白色不透明物質（white opaque substance：WOS）の沈着が認められる（c）．
NBI 併用拡大観察（c 赤枠）では，均一で円弧状〜脳回状を描くような微細表面構造を呈している（d）．

Check Point

- 通常白色光観察，インジゴカルミン散布観察を用いて，病変の全体像を正確に認識する．
- NBI 併用拡大観察では，WOS を伴う円弧状〜脳回状を描くような微細表面構造を呈する．
- 発赤や隆起の目立つ領域を認めた場合には，NBI 併用拡大観察を用いて微細表面構造や微小血管構築像を入念に観察する．

治療　underwater EMR

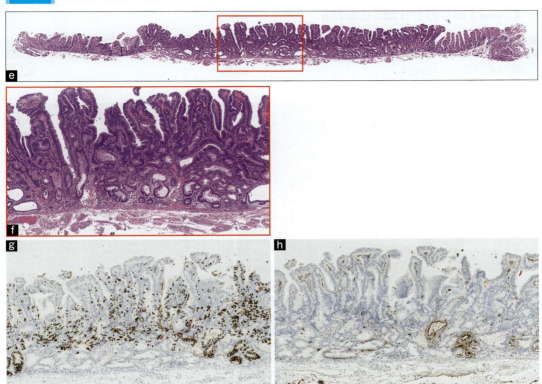

HE染色では，ほぼ均一な紡錘形の核からなる構造異型に乏しい腫瘍腺管がみられ，低異型度管状腺腫の所見である（e, f）．免疫染色ではMUC2陽性（g），CD10陽性（h）であった．最終病理診断はintestinal-type adenomaであった．

まとめ

十二指腸腺腫の画像強調拡大内視鏡を用いた診断アルゴリズムはこれまで複数の報告がある[1-3]．一方で，その概念や用語は未だ統一されておらず今後の進展が期待される．一般的に腸型腺腫はWOSの沈着によって部分的〜全体的に白色調を呈しており，NBI併用拡大観察では円弧状〜脳回状やスリット状の微細表面構造を呈することが特徴であるとされる[4]．腸型腺腫は上十二指腸角より肛門側に発症することが多いとされており[5]，病変を見落とさないためにも水平部まで意識的に観察することが肝要である．

（岩田賢太郎，加藤元彦）

文献

1) Yamasaki Y, et al：Differentiation between duodenal neoplasms and non-neoplasms using magnifying narrow-band imaging—Do we still need biopsies for duodenal lesions？ Dig Endosc 2020；32：84-95
2) Nakayama A, et al：How I do it：Endoscopic diagnosis for superficial non-ampullary duodenal epithelial tumors. Dig Endosc 2020；32：417-424
3) Kikuchi D, et al：Diagnostic algorithm of magnifying endoscopy with narrow band imaging for superficial non-ampullary duodenal epithelial tumors. Dig Endosc 2014；26：16-22
4) Ushiku T, et al：Extra-ampullary duodenal adenocarcinoma. Am J Surg Pathol 2014；38：1484-1493
5) Matsubara A, et al：Activating GNAS and KRAS mutations in gastric foveolar metaplasia, gastric heterotopia, and adenocarcinoma of the duodenum. Br J Cancer 2015；112：1398-1404

胃・十二指腸

43 十二指腸胃型腫瘍

部位：十二指腸球部，15 mm 大　　　　　　　　　　　　　　　　　　　NBI

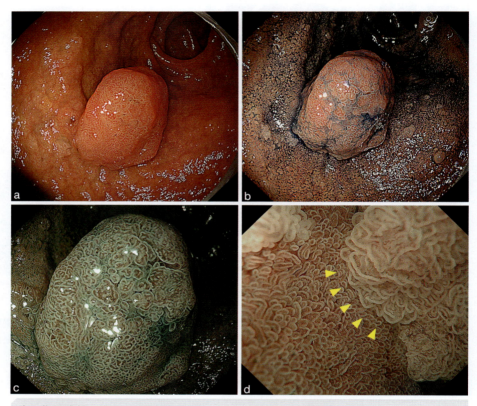

十二指腸球部に約 15 mm の発赤調の 0-Isp 病変を認める（a）．
病変の境界はインジゴカルミンの散布によって明瞭となる（b）．
NBI 併用拡大観察では，辺縁上皮の始点と終点は一致し，十二指腸絨毛構造を模倣するような閉鎖した腺管構造を呈している（c, d）．また，周囲の正常十二指腸絨毛構造と病変には境界（demarcation line：DL）が認められる（矢頭）．

Check Point

- 通常白色光観察，インジゴカルミン散布観察を用いて，病変の全体像を正確に認識する．
- 辺縁上皮の始点と終点が一致するような絨毛状構造様の微細表面構造を呈し，腸型腺腫と異なり白色不透明物質（WOS）の沈着を伴わないことが特徴とされる．
- NBI 併用拡大観察を用いて，病変と正常絨毛構造との境界（DL）を見極める．

治療 underwater EMR

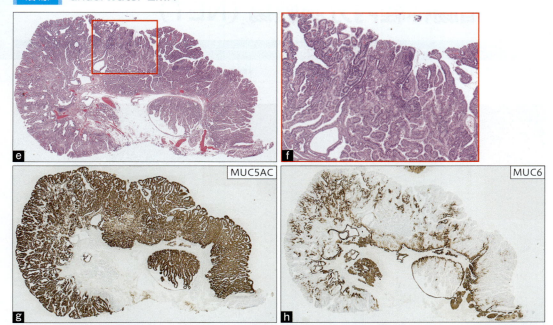

HE染色では，核腫大を有する腺管や構造異型を伴う腺管構造が認められる（e, f）．免疫染色ではMUC5AC陽性（g），MUC6陽性（h）であった．病理組織学的診断はgastric-type adenocarcinomaであった．

まとめ

十二指腸胃型腫瘍は球部に好発する腫瘍であり，色調は正色調から発赤調，肉眼型は隆起型を呈することが多いとされる[1]．また，腸型腫瘍と比較して生物学的悪性度が高い可能性が報告されている[1,2]．一方で，通常白色光観察では球部に好発する胃上皮化生や異所性胃粘膜などの良性病変との鑑別に苦慮することも多い．そのためNBI併用拡大観察を用いた診断が困難な場合は生検による診断も検討することが望ましい．

（岩田賢太郎，加藤元彦）

文献

1) Matsubara A, et al：Activating GNAS and KRAS mutations in gastric foveolar metaplasia, gastric heterotopia, and adenocarcinoma of the duodenum. Br J Cancer 2015；112：1398-1404
2) Nakayama A, et al：How I do it：Endoscopic diagnosis for superficial non-ampullary duodenal epithelial tumors. Dig Endosc 2020；32：417-424

胃・十二指腸

44 十二指腸神経内分泌腫瘍（NET）

部位：十二指腸下行部，15 mm　　　　　　　　　　　　　　　　　　　　　NBI

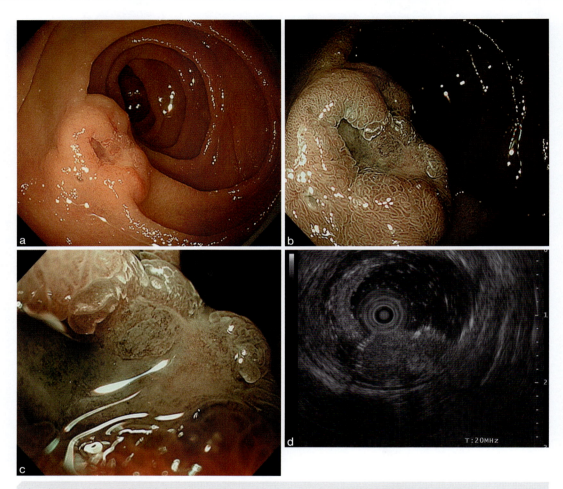

十二指腸下行部に頂部に潰瘍を伴う硬さのある 15 mm の粘膜下腫瘍様隆起を認める（a）．NBI では陥凹内の表面構造の不明瞭化を認める（b）．陥凹部では表面構造の不明瞭化が明瞭で，一部辺縁に不整血管を認める（c）．EUS では第 2，3 層を主座とした低エコー腫瘤で，第 3 層は腫瘤の底部で菲薄化している（d）．生検結果は neuroendocrine tumor（NET）の診断で，1 cm 以上の潰瘍を伴う病変のため外科手術の方針となった．

Check Point
- 粘膜下腫瘍様の隆起であること．
- 頂部に陥凹を伴っていること．
- EUS にて第 2，3 層を主座とした低エコー腫瘤となること．

治療 亜全胃温存膵頭十二指腸切除術

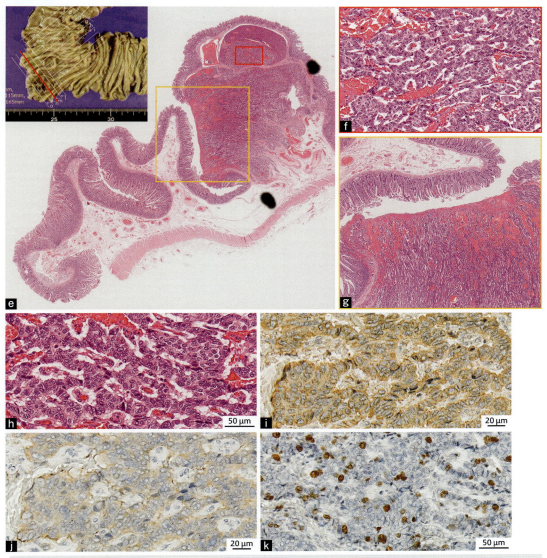

病理組織検査では粘膜下層に管状〜索状構造を示す高分化型 NET を認めた（f）. 陥凹部は表面の十二指腸粘膜が欠損し, 粘膜下の腫瘍が露出している（g）. 15×8 mm で脈管侵襲は認めなかった. 免疫染色では Chromogranin A 陽性（i）, Synaptophysin 陽性（j）, MIB-1 labeling index＝15％であった（k）. リンパ節転移はなかった. 最終診断は NET-G2, pT2, pN0, M0, StageⅡ（UICC 8 版）であった.

まとめ

十二指腸 NET は粘膜深層の内分泌細胞の前駆細胞より発生し, 粘膜筋板間隙から粘膜下層に達し膨張性に増大するため, 粘膜下腫瘍様病変として認識される. 表面は非腫瘍上皮であり, 腫瘍膨張性発育に伴う粘膜血管拡張を認めることもある. 本症例のように, 腫瘍の増大により頂部の正常粘膜が菲薄化するため, 中心陥凹が出現し, びらん・潰瘍を形成することが多い. また, EUS では第 2, 3 層に主座を持つ, 境界明瞭な低エコー性病変が典型像であり, 他の粘膜下腫瘍との鑑別, 深達度診断において有用であり治療方針の決定に必要と考えられる.

（安藤徳晃, 上堂文也）

下部消化管

大腸領域の観察のコツ

I 病変の拾い上げのコツ

　隆起型病変（ポリープ），潰瘍性病変，広範な炎症所見などの拾い上げは容易であるが，表面型病変の診断は隆起型病変に比べて難易度が高い．拾い上げ診断に際して重要なことは，表面型病変の存在を常に意識しながら胃で0-Ⅱc病変を見つける時の感覚で観察することである．さらに全大腸観察時間として少なくとも10分程度は観察する必要がある．腫瘍性病変の拾い上げ診断能に関しては，画像強調観察（IEE）と白色光観察はほぼ同等，あるいは条件によってはIEEが良いとされる[1]（図1～3）．しかし，現時点における観察の基本は白色光観察であり，白色光で得られる色調，肉眼型，表面性状，空気変形などの所見を評価していく．以下，拾い上げ診断に影響する項目について詳述する．

1. 前処置の状態

　病変の拾い上げには，気泡，便汁，粘液などが除去された良好な前処置が必須である．前処置不良の場合には微小病変や表面型病変の拾い上げは困難となる．また，強い蠕動が生じた場合には観察が不十分となるため，抗コリン薬などの腸管蠕動抑制薬の投与を考慮する．

　病変表面に粘液が付着している場合には，粘液を洗浄し除去する．洗浄を行うことで，周囲粘膜との高低差や色調の違いが明瞭となり診断が容易となる．なお，散布チューブを用いると水圧により病変から出血することがあるため，20ccのシリンジに洗浄液を入れて内視鏡の鉗子口から水圧を加減しながら直接洗浄すると良い．易出血性の病変に対しては，水浸下での水圧による洗浄が有用である．

2. 体位変換

　直腸では左側臥位，その他では背臥位にて観察する．ひだ裏や屈曲部に病変が存在する場合には適宜体位変換を行い，死角をなくしながら観察することが必要である．反転観察が可能であればスコープの反転を試みるが，管腔の狭い部位で無理に反転を試みる場合には穿孔のリスクに注意する．病変を発見した際には，病変が重力により腸液が溜まらない部位に体位変換するが，体位変換を行ってもひだなどが邪魔をして全体像の観察が困難な場合には生検鉗子やnon-traumatic tubeを使用し病変の手前を押さえると良い．

3. 空気量

　十分に送気しながら観察することが基本であるが，表面型病変では腸管を伸展させすぎると逆に

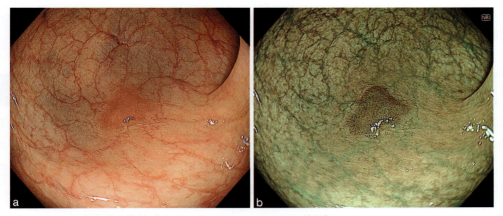

図1 NBIと白色光の比較(オリンパス CF-XZ1200I 使用)
S状結腸,径4mm,0-IIa病変,高異型度腺腫.
a. 白色光観察. b. NBI観察.

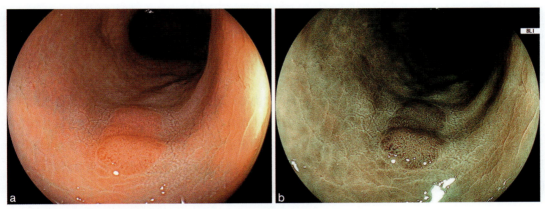

図2 BLIと白色光の比較(富士フイルム EC-760Z 使用)
S状結腸,径8mm,0-IIa病変,低異型度腺腫.
a. 白色光観察. b. BLI観察.

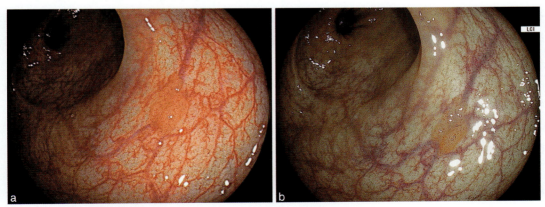

図3 LCIと白色光の比較(富士フイルム EC-L600ZP7 使用)
下部直腸,径4mm,0-IIa病変,低異型度腺腫.
a. 白色光観察. b. LCI観察.

発見が難しくなる場合があることに留意する．また，送気と吸気を調節し空気量を変化させることで管腔を伸展させたり収縮させることも有用である．

II　病変観察の基本

　病変の大きさや形態を把握するためには，遠景から中間景の撮影が必須である．その際，癌を疑った場合には空気量を変えて撮影し，空気変形や壁の硬化像などを参考に粘膜下層浸潤の有無を評価する．また，正面からでなく可能な範囲で側面から撮影することで，病変の死角をなくし，病変（特に表面型腫瘍）の高さ，陥凹の深さなどを客観的に評価する．

1．炎症性病変の観察

　発赤，浮腫，出血，アフタ，びらん，潰瘍，敷石像，狭窄，潰瘍瘢痕などが着目すべき内視鏡所見である．なお，これらの所見は疾患の病勢によって異なる．病変の局在，連続性，縦走傾向の有無なども鑑別に有用な所見である．感染性腸炎の場合には，炎症の部位，形態，連続性などが特徴的であるものが多い．なお，感染性腸炎を疑った場合には培養・組織診断を積極的に行う．

2．腫瘍性病変の観察

　腺腫と癌の鑑別には表面微細構造の観察が有用である．癌が浸潤すると，緊満感，表面粗糙，びらん形成，潰瘍形成を呈する．特に潰瘍形成や立ち上がりが粘膜下腫瘍様に正常粘膜で覆われている場合（non-polypoid growth）は粘膜下層高度浸潤を示唆する重要な所見である．また，陥凹の形態（棘状，星芒状，類円形）と陥凹の深さは，腺腫と癌，癌の深達度診断に有用な所見であり，陥凹面が類円形で陥凹が深い場合には粘膜下層浸潤癌であることが多い．

III　IEE 拡大観察のコツ

　白色光観察後に IEE 拡大観察を行うが，最初から高倍率で拡大観察すると周囲の病変の広がりや他の箇所の重要な所見を見落とす可能性がある．そのため最初は非拡大にて全体像をとらえ，異型度が高いと思われる関心領域に対して徐々に倍率を上げて観察していくことが重要である（図4）．

　拡大観察によりとらえられる粘膜表層微細構造の変化は病理組織構築を反映している．病理組織学的には，粘膜表層の腺管の構造異型や腺管破壊，間質反応が認められる．拡大観察で病変深部における腫瘍の組織型や深達度を直接とらえることは困難であるが，腫瘍表層の構造異型はこれらと密接に関連しているため，表層の変化をとらえることで質的診断が可能となる．

　415 nm，540 nm の狭帯域光を用いた NBI 拡大観察では，微小血管（vessel pattern）と表面構造（surface pattern）の視認性が向上し，大腸上皮性腫瘍では両者を総合的に評価し質的診断が可能である（JNET 分類）[2]．NBI は pit pattern 診断とほぼ同等の質的診断が可能であるが，組織型・深達度診断の gold standard とされる pit pattern 診断を凌駕するモダリティではない．実際，NBI 所見によっては pit pattern 診断を省略可能であるが，より正確な診断のために pit

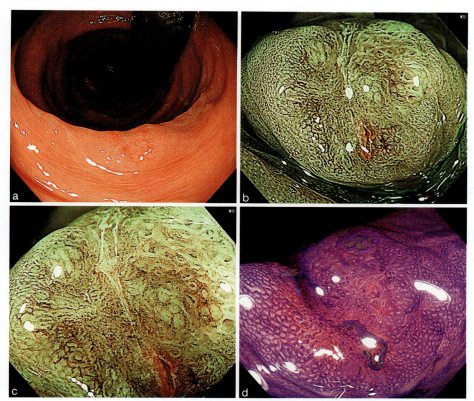

図4 大腸病変に対する観察手順の実際

a. 白色光観察．横行結腸に径10 mm大，発赤した陥凹を伴う正色調のO-IIa病変．
b. NBI拡大観察（弱拡大）．関心領域である陥凹部を中心に拡大観察を行った．
c. NBI拡大観察（中拡大）．陥凹周囲の一部では腺管開口部のやや開大したpit様構造，陥凹部でJNET分類 Type2Bと診断した．
d. 色素（クリスタルバイオレット）拡大観察（弱拡大）．周囲には開大したI型pit，陥凹部でV₁型高度不整pit patternと診断した．

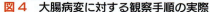

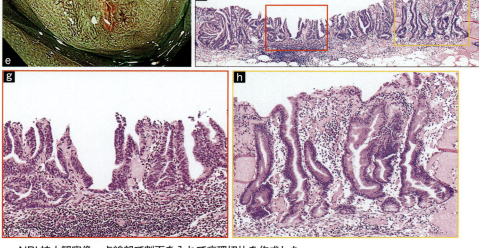

e. NBI拡大観察像．点線部で割面を入れて病理切片を作成した．
f. ルーペ像．
g. 病理組織像（陥凹部）．鋸歯状構造の破壊，腺管の癒合，極性の乱れがあり，高分化管状腺癌と診断した．
h. 病理組織像（陥凹周囲部）．陥凹周囲には陰窩の拡張，不規則分岐，陰窩底部の水平方向への変形を伴う鋸歯状腺管を認め，核の極性は保たれており，sessile serrated lesion (SSL) と診断した．

pattern 診断が欠かせない病変も存在し，JNET 分類は pit pattern 診断に至る前の篩い分けツールとして使用すべきである．

　一方，BLI は短波長レーザー光を照射して得られる高コントラストな信号を用いて画像化する IEE である．BLI には BLI モードと BLI-bright モードがあり，前者は拡大観察による病変の質的診断，後者は明るい視野による遠景観察に適している．BLI も NBI と類似した画像を得ることができ，拡大観察により NBI と同等の質的診断が可能である[3]．LCI は BLI-bright よりもさらに明るく病変の発見に有用とされる[4]．LCI では腫瘍がより赤く，背景粘膜がより褪色調となるよう色合いの調整が行われ，白色光観察に近い画面になることが特徴である．いずれにしても IEE 拡大観察は色素が不要なことから，大腸内視鏡診療の簡便化に大きく貢献している．

1．NBI 観察の条件設定

　NBI 拡大観察には，オリンパス製の拡大観察機能を搭載した CF-HQ290Z や CF-H260AZI などのスコープが必須である．手元のハンドルのワンタッチボタンで NBI に切り替え，ズームレバーを引くことで拡大率を調整する．また，デュアルフォーカス機能を搭載した CF-HQ290 では，ボタン 1 つで通常観察と近接拡大観察を切り替えることができ，電子ズームも備わっており，より簡便に拡大観察を行うことができる．また，色彩強調と構造強調の画質設定が可能であるが，適切な設定にしなければ surface pattern や vessel pattern は明瞭に視覚化されず，これらの所見を詳細に評価することはできない．NBI 観察の条件設定は施設間で統一されていないが，我々は surface pattern の所見を重視し，色彩強調 3，構造強調 A8 の設定で観察を行っている．

（岡　志郎）

文 献
1) 日本消化器病学会（編）：大腸ポリープ診療ガイドライン 2020．南江堂，p22，2020
2) Sano Y, et al：Narrow-band imaging（NBI）magnifying endoscopic classification of colorectal tumors proposed by the Japan NBI expert team. Dig Endosc 2016；28：526-533
3) Yoshida N, et al：Ability of a novel blue laser imaging system for the diagnosis of colorectal polyps. Dig Endosc 2014；26：250-258
4) Shinozaki S, et al：Colon polyp detection using linked color imaging compared to white light imaging：Systematic review and meta-analysis. Dig Endosc 2020；32：874-881

MEMO

下部消化管

1 クローン病

症例1 敷石像（cobblestone appearance）（部位：上行結腸）

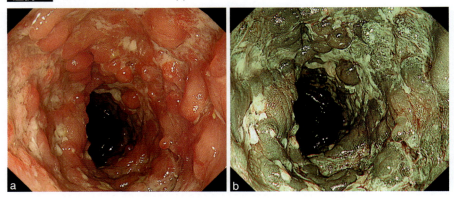

症例2 縦走潰瘍（longitudinal ulcer）（部位：S状結腸）

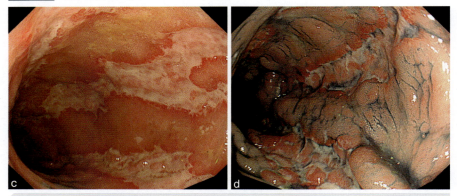

縦走する潰瘍の間の粘膜に玉石状の隆起がみられる（a）．
腸管長軸方向に沿う縦走潰瘍である（c）．小腸では腸間膜付着側にみられ，大腸では通常結腸紐に沿って分布する．
NBIおよび色素（インジゴカルミン）散布観察は，潰瘍周囲の介在粘膜の性状，discrete ulcer（正常にみえる粘膜に周囲を囲まれた潰瘍）の判断に役立つ（b，d）．

Check Point

- 炎症活動性の高いびらんや潰瘍などは白色光観察が基本．縦走潰瘍，敷石像，非連続性病変，不整形～類円形潰瘍など，病変の部位，分布様式，形態に着目する．
- NBI拡大観察を用いて病変の介在粘膜を観察することにより，びまん性炎症と非連続性炎症の鑑別が容易となる．
- 回腸におけるPeyer板，大腸のアフタ病変，リンパ濾胞増殖もNBI併用により認識が容易となる．

症例3 Peyer 板，Peyer 板反対側にみられる回腸クローン病変（部位：終末回腸）

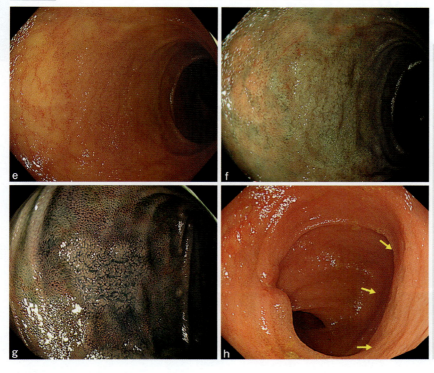

終末回腸の腸間膜付着部反対側に長軸方向に伸びる楕円形の血管透見不良領域として認識できる (e)．NBI を併用することにより，周囲とは絨毛構造の違いが明瞭となる (f)．色素散布像では，Kerckring 皺襞の消失と，周囲とは絨毛構造の異なる領域が明瞭となる (g)．Peyer 板は，クローン病の小腸病変（腸間膜付着側）を診断するうえで参考となる重要な所見である．回腸腸間膜付着側のクローン病病変と反対側の Peyer 板（矢印）との位置関係が診断の役に立つ (h)．

症例4 リンパ濾胞増殖（lymphoid follicular hyperplasia）（部位：直腸）

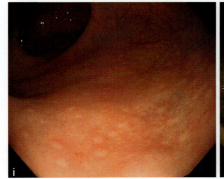
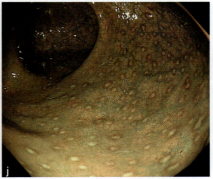

クローン病症例に随伴した直腸リンパ濾胞増殖である (i)．NBI 観察では，構造が強調され，白色光よりも認識が容易となる (j)．クローン病の初期病変としてみられることがある．

まとめ

クローン病の主病変は，縦走潰瘍や敷石像など炎症活動性の高い病変が多いため，血管様構造を強調する IEE の有用性は低く，白色光および色素内視鏡観察が基本となる．まず白色光観察で，縦走潰瘍（腸管長軸方向に沿う），敷石像，非連続または区域性病変，消化管の広範囲（2 臓器以上にわたる）に認める不整形〜類円形潰瘍またはアフタの有無に着目する．

NBI 観察を併用する利点は，びまん性炎症と非連続性炎症の判断がしやすくなること．さらに，アフタやリンパ濾胞増殖など軽微な活動性病変の認識が容易となり，他の類似疾患との鑑別に役立つ点である．

(國弘真己)

下部消化管

2 潰瘍性大腸炎

NBI

盲腸

白色光に比べNBIのほうが白斑が認識し易いことがわかる.

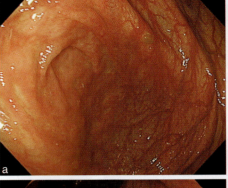
a

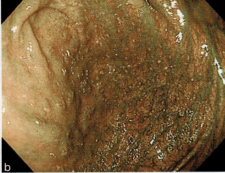
b

S状結腸

軽度の発赤, 浮腫が残る粘膜. 潰瘍性大腸炎の罹患範囲の判定は, 血管透見や血管の走行も加味して行う.

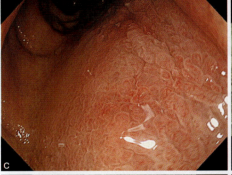
c

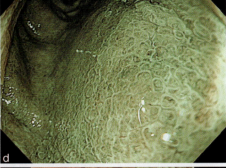
d

S状結腸

浮腫が残る粘膜. 拡大観察で腺管の大小不同が著しく, 粘膜の再生過程であることが理解できる.

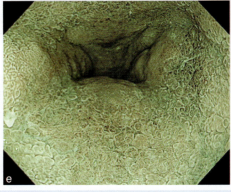
e

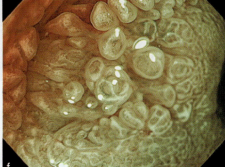
f

Check Point

- 潰瘍性大腸炎症例の大腸粘膜をIEE観察する意義は, 腫瘍性病変に対するサーベイランス内視鏡以外では, 白色光観察を上回る, 寛解の程度確認と炎症進展範囲の確認である.
- 疾患活動性が高い場合には, 白色光観察に対するIEE観察の上乗せ効果は乏しく, 実際の画像所見も黒色調になるなど読影精度が低下する. 少なくとも臨床的寛解期, Mayo endoscopic subscore 1以下の時に用いるべきである.
- 鑑別診断のために大腸内視鏡観察を行う場合は, 回腸終末部や虫垂口, 直腸下部の反転観察も行う.

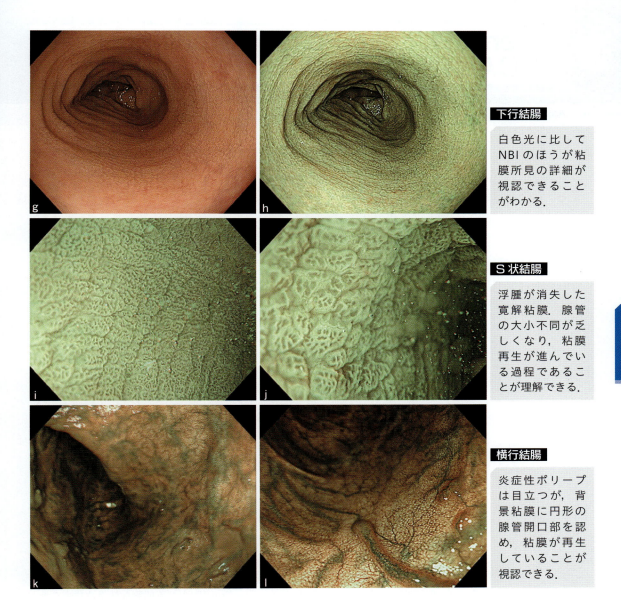

下行結腸

白色光に比してNBIのほうが粘膜所見の詳細が視認できることがわかる.

S状結腸

浮腫が消失した寛解粘膜.腺管の大小不同が乏しくなり,粘膜再生が進んでいる過程であることが理解できる.

横行結腸

炎症性ポリープは目立つが,背景粘膜に円形の腺管開口部を認め,粘膜が再生していることが視認できる.

まとめ

treat-to-targetの診療方針に基づく現代の潰瘍性大腸炎の治療目標は内視鏡的寛解であり,将来的には組織学的寛解により近づくと思われる.活動期の大腸粘膜から炎症が消退する過程をIEE(拡大)観察は,白色光よりも詳細に観察することができる.しかし詳細に観察すればするほど,観察範囲はより「点」に近づく.潰瘍性大腸炎は,びまん性の「面」の拡がりを持つ疾患であり,さまざまな要因で再燃する.こうした組織学的寛解を推測するような詳細な観察の臨床的意義は,なお課題として残っている[1, 2].

(渡辺憲治,髙嶋祐介,皆川知洋)

文献

1) 渡辺憲治,他:病態分類(拡がりによる病型分類,病期分類,重症度分類など)〔Clinical Classification for the Distribution, Phase or Activity of Ulcerative Colitis〕.胃と腸 2019;54:698-699
2) 渡辺憲治,他:潰瘍性大腸炎の内視鏡所見.胃と腸 2013;48:611-618

下部消化管

3 ulcerative colitis-associated neoplasm (UCAN)(low-grade)

部位：直腸

NBI

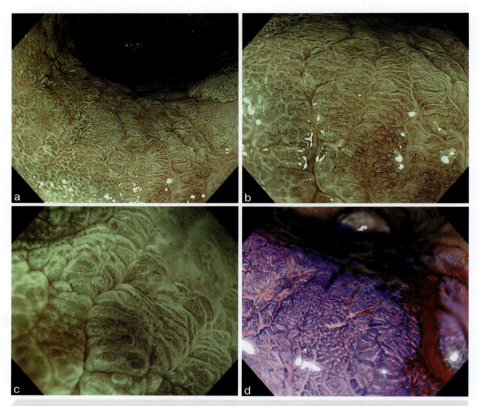

範囲診断困難な low-grade dysplasia：直腸に凹凸を伴う寛解粘膜を認め（a），弱拡大では類円形の腺管開口部と長い腺管開口部の component が混在していることが視認できる（b）．水浸下に拡大観察すると窩間上皮の毛細血管に拡張，蛇行，断片化を認める（c）．色素拡大内視鏡観察でも demarcation line（DL）が不明瞭な腫瘍性病変を示唆する所見を認め，潰瘍性大腸炎関連の dysplasia を疑い，生検を施行した（d）．

Check Point

- 潰瘍性大腸炎サーベイランス内視鏡は非腫瘍に対する腫瘍性病変の可能性がある所見の視認であり，その精度向上に全大腸 IEE 観察は有用である．
- サーベイランス内視鏡の大切な第一段階は腫瘍性病変の可能性がある所見の視認であり，できるだけ内視鏡的寛解（Mayo endoscopic subscore 0）に近い状態で大腸内視鏡検査を施行することがその精度向上に寄与する．
- サーベイランス内視鏡の第二段階は視認した病変の，腫瘍と非腫瘍，潰瘍性大腸炎関連腫瘍と非関連（sporadic）腫瘍，異型度などの鑑別であり，未確立ではあるが，IEE 観察および色素拡大内視鏡観察は，その一助となる．

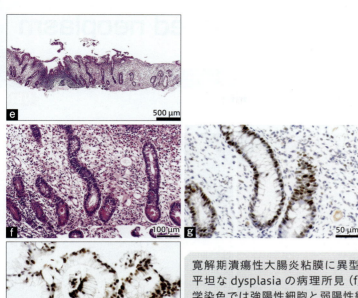

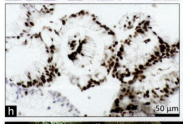
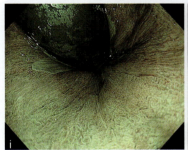

寛解期潰瘍性大腸炎粘膜に異型上皮を認める(e). 平坦な dysplasia の病理所見(f). p53 免疫組織化学染色では強陽性細胞と弱陽性細胞がモザイク状に混在する(g). 隣接する部位の生検では p53 蛋白過剰発現も認め(h), 厚生労働省分類 UC-Ⅲb で, low-grade dysplasia と診断した.

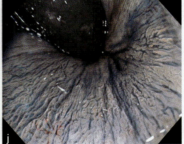

上記と同一症例の直腸下部反転観察像. NBI で再生粘膜の表面模様に不整を認め(i), 色素内視鏡観察を行った(j). 不整なさざなみ模様を認め, 不整の強い部位に対して狙撃生検を行った.

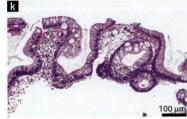
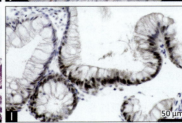

細胞分化の良い粘液上皮で dystrophic goblet cell を認める(k). p53 免疫組織化学染色では強陽性細胞と弱陽性細胞がモザイク状に混在した(l).

まとめ

サーベイランス内視鏡は, 色調, 高低, 表面模様などを手掛かりに腫瘍性病変を疑う所見を視認することから始まる. 次に IEE 拡大観察などで DL や表面構造の観察を行うことになるが, 全周性の観察を行い, DL が不明瞭な部位や, 通常の sporadic な腫瘍では認めない腫瘍性の表面構造を認めた場合, 潰瘍性大腸炎関連腫瘍を支持する所見となる. つまり, 平素より通常の sporadic な腫瘍の IEE 観察や色素拡大内視鏡観察を行い, その所見に親しんでおくことが有用となる[1,2].

(渡辺憲治, 鎌田紀子, 味岡洋一)

文献

1) 渡辺憲治:現代の潰瘍性大腸炎サーベイランス内視鏡と今後. 日本大腸肛門病会誌 2023;76:567-571
2) 渡辺憲治, 他:大腸腫瘍の内視鏡治療後サーベイランス:炎症性腸疾患を背景とした dysplasia/癌. 胃と腸 2024;59:857-861

下部消化管

4 ulcerative colitis-associated neoplasm (UCAN) (high-grade)

部位：S状結腸，70 mm大

NBI

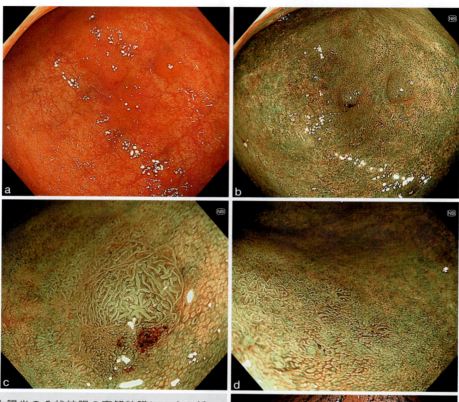

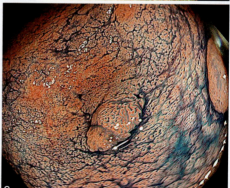

全大腸炎型潰瘍性大腸炎のS状結腸の寛解粘膜に，丈の低い5 mmほどの小隆起が複数認められる．同部位は軽度発赤調の平坦な領域を周囲に伴っている（a）．NBI観察を行うと，小隆起を認識しやすくなることに加え，周囲の平坦領域の存在を示唆する色調変化を伴っている（b）．NBI拡大観察では，隆起部のsurface patternはregularで，血管構造は比較的整ったvessel patternでJNET分類Type2Aの範疇である．周囲の平坦粘膜においては一見してvessel patternはnormalに思われるが，領域ごとに腺開口部の口径に差があり不均一で，腫瘍性変化が疑われる点は通常の散発性腫瘍とは異なる（c, d）．インジゴカルミン散布を行うと，隆起部だけでなく，周囲に平坦なdysplasiaが存在し，管腔全周にわたる広範なdysplasiaを伴っていることが確認できる（e）．SCENICコンセンサスステートメントにおける分類では，superficial elevatedに該当する病変である．

治療 大腸全摘術

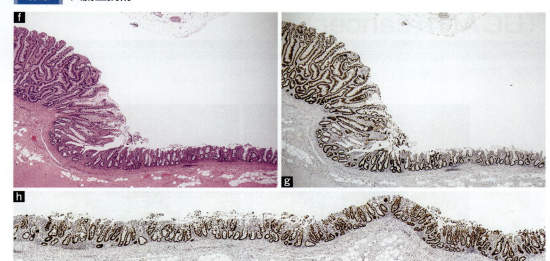

病理組織診断は Type 0-IIa + IIb, tubular adenocarcinoma (tub1), pTis, Ly0, V0, BD1. 全周性に約 70 mm にわたって病変が存在している．軽度隆起を伴う部位とその周辺の平坦領域で p53 は強陽性となる異型腺管が広範囲に分布している（f〜h）．日本の病理診断基準では高分化腺癌（tub1）とされる病理組織像だが，UCAN の粘膜内腫瘍の用語上は潰瘍性大腸炎関連 high-grade dysplasia として扱われる．

Check Point

- 白色光観察で S 状結腸〜直腸を中心に発赤調の領域として病変を認識する．
- NBI 観察では，おおまかな表面構造や微細血管の違いをとらえ，病変の存在の認識に役立てる．
- 認識しやすい隆起性病変の境界だけでなく，インジゴカルミン散布にて周囲の平坦領域にも病変の存在を疑いながら観察し，平坦領域の拡がりを確認する．

まとめ

通常白色光観察で，S 状結腸〜直腸を中心に，わずかな発赤調の変化を認識して病変を検出する．寛解粘膜でないと病変の描出は難しく，事前に潰瘍性大腸炎の炎症コントロールを行うことが重要である．周囲と色調や構造が異なる部位を弱拡大の NBI 観察で観察しておおまかな病変範囲を推測した後に，必ずインジゴカルミン散布を行って，隆起周辺の平坦病変を観察する．一見して隆起性病変だけにみえる病変でも，炎症に伴う p53 経路を介した UCAN では原則的に隆起の周囲には初期病変としての平坦病変を伴うため，安易な内視鏡切除を行ってはならない．

（杉本真也）

5 ulcerative colitis-associated neoplasm (UCAN)(cancer)

部位：下行結腸，16 mm大

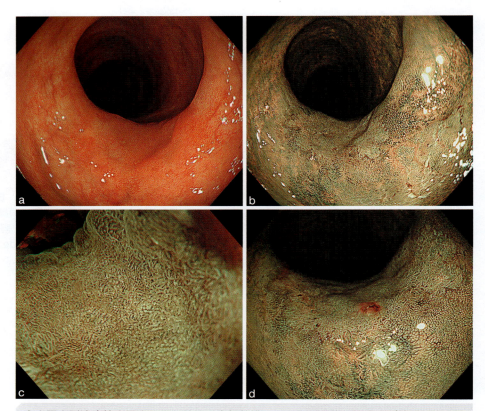

全大腸炎型潰瘍性大腸炎の下行結腸の寛解粘膜に，発赤調の陥凹性病変が管腔の片側性に認められる（a）．NBI観察を行うと，同部位の非腫瘍部とは異なった色調変化が強調され，腫瘍の存在が示唆される（b）．NBI拡大観察では，surface patternはirregularで，血管構造は一部で不均一・不規則なvessel patternでJNET分類Type2Bに相当する（c）．陥凹面の肛門側では，surface patternはregularでvessel patternからも一見して非腫瘍に思われるが，腺開口部が小型化し，口径には差があり不均一である（d）．

Check Point

- 白色光観察で発赤調の領域や陥凹，表層隆起，壁の硬化像などを病変として認識する．
- NBI観察は病変の存在の認識に役立つが，表面から病変の深達度を予測することは困難な場合が多い．
- 特に陥凹を伴う病変では，内視鏡形態から想定される以上に深部に浸潤していることが多く注意を要する．

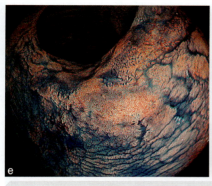 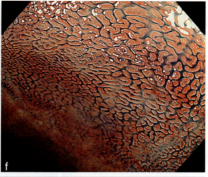

インジゴカルミン散布を行うと，陥凹部だけでなく，肛門側を含めて周囲に平坦な dysplasia を伴うことが確認できる．境界は不明瞭である（e）．平坦な dysplasia でみられる small round の表面構造（e）は，非腫瘍部でみられる規則性のある再生性変化（f）とは異なった粘膜パターンである．内視鏡形態上は早期癌とされる所見であり，SCENIC コンセンサスステートメントにおける分類では，陥凹を伴うことから depressed に該当する病変である．

治療 大腸全摘術

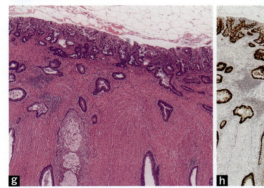 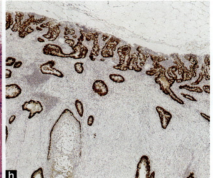

病理組織診断は well-differentiated tubular adenocarcinoma, tub1＞tub2, pT3N0, Ly0, V1a, Pn1a, BD1．びらん，陰窩炎といった潰瘍性大腸炎として矛盾のない炎症像を背景に，細胞異型は高度ではないものの，拡張した軽度の構造異型を示す異型腺管の浸潤，増生がみられる（g）．癌はおおむね固有筋層にとどまるが，一部で漿膜下組織に浸潤している．癌細胞は p53 にびまん性強陽性となり（h），UCAN として矛盾しない．

まとめ

通常白色光観察で，発赤調の変化や壁の硬化像などを病変として認識するが，多彩な病変の形態をとり，進行癌の形態を呈する場合には 5 型に分類されることも多い．一方，進行癌であっても隆起をほとんど伴わず，早期癌の内視鏡像に分類される陥凹病変，表層隆起病変，平坦病変を呈することも多いため，見逃しに注意が必要である．表面は high-grade dysplasia に相当する病変にもかかわらず深部に浸潤することもあり，NBI 拡大観察による分類では深達度を予測できないことが多い．炎症に伴う p53 経路を介した UCAN では，原則的に周囲に平坦病変を伴っており，インジゴカルミン散布による周囲粘膜を含めた観察が望まれる．

（杉本真也）

6 炎症性ポリープ

部位：S状結腸，6mm大　　　　BLI

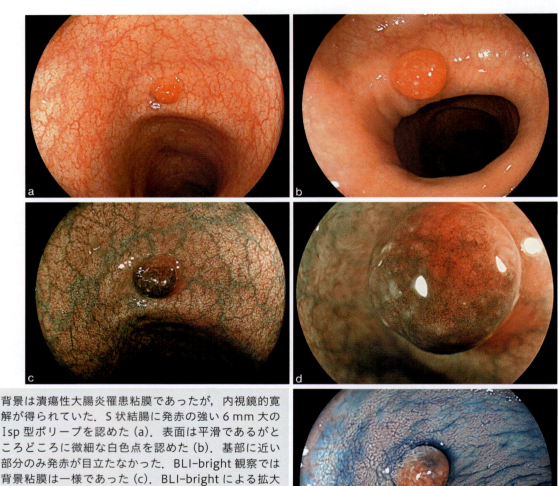
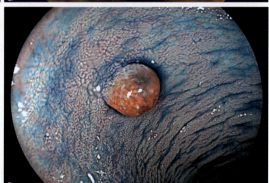

背景は潰瘍性大腸炎罹患粘膜であったが，内視鏡的寛解が得られていた．S状結腸に発赤の強い6mm大のIsp型ポリープを認めた（a）．表面は平滑であるがところどころに微細な白色点を認めた（b）．基部に近い部分のみ発赤が目立たなかった．BLI-bright観察では背景粘膜は一様であった（c）．BLI-brightによる拡大観察において表面構造を評価した．vessel patternは視認できない部位が多いも，頂部には非常に細かな血管構造がネットワークを構築している所見を認めた．surface patternについては，非常に平滑なポリープであり構造が不明瞭と評価されるが拡大観察によって初めて判別される（d）．JNET分類に当てはめることはできないが，Type2A以上の表面構造所見がないか鑑別するうえでは重要である．インジゴカルミンによる色素散布像では腫瘍表面に凹凸はほぼなく，基部の表面構造は周囲の正常粘膜から連続しているようにみえた（e）．

| 治療 | cold forceps polypectomy |

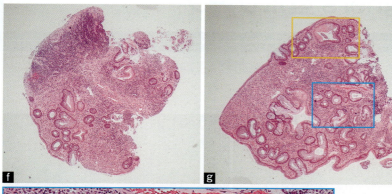

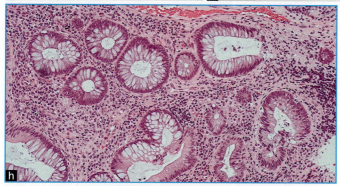

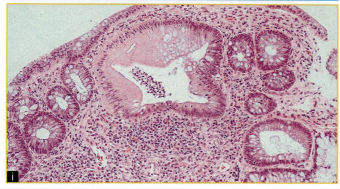

cold forceps polypectomy にて切除されたポリープの HE 標本を示す（f～i）. ポリープ内は顕著な炎症細胞浸潤を認めるが，一部腺管の走行異常と腺管内の炎症を認め，潰瘍性大腸炎の所見をとらえていた. dysplasia はみられなかった.

| Check Point |

- 炎症性ポリープは背景に活動性を持った炎症粘膜が既往にあることが多く，炎症性腸疾患や感染症について確認しておく．
- BLI 拡大観察により JNET 分類 Type2A 以上の表面構造がみられないことを確認する．

| まとめ |

炎症性ポリープの形態や大きさは，背景の炎症の程度によって影響を受けるため，以前の潰瘍が深ければより大型のポリープが形成される傾向がある．半球状，棍棒状の形態をとることが多いが，粘膜垂や粘膜橋を形成するなどさまざまな形態を認める．そのようななか腫瘍性ポリープを見逃さないようにしたい．インジゴカルミン色素散布では凹凸が目立たないため NBI/BLI 拡大観察によって表面構造を確認し JNET 分類の Type2A 以上を認めないことで炎症性ポリープであることが認識される．

（中村正直）

下部消化管

7 Peutz-Jeghers 型ポリープ

NBI

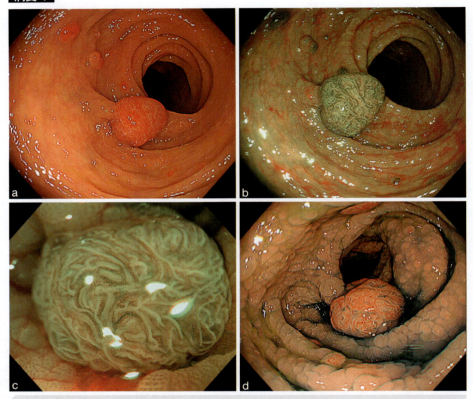

Peutz-Jeghers 症候群のポリープの形態は，サイズが大きくなるにつれて分葉状，有茎性となり，周囲粘膜よりも発赤調を呈するようになる．
本ポリープは一部分葉傾向を示す 12 mm 大の有茎性ポリープである（a）．茎部は大腸粘膜と連続しており，頭部はやや発赤調である．表面はやや腫大した大小不同の絨毛構造を認めた．NBI 拡大観察では，整った管状，樹枝状といった surface pattern を認め，細かい網目状の vessel pattern を認めており，口径不同，形状不均一などの異型に乏しい（b, c）．インジゴカルミン色素散布像では絨毛構造が際立つが，明らかな不整な腺管構造は認めなかった（d）．部分的に腺腫や癌の成分を認める場合があるため肛門側からの観察のみならず頭部全体を確認しておく．

Check Point

- 多発ポリープについて，10 mm 以上の病変については NBI/BLI（拡大）観察による評価を行うべきである．
- 表面構造で悪性像がないか評価を行ったうえでポリープ切除を行う．

治療 ポリペクトミー

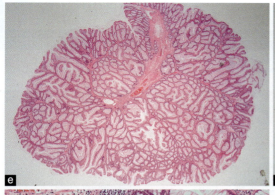
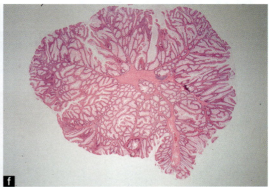
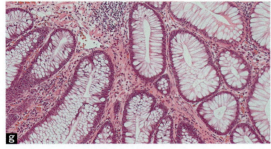

ポリペクトミーを施行した．病理組織学的診断では上皮の過形成性変化と粘膜筋板由来の平滑筋の樹枝状増生を認めた（e〜g）．

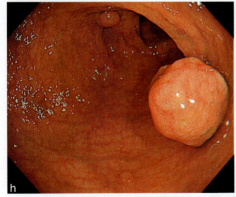

治療 ポリペクトミー

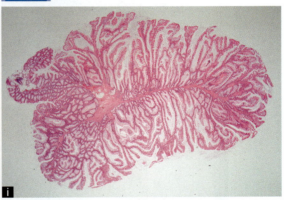

別の 10 mm 大の発赤調ポリープを提示する（h）．頭部に一部分葉傾向を示す小隆起をところどころに認めた．ポリペクトミー後に病理学的評価を行ったところ，粘膜筋板の樹枝状増生を認めた（i）．

まとめ

ポリープサイズが 15 mm 以上になると腺腫や癌を合併するリスクが高まるため（hamartoma-adenoma-carcinoma sequence），常にその可能性を念頭に置いて治療を行う．NBI/BLI（拡大）観察を行い，不整な腺管がないか確認する．一方では表面に腺腫の成分が露出していないことがあるため注意する．15 mm 以上のポリープでは可能な限り内視鏡的摘除時に回収し病理組織学的診断を得るか少なくとも生検で病理学的評価を得ておく．

〈中村正直〉

下部消化管

8 若年性ポリープ

部位：横行結腸，7 mm 大　　　　　　　　　　　　　　　　　　　NBI

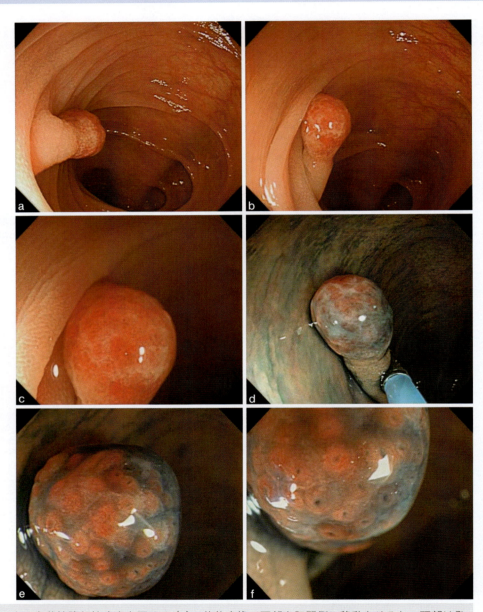

横行結腸に 7 mm 大の有茎性隆起性病変を認める (a)．体位変換で頭部を肛門側に移動させると，頭部は発赤調であることが認識できる (b)．頭部の表面を近接すると白苔が付着し，表面構造ははっきりしない (c)．色素散布により基部と頭部の境界は明瞭となる (d)．色素拡大観察においても表面構造は不明瞭である (e)．辺縁部の色素拡大観察では円形から類円形 pit が疎に分布している (f)．

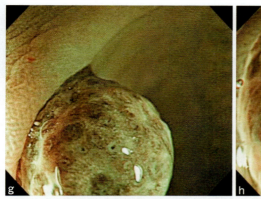
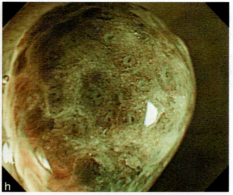

NBI拡大観察像．辺縁部では円形から類円形の腺管開口部が観察される (g)．中心部では腺管開口部は疎で，窩間部は白苔や細かい血管がみられ，また一部では血管が密集して濃く充血しているような像も観察される (h)．

| 治療 | **ポリペクトミー** |

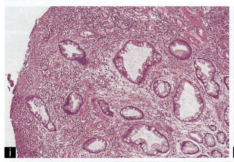
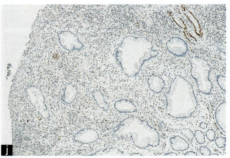

切除標本病理組織像．粘膜固有層を主座に，異型のない腺管の嚢胞状の拡張，間質の浮腫と炎症細胞浸潤を認める．表層は毛細血管の増生，びらんを認める (i)．Desmin 染色．粘膜筋板の放射状の増生は認められない (j)．

Check Point

- 有茎性病変では頭部を観察しやすいように体位変換や tube で押すなどの工夫を行い，肛門側に移動させる．
- NBI 拡大観察では弱拡大から強拡大へ徐々に倍率を上げ構造，血管を観察する．

まとめ

若年性ポリープは過誤腫性ポリープの 1 つであり，遺伝性を有し多発する若年性ポリポーシス症候群と孤発性のものがある．小型の病変は広基性，大型の病変は亜有茎～有茎性で，色調は発赤調，表面は平滑，分葉状を呈し，びらんを伴い白苔が付着することが多い[1]．色素拡大観察では類円形 pit が主体で，他に開大した pit や管状 pit もみられ，それらが疎に分布している[2]．NBI 拡大観察でも同様に類円形や管状構造が疎に分布し，また微小な血管の増生も観察できる[1]．白色光と拡大内視鏡所見を組み合わせ，通常型腺腫と異なる像を呈することを認識できれば診断は可能と思われる．

（川崎啓祐，大城由美，鳥巣剛弘）

文献

1) 籔内洋平，他：大腸上皮性腫瘍以外の局在病変における拡大内視鏡診断．胃と腸 2019；54：57-65
2) Takeda K, et al：Magnifying chromoendoscopic and endocytoscopic findings of juvenile polyps in the colon and rectum. Oncol Lett 2016；11：237-242

下部消化管

9 過形成性ポリープ

部位：直腸 Rs，5 mm 大

NBI

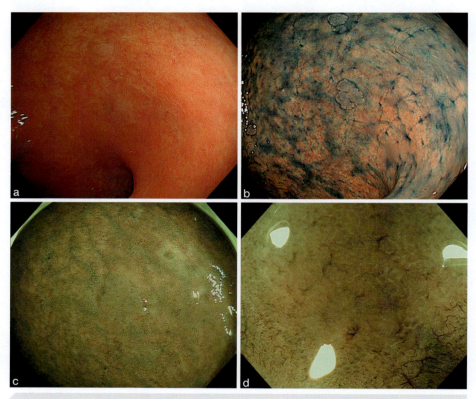

直腸 Rs に約 5 mm 大の白色調の領域を認める（a）．インジゴカルミン散布により病変境界が明瞭となる（b）．NBI 中間景像では血管網が不明瞭である（c）．NBI 拡大像でも vessel pattern は認識できず，surface pattern は規則的な黒色点であり JNET 分類 Type1 に合致する像である（d）．

Check Point

- 過形成性ポリープの多くを占める平坦病変を診断するためには，通常観察で周囲粘膜との色調差と表面の光沢の差に着目することが重要である．
- インジゴカルミン散布で病変境界と開大した腺管開口部が明瞭となる．
- NBI 観察では vessel pattern と surface pattern がいずれも不明瞭となる病変も存在する．

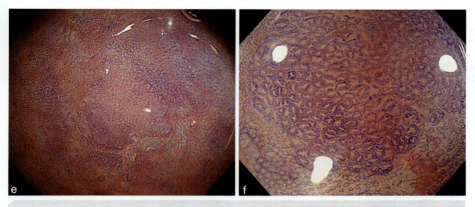

クリスタルバイオレット染色の中間景像では，周囲の平坦粘膜よりもやや開大した腺管開口部を認める（e）．強拡大像では腺管開口部は星芒状のII型 pit pattern を呈する（f）．

治療　EMR

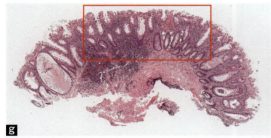
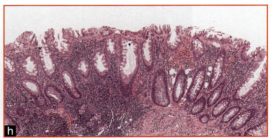

病理組織像では分岐のないほぼ垂直な鋸歯状腺管が認められ，間質に形質細胞主体の炎症性細胞浸潤を伴う（g, h）．

まとめ

過形成性ポリープは大腸内視鏡検査で遭遇する機会が多い病変である．内視鏡的には左側結腸・直腸に好発し，病変径 5 mm 以下の小病変が大部分を占める．隆起したものは白色光観察で容易に指摘できるが，平坦な病変を発見するためには色調変化と血管網の消失に着目することが重要である．臨床的にはいわゆる鋸歯状病変（sessile serrated lesion：SSL）との鑑別が重要である．SSL は右側結腸に好発し表面に粘液付着を伴う点が鑑別点である．NBI 拡大観察では過形成性ポリープと SSL はいずれも JNET 分類の Type1 に分類される表面構造を呈するが，SSL では varicose microvascular vessel と呼ばれる拡張・蛇行した血管を併存することが多い[1]．さらに，色素拡大観察では SSL において開II型と呼ばれる大型かつ伸長したII型 pit pattern が観察される．

（大泉智史，松本主之）

文献
1) 浦岡俊夫，他：大腸鋸歯状病変の内視鏡診断— pit pattern 所見を中心に．胃と腸 2011；46：406-412

10 sessile serrated lesion (SSL)

下部消化管

部位:上行結腸,15mm大

NBI

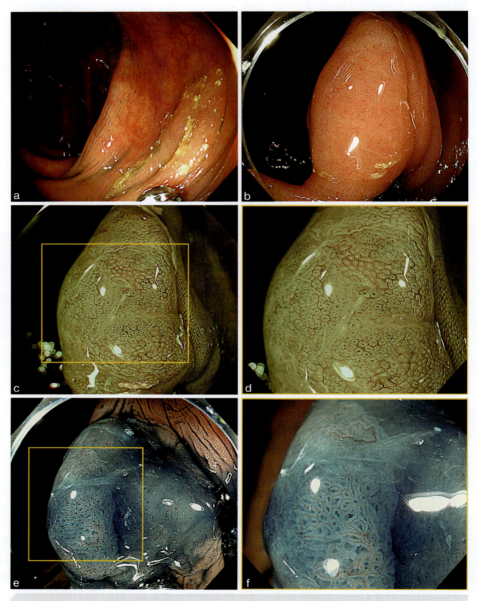

上行結腸近位部に粘液付着を伴う 15mm 大の平坦隆起性病変を認める (a).
病変の表面には光沢があり粘液が多いことが示唆される (b, c).
NBI 拡大観察では, surface pattern と vessel pattern は整であり, JNET 分類 Type1 である. 腺管開口部は円形もしくは卵円形に開大した pit 様構造が dark spot として観察される. 背景の正常粘膜と同じように腺管周囲の拡張のない血管を認める (d).
インジゴカルミン散布像でも粘液を多く認めるが, 粘液下に腺管が開大した開Ⅱ型 pit pattern が観察される (e, f).

治療 EMR

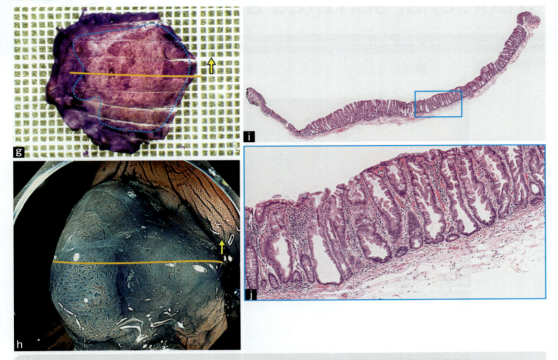

病理組織診断は sessile serrated lesion（SSL）．腺底部が拡張した鋸歯状腺管の増殖を認める．

Check Point

- 粘液が付着している状況では，SSL の存在の可能性を考え観察する．
- 過度に水洗すると粘液が落ち特徴的な開Ⅱ型 pit pattern は観察されないこともあるので，少しずつ水洗し粘液を残しながら観察していくことが重要である．
- 拡大観察にて表面構造が均一でなく，周囲と異質な腺管開口部を認めた場合は，悪性度が高い sessile serrated lesion with dysplasia（SSLD）の可能性があるため注意して観察する．

まとめ

SSL の特徴的な内視鏡的所見として木村らが提唱した開Ⅱ型 pit pattern がある．NBI 拡大観察では，中尾らが提唱した surface pattern を介して観察する開大した腺管開口部であるⅡ-dilatation pit（Ⅱ-d pit）がある．いずれも SSL の粘液を産生するという特性により腺管開口部が開大することで認められる所見である．また，SSL は悪性化しうる potential を持つので，病変内に一部異質な領域がないか注意深く観察をすることが肝要である．

（萬　春花，松下弘雄，東海林琢男）

下部消化管

11 traditional serrated adenoma (TSA)

部位　横行結腸，25 mm 大　　　　　　　　　　　　　　　　　　　　　NBI

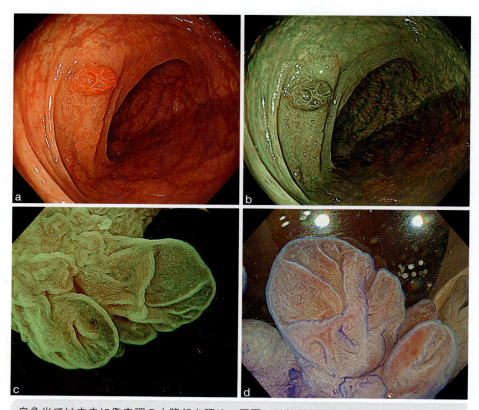

白色光では中央に発赤調の小隆起を認め，周囲には比較的白色調の平坦病変を伴っている (a)．NBI 非拡大観察にて，中央の隆起部は周辺に比べ brownish である (b)．中央部隆起部の NBI 拡大観察では，比較的目立つ血管を認め，典型的ではないものの網状の構造様と認識される．血管には明らかな口径不同や不整を認めないため JNET 分類 Type2A と考える (c)．同部におけるインジゴカルミン散布色素内視鏡拡大観察では，腺窩周辺の上皮は拡張し，いわゆる pine cone appearance を認める．pit は星芒状，一部鋸歯状であり，IV_H 型 pit と考えられる (d)．

Check Point

- 色素（クリスタルバイオレット染色）拡大観察では，traditional serrated adenoma (TSA) の内視鏡所見は一般に，工藤・鶴田分類のⅢ型またはⅣ型を示す．鋸歯状の変化は，シダの葉様またはシダ状と呼ばれ，III_H 型 pit あるいは IV_H 型 pit として表現されることも多い．
- NBI 拡大観察では蛇行した血管や拡張した血管が松笠（松毬）状の陰窩周辺の上皮部分，または分葉構造の内部にみられる．時に dense pattern を示すこともある．
- 病理学的には，TSA 成分を含む鋸歯状病変は TSA と診断されることが多いが，TSA with sessile serrated lesion (SSL) とする場合もある．

治療 ESD

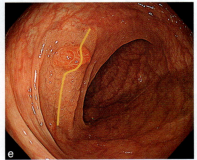

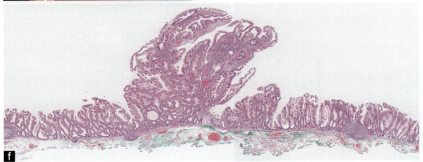

本症例は，隆起部が TSA，周辺の平坦部分は SSL の病理像を示している．TSA 部分では，スリット状鋸歯状構造，異所性陰窩，好酸性細胞質を認める．スリット状鋸歯状構造は内視鏡では辺縁の鋸歯状像としてとらえられ，IV_H 型 pit として認識される．
本病変は ESD にて切除された．

まとめ

superficially serrated adenoma（SuSA）はしばしば一部の TSA の辺縁に付随して認められる．このような病変では TSA 成分と SuSA 成分で同一の遺伝子変化を認める．そのため，SuSA は TSA の前駆病変と考えられている．本症例は SuSA ではなく sessile serrated lesion（SSL）の症例であるが，TSA の前駆体について今一度考察すべき症例といえるかもしれない．

（高丸博之）

下部消化管

12 superficially serrated adenoma (SuSA)

部位：直腸，20 mm 大

NBI

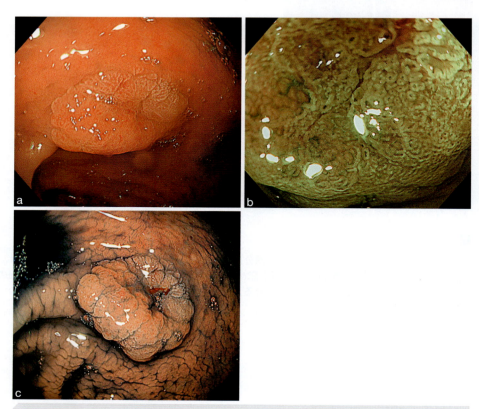

白色光観察では，一部白色調で分葉構造のような凹凸を伴う平坦病変を認める(a). NBI 拡大観察では，全体には vessel pattern は目立たず，JNET 分類では Type1 に相当する．詳細に観察してみると，淡いレース様の血管パターンが認識され，いわゆる lacy microvessels を認める(b). インジゴカルミン散布色素内視鏡拡大観察では鋸歯状の変化を認めⅢ_H型 pit と認識可能である．さらに詳細に観察すると星芒状のⅡ型 pit もしくは，Ⅱ型 pit が伸張・癒合しており，いわゆるシダの葉様所見である(c).

Check Point

- 色素（インジゴカルミン）散布では鋸歯状の変化を認める．星芒状のⅡ型 pit もしくは，Ⅱ型 pit が伸張・癒合したシダの葉様所見も特徴である．
- NBI 拡大観察では JNET 分類 Type1 に相当する所見である．血管は淡く認識しにくい場合もあるが，詳細な観察にてレース様の血管パターン（lacy microvessels）を認める．

治療　EMR

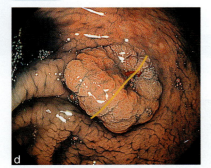

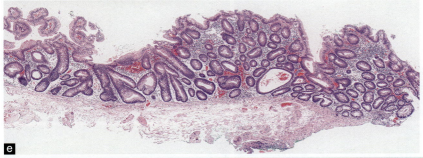

深層から中層では管状の腺腫様腺管から構成され，表層に限局して鋸歯状構造を伴う像を示す，superficially serrated adenoma（SuSA）の病理組織像である．このため表層では鋸歯状病変としての特徴を比較的強く認識し，鋸歯状の拡大所見が得られる．

まとめ

SuSA は一見して過形成ポリープ（hyperplastic polyp：HP）と共通点が多いが，SuSA は境界が非円形であること，表面が分葉状としてとらえられることが特徴である．しかしながらこれらの所見は，5 mm 未満の微小 SuSA 病変では判断が難しい場合も多い．内視鏡的には局在部位が重要であり，sessile serrated lesion（SSL）は近位結腸に好発する一方で SuSA は直腸・S 状結腸に発生することが多い．SuSA は比較的まれな病変と考えられるが，SuSA から浸潤癌へ進展した症例も報告されており，SuSA の前癌病変としての性質を強く示唆している．今後より多くの症例集積，検討が期待される．

（高丸博之）

下部消化管

13 鋸歯状病変由来の早期癌

部位：上行結腸　5mm大　　　NBI

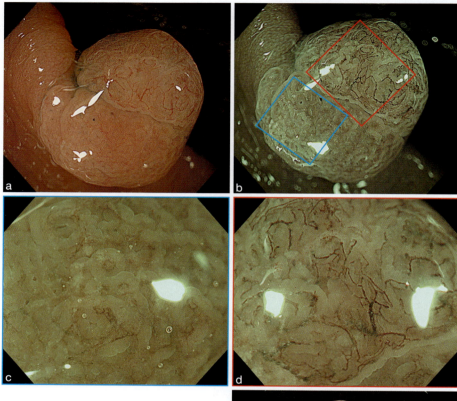

上行結腸の5mm大の粘液付着を伴う隆起性病変である．頂部と基部では色調が異なり，基部は白色調，頂部は弱発赤調である（a）．NBI拡大観察では基部は血管構造の認識は困難で，粘液で拡張した腺管開口部を認識でき JNET 分類 Type1 である（b 青枠，c）．頂部は拡張蛇行し，口径不同を伴う分布不均一な血管が認識でき，表面構造も大小不同，不均一であり，JNET 分類 Type2B と判断した（b 赤枠，d）．インジゴカルミンを散布すると病変の境界と凹凸がより明瞭となり，腺管開口部の構造が視認しやすくなる．基部は開Ⅱ型 pit pattern，頂部はV₁型 pit pattern で構成されていると考えられる（e）．

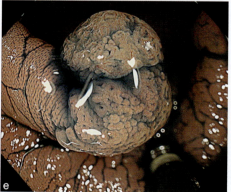

Check Point

- 鋸歯状病変（sessile serrated lesion：SSL）は粘液付着を伴う病変として拾い上げることができる．
- 粘液をすべて洗い流してしまうと特徴である開Ⅱ型 pit pattern を認識できなくなることがある．
- 由来となる病変の中に異質な領域があるのかどうか，特に病変の立ち上がりや境界を意識して観察する．

治療　EMR

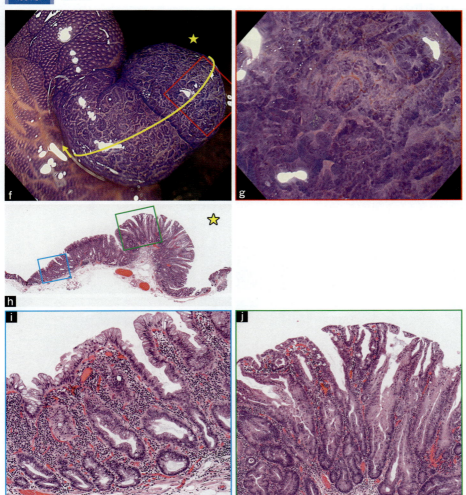

病理組織診断は sessile serrated lesion with dysplasia（腺癌成分を伴う SSL），tub1, pTis, Ly0, V0, pHM0, pVM0 であった（h）．JNET 分類 Type1 を呈していた領域は陰窩の拡張および粘膜筋板に沿った水平方向への伸長を伴う鋸歯状腺管の増生を認め SSL と考えられた（h 青枠，i）．また JNET 分類 Type2B を呈した領域では強い構造異型と核異型を認め，高分化腺癌の診断，深達度は粘膜内であった（h 緑枠，j）．なお，同部のクリスタルバイオレット染色後拡大観察では鋸歯状を呈しながら，腺管開口部の狭小化，腺管密度の上昇，大小不同，方向不同を認めている（f, g）．

まとめ

SSL に関しては，粘液付着に注目し病変の拾い上げを行う．観察に関しては，まずは病変を俯瞰することが大切である．最初に，正常粘膜からの立ち上がりを観察し，由来となる病変がどのような病変であるか見当をつける．そして由来となる病変の中に異質の領域があるかどうかで異型度の高い病変かどうかを判断する．具体的には，白色光観察で色調の違いや粘液付着の程度の違いに注目する．次に NBI 観察で JNET 分類 Type1 型以外の像を呈する領域が存在するかどうかで関心領域（異型度の高まった領域）を同定する．さらに，色素観察で病変内の隆起や陥凹などの形態評価，また，拡大観察を行うことで由来となる領域，関心領域の pit pattern を詳細に評価，病理組織像を想定し，最終診断を行う．

（加藤文一朗，松下弘雄，東海林琢男）

下部消化管

14 隆起型腺腫①

部位：盲腸，4 mm 大　　NBI

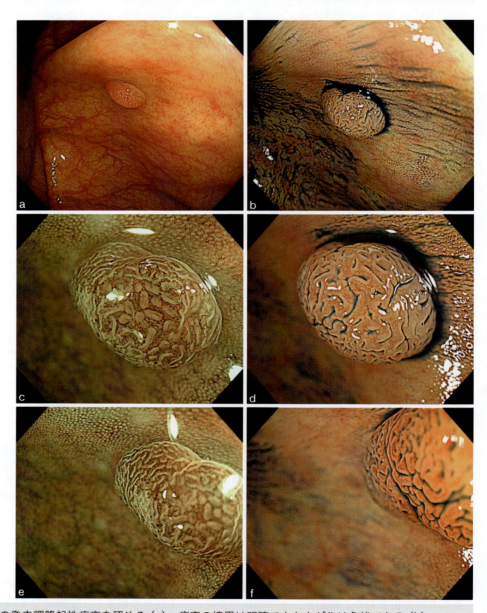

盲腸に 4 mm 大の発赤調隆起性病変を認める（a）．病変の境界は明瞭で立ち上がりは急峻である（b）．NBI 拡大観察では，丈の高い部分では管状を呈した整な surface pattern および内部に腺管開口部と思われる白色調の腺状構造が観察され，均一な網目模様の vessel pattern を呈しており JNET 分類 type2A の像である（c）．同部位のインジゴカルミン散布拡大観察では，管状で整な pit pattern が観察される（d）．一方病変中央では vessel pattern は視認しづらくなり細かい樹枝状の surface pattern が観察され丈の高い部位と比較するとやや不整である（e）．しかしインジゴカルミン散布拡大観察では，丈の高い部分と同様の管状で整な pit pattern が観察される（f）．

治療　cold snare polypectomy

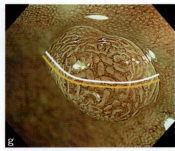
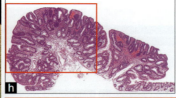
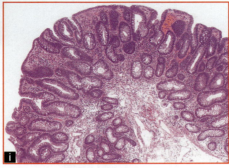

病理組織診断は tubular adenoma, low grade であった．
丈の高い部分の管状を呈した整な surface pattern および均一な網目模様の vessel pattern を呈していた範囲では，異形度の低い腺腫腺管が疎に観察される（g～i）．

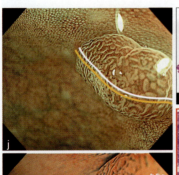
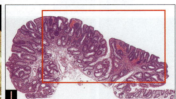
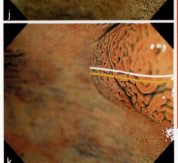
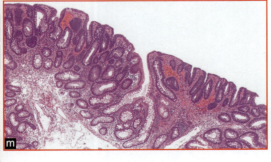

一方，病変中央の vessel pattern は視認しづらくなり細かい樹枝状の surface pattern が観察された範囲では，短い腺腫腺管が密に観察される（j～m）．

下部消化管

Check Point

- NBI 観察にて病変の全体が均一な所見であるかを確認し，違う領域があれば必ず色素（インジゴカルミンやクリスタルバイオレット）拡大観察を行う．
- NBI 観察では観察角度や腺管の密度で見え方が違うことを認識しておく．

まとめ

隆起型腺腫は基本的に均一な表面構造を呈することが多い．NBI 観察はボタン操作一つで切り替え可能で簡便な検査法であるため，surface pattern および vessel pattern が均一かどうかを観察し，そうでない部分に関しては色素（インジゴカルミンやクリスタルバイオレット）染色下観察を行い不整（悪性度が高い）かどうかを診断する．

（田丸弓弦，桑井寿雄）

15 隆起型腺腫②

部位：S状結腸，15 mm大　　　　　　　　　　　　　　　　　　　BLI

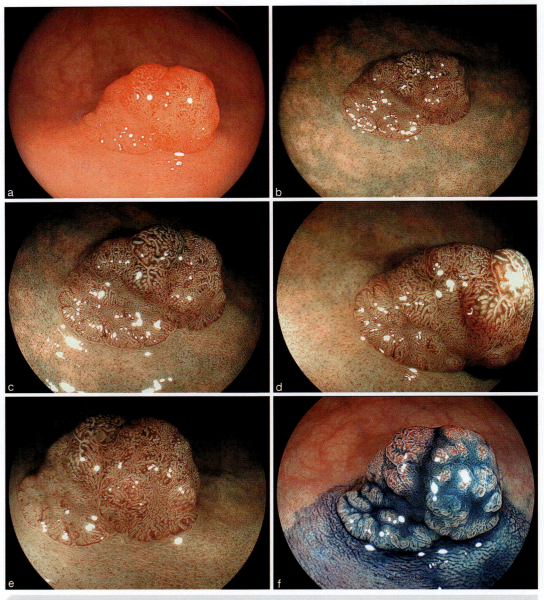

S状結腸に15 mm大の発赤調隆起病変を認める（a）．BLI観察（非拡大）では平坦隆起と丈が高い隆起で構成された病変と認識される（b）．隆起部は非拡大観察でもregular vessel pattern/regular surface patternが観察されるものの，平坦部はいずれも不明瞭である．BLI拡大観察（弱拡大：60倍）では，平坦隆起部のsurface patternは確認できないものの，regular vessel patternが観察され，JNET分類 Type2Aと診断された（c〜e）．インジゴカルミン散布後の拡大観察（弱拡大）では平坦部には陥凹局面などは認識されず，隆起部も含めⅢ_L〜Ⅳ型 pit patternが中心の腫瘍であり腺腫と診断した（f）．

治療　EMR

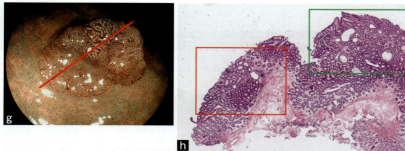

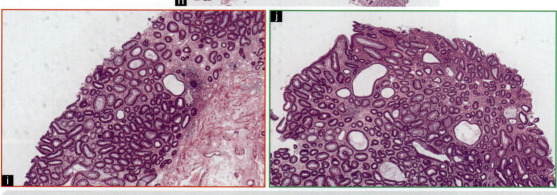

切除標本は平坦隆起部と丈が高い隆起部を含むように割面を入れた（g）．病理組織診断はtubular adenoma, low gradeであった（h：ルーペ像）．平坦隆起部（i）も丈が高い隆起部（j）も同様に核異型・構造異型の乏しい腫瘍細胞が管状に増殖しており，腫瘍の厚みは異なるものの異型度の差異は認めなかった．

Check Point

- 白色光観察，狭帯域光観察（非拡大）にて腫瘍の全体像（隆起，陥凹面の有無など）の評価を行う．
- 通常の隆起型腺腫であれば，非拡大狭帯域光観察にてregular vessel pattern/regular surface patternが確認でき，拡大観察までは必要としない．
- 形態的に周囲と異なる関心領域や非拡大観察で表面構造や微小血管が確認できない部位は拡大観察を行う．

まとめ

隆起性病変は白色光観察による肉眼形態診断にて，緊満感・二段隆起・陥凹面の有無について注意を払う．形態的に関心領域を発見した場合には非拡大狭帯域光観察およびインジゴカルミン散布後に同部を観察する．前述の所見がなく，狭帯域光観察でJENT分類Type2A，インジゴカルミン散布像でⅢ_L～Ⅳ型pit patternであればそれ以上の精密診断は不要である．JNET分類Type2Bを呈する部位，形態的に癌を疑う所見があれば，拡大狭帯域光観察およびクリスタルバイオレット染色後に拡大観察（pit pattern観察）を追加する．

（下田　良）

下部消化管

16 陥凹型腺腫①

部位：S状結腸，10 mm大　　　　　　　　　　　　　　　　　　　　　　　NBI

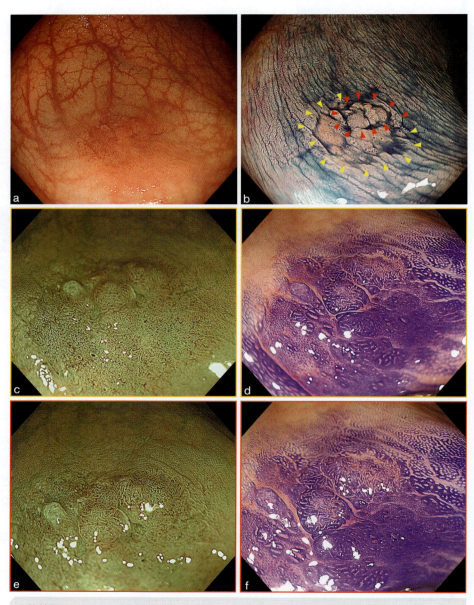

S状結腸に10 mm大の血管透見の消失した軽度発赤調の領域を認める（a）．インジゴカルミン散布（b）により病変の境界は明瞭となり，陥凹部（b 黄矢頭）と隆起部（b 赤矢頭）から構成される．陥凹部のNBI拡大観察（c）では，整なsurface patternと口径不同のないvessel patternが観察され，JNET分類Type2Aの像である．クリスタルバイオレット染色拡大観察（d）では，Ⅲs型pit patternであった．隆起部はNBI拡大観察（e）でJNET分類Type2A，クリスタルバイオレット染色拡大観察（f）でⅢL型pit patternであり，腺腫と診断した．

治療　EMR

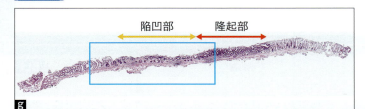

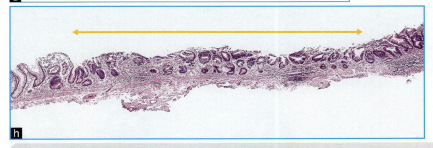

病理組織診断は tubular adenoma (low to high grade), pHM0, pVM0. 陥凹部は小型腺管で構成されており, 隆起部は乳頭状増殖を示す管状腺腫であった.

Check Point

- まず第一に陥凹性病変は見落とさず発見することが重要であり, 血管透見の消失や淡い発赤領域などのわずかな変化に注目する.
- 陥凹部はsurface patternが観察されにくい場合が多いが, 整なsurface patternが観察できる.
- 陥凹内に存在する隆起も整な surface pattern と vessel pattern であり腺腫と診断できる.

まとめ

陥凹型腫瘍は *de novo* pathway の発育進展をとることが多く, 小径でも粘膜下層浸潤をきたすものも多いため, 注意深く観察して治療方針を決定する必要がある. NBI 観察においては, 本症例では整な surface pattern が観察されたが, 陥凹部は surface pattern が観察されにくい傾向があることを理解しておく必要がある. 観察されにくい surface pattern を「不明瞭」と読影して JNET 分類 Type2B としたり, 「無構造」と読影して JNET 分類 Type3 としたりすることがないように, vessel pattern の所見もしっかり読影して, 総合判断をしなければならない.

（鴫田賢次郎, 永田信二）

17 陥凹型腺腫②

部位：S状結腸，3mm大　　　　　　　　　　　　　　　　　　　　　　　　BLI

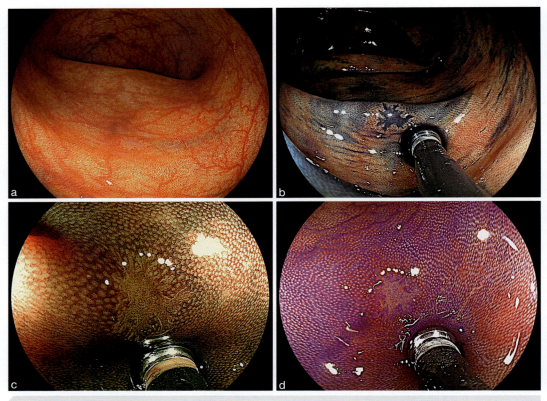

背景粘膜は軽度のメラノーシスを呈しており，3mm大の褪色調の領域を認める(a)．インジゴカルミン散布により辺縁不整な陥凹性病変が明瞭となる(b)．BLI拡大観察では，surface patternは視認困難であるが，比較的整な網目状の血管を認める（JNET分類Type2A）(c)．クリスタルバイオレット染色では，きわめて小型の円形pitが散在性に視認できる（Ⅲs型pit pattern）(d)．

Check Point

- 0-Ⅱc型はわずかな色調や粘膜性状の違いをとらえることで発見することができ，色素散布を行うことで明瞭となる．
- 陥凹性病変では腺管は小型で密在しているため，NBIやBLIではsurface patternとして視認できないことが多い．
- vessel patternは，小型腺管を囲むように網目状に観察されることが多いが，微細であるため点状に観察されることもある．

治療 EMR

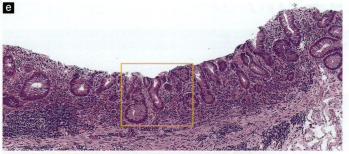
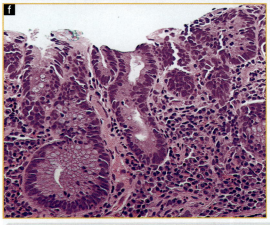

陥凹性病変は腫瘍径にかかわらず隆起性病変と比較して担癌率が高いため，EMRにて一括切除した．病理組織所見では，腫瘍細胞の核は棍棒状で基底側に配列しており，高異型度管状腺腫と診断した．

まとめ

陥凹性病変では，粘膜筋板に向かって垂直に伸びる小型の腫瘍腺管が密在していることが特徴的である．NBIやBLI拡大観察では，surface patternは視認しづらく，インジゴカルミン散布でもpitは強調されにくいため，クリスタルバイオレット染色を用いたpit pattern診断が有用である．ただし，癌であっても隆起性病変のように腺管の分岐をきたさず構造異型が軽度であることも多く，粘膜筋板に向かって垂直に伸びた癌腺管がそのまま粘膜下層に浸潤することもあるため，pit patternが整でも癌であったり粘膜下層浸潤している可能性に留意する必要がある．したがって，陥凹性病変は，大きさにかかわらず，十分な粘膜下層を含めて確実に一括切除すべきである．

（田中秀典，岡　志郎）

下部消化管

18 早期大腸癌 隆起型（M）①

部位：S状結腸，10 mm大　　　　NBI

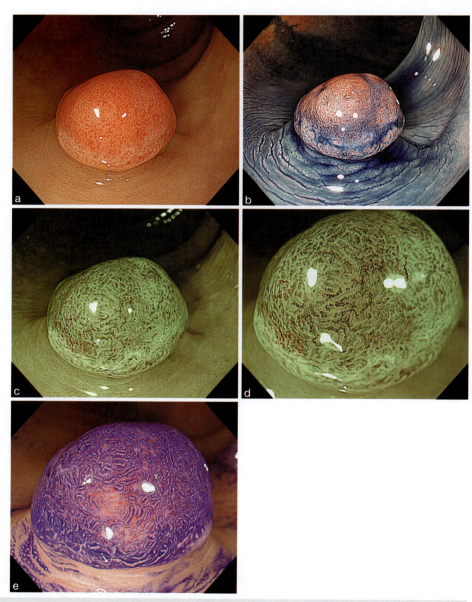

S状結腸に10 mm大の発赤調の隆起性病変を認める（a）．病変の立ち上がりは正色調で，隆起の発赤調領域との境界が認識できる．インジゴカルミン散布像（b）ではその境界はより明瞭となっている．病変の立ち上がりは正常粘膜であるが，発赤調領域はNBI観察の弱拡大像（c）でも不整な表面微細構造を呈していることが認識できる．NBI拡大観察（d）では不整なsurface patternを認め，vessel patternも口径不同と分布不均一を呈しており，JNET分類 Type2Bの像である．クリスタルバイオレット染色拡大観察（e）では，不整なpit patternを認めるもpitの辺縁不整や狭小化は認めず，V_I型軽度不整pit patternと診断した．

治療　EMR

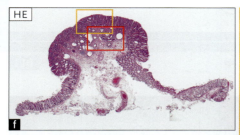
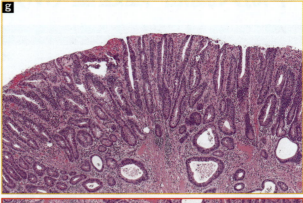
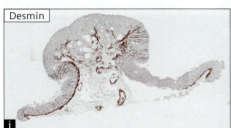
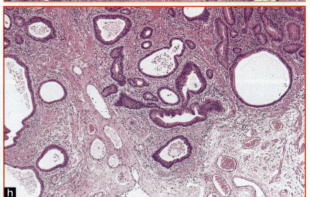

病理組織診断は adenocarcinoma with tubular adenoma (tub1), pTis, Ly0, V0, pHM0, pVM0 であった．病変の大部分は高分化型管状腺癌であり，腫瘍は粘膜筋板内までの浸潤を認めたが(f～h)，Desmin 染色で腫瘍の最深層に粘膜筋板を認めており，粘膜内癌の診断であった(i)．腫瘍の立ち上がりは正常腺管で，腫瘍全体の 20％程度の管状腺腫を伴っていたが，腺腫部は病変の口側に位置し内視鏡観察で観察されていない部位であった．

Check Point

- NBI 観察では，弱拡大像でも隆起部の発赤調領域の不整な surface pattern や vessel pattern を認識することができる．
- インジゴカルミン散布像では，病変の立ち上がりと発赤調領域の境界が明瞭に描出され，粘膜下層浸潤の可能性も考えられる．

まとめ

隆起型の粘膜内癌を診断するためには，まず NBI 観察の弱拡大で不整な surface pattern や vessel pattern の有無を確認することが重要である．陥凹型と比較して隆起型では pit pattern と対応した surface pattern を観察することができるため，比較的診断は容易である．本症例のように白色光観察では凹凸の少ない半球状隆起の形態を示していても，病変全体が癌である場合があり，その場合，色調変化や立ち上がりのわずかな段差からでも癌の診断は可能であるが，NBI 観察が最も簡便で容易な診断方法である．このような症例に cold polypectomy を行ってはならない．

（嶋田賢次郎，永田信二）

19 早期大腸癌 隆起型（M）②

部位：直腸 Rb，50 mm 大

BLI

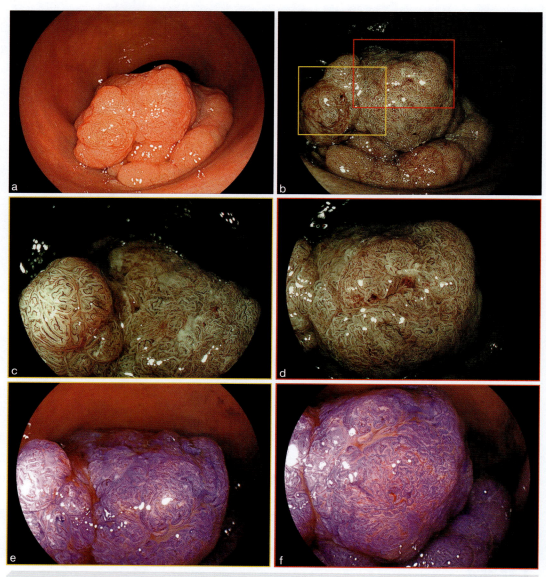

直腸 Rb に 50 mm 大の二段隆起を伴う粗大隆起病変を認める（a）．病変の裾野部分は BLI 観察（非拡大）では surface pattern/vessel pattern は regular であったが，頂部はそれぞれやや irregular な印象を受けた（b）．BLI 拡大観察（弱拡大：60 倍）にて頂部は広範に irregular vessel patten を呈する領域として認識され，surface pattern は不明瞭であり，JNET 分類 Type2B と診断した（c, d）．クリスタルバイオレット染色後に拡大観察を行ったところ，頂部は全体的に V_I 型高度不整 pit を呈していた（e, f）．肉眼形態では明らかな陥凹局面は指摘されず，腫瘍周囲に粘膜の引きつれなどの T1b 癌を積極的に疑う所見は認めなかった．これらの所見より T1b 癌を完全には否定できないものの，腺腫内癌（Tis～T1a 癌）と診断した．

治療 ESD

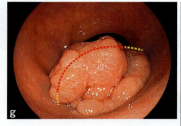
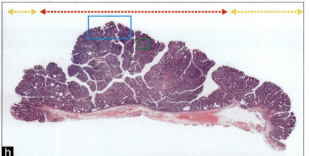
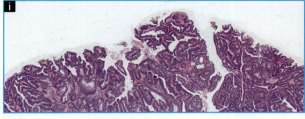
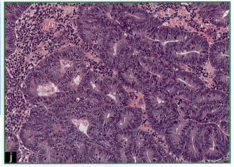

切除標本は内視鏡観察上腺腫と診断していた裾野の部位と頂部の硬さが目立つ部分を含めた割面で切り出しを行った（g, h）．病理組織診断は adenocarcinoma in adenoma, pTis, Ly0, V0, pHM0, pVM0 と診断された．頂部の硬さが目立つ部位に一致して高分化型管状腺癌を認めた（g, h：赤点線部）．一段低い隆起部は高異型度管状腺腫に相当する腫瘍腺管の増殖がみられた（g, h：黄点線部）．

Check Point

- 粗大な隆起性病変では白色光観察にて緊満感，二段隆起，陥凹局面の有無に着目して観察を行う．
- 隆起が大きい病変は，表面構造は保たれていても癌の混在率は高くなり，T1b 癌の除外が難しい症例もある．
- V_I 型 pit を広範に伴う病変は積極的にクリスタルバイオレット染色後に拡大観察を行い，V_N 型 pit の有無に注意を払う．
- 染色不良域は V_N 型 pit との鑑別が困難であり，そういった場合には狭帯域光観察が診断の一助となることがある．

まとめ

粗大な隆起性病変の正確な診断は時として困難な場合がある．比較的表面構造が保たれている病変でも癌の混在や T1b 癌が含まれていることもある．逆に有茎性病変や粗大病変の腫瘍表層は，蠕動や便などによる物理的損傷により表面構造が不整に観察されることがあり，表面構造からの診断が困難な場合もある．それらを考慮し，白色光診断による形態診断も加味して，総合的な判断にて治療法の選択を行う必要がある．

〈下田　良〉

下部消化管

20 早期大腸癌 陥凹型（M）①

部位：横行結腸，10 mm 大　　　　　　　　　　　　　　　NBI

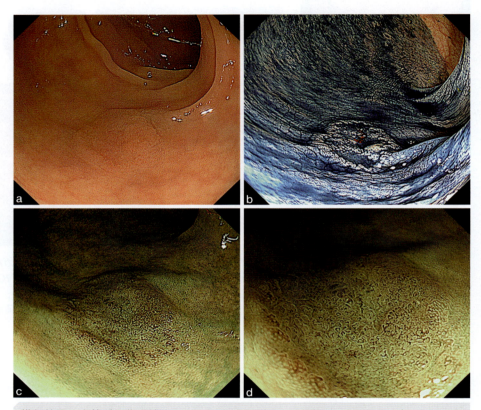

横行結腸に血管透見像の消失している領域を認め，同部位は正色調からごく一部で発赤調を呈している．白色光観察では同部位が隆起しているのか，陥凹しているのか判別不可能である（a）．インジゴカルミン散布では，病変は陥凹が主体で陥凹周囲がわずかに隆起している（b）．NBI 観察では，病変周囲を縁取るように茶色に描出され，陥凹内は茶色の領域が散在性に存在している（c）．陥凹内の surface pattern は形が不揃いであるが，pit 様構造の辺縁は整っている．また，vessel pattern は口径不同・分布不均一であり，JNET 分類 Type2B と診断した（d）．

Check Point

- 肉眼型は必ずインジゴカルミンを散布して判定する．
- 陥凹型腫瘍は NBI 観察にて周囲が茶色に描出されることがある（O-ring sign）．
- JNET 分類における surface pattern は，真の pit と腺窩辺縁上皮を合わせたもの（pit 様構造）である．そのため，surface pattern から pit の形状を推察することが可能である．

治療　EMR

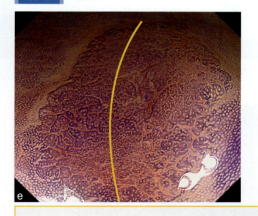

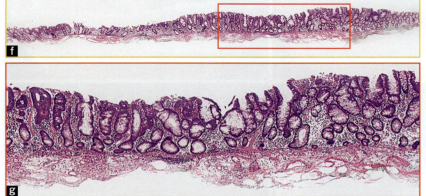

病理組織診断はadenocarcinoma in adenoma (tub1), pTis, pHM0, pVM0. ストレートな腺管状に増生する腺腫の一部に，腫大した核を有する腫瘍細胞が構造異型を伴いながら密に増生する部位を認める．腫瘍の浸潤は粘膜固有層にとどまっている．腺管表層の破壊は認めず，同部位のクリスタルバイオレット染色拡大観察では，大小不同のpit patternを認め，V₁型軽度不整pit patternを呈していた．

まとめ

肉眼型はインジゴカルミンを散布して判定するが，NBI観察において腫瘍周囲が茶色に描出される場合には陥凹型腫瘍を念頭に置いて精査する．JNET分類におけるsurface patternからpitの形状を推察することが可能である．surface patternの辺縁がsmoothな場合には腺管は構造異型にとどまっているが，surface patternの辺縁に不整・不明瞭・毛羽立ちを認めた場合には腺管が破壊されている可能性がある．

（山下　賢，岡　志郎）

下部消化管

21 早期大腸癌 陥凹型（M）②

部位：直腸 Rb, 40 mm　●BLI

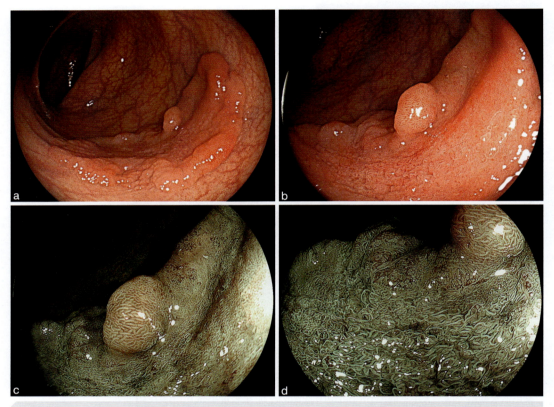

直腸 Rb に長径 40 mm の隆起性病変．白色光観察では広い陥凹面を有する腫瘍を認め肉眼型は 0-Ⅱc＋Ⅱa と診断（a）．
病変全体に比較的伸展性は良好である．近接にて口側には陥凹面に接して大きめの顆粒を認める．陥凹部は浅く粘膜面は全体的に保たれる（b）．
BLI 弱拡大観察にて病変口側の顆粒は管状を示す整な surface pattern であり vessel pattern は口径整で均一な分布を示し網目状を呈しており JNET 分類 Type2A である（c）．
陥凹部の BLI 拡大観察では surface pattern は樹枝状を呈するが全体にその辺縁は不整であり vessel pattern もやや視認しにくいが不均一に分布している．顆粒の付近は vessel pattern は網目構造を認め surface pattern は管状からやや不整多角形構造を示し全体に JNET 分類 Type2B であり粘膜内癌を疑う病変と診断した（d）．

Check Point

- 陥凹型病変においては病変表面に粘膜下層（SM）浸潤をきたす所見がみられることも多く病変全体を観察することが重要である．
- BLI 拡大観察は NBI 拡大観察と同様に JNET 分類を使用することができる．
- 拡大観察では陥凹内の全体に無血管や太径血管，さらに無構造所見がないかを観察することが重要である．

治療 ESD

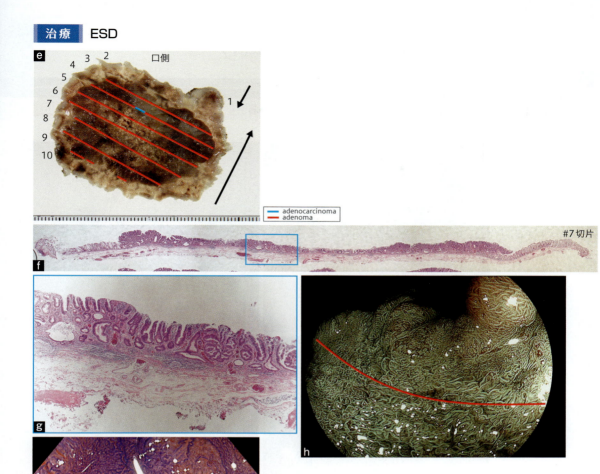

病理組織診断は adenocarcinoma with adenoma (tub1 >> tub2), pTis (m), Ly0, V0, pHM0, pVM0 (e, f). 病変は粘膜内にとどまり高分化腺癌を主体に一部中分化腺癌を認めた. JNET 分類 Type2B を示した箇所では表面に高分化腺癌および一部に中分化腺癌を認めた (g, h). なお術前の別日に行った pit pattern 観察では同部は不整多角形 pit を示すものの pit 辺縁は明瞭であり軽度不整と診断した (i).

まとめ

陥凹を有する病変では SM 浸潤をきたす病変の頻度が高いが本例のように粘膜内 (M) 癌の病変も存在する. 精密な深達度診断のために白色光, BLI 拡大観察, pit patten のいずれもの modality を駆使し診断することが望まれる. 白色光観察における粗糙な粘膜, 陥凹内隆起および深い陥凹を見落とさず, また BLI 拡大観察では微細な SM 浸潤所見 JNET 分類 Type3 の粘膜が破壊された所見の有無について surface pattern や vessel pattern の変化をとらえることが重要である.

（吉田直久, 小林玲央）

22 早期大腸癌 隆起型（SM）①

部位：下部直腸，15 mm 大

NBI

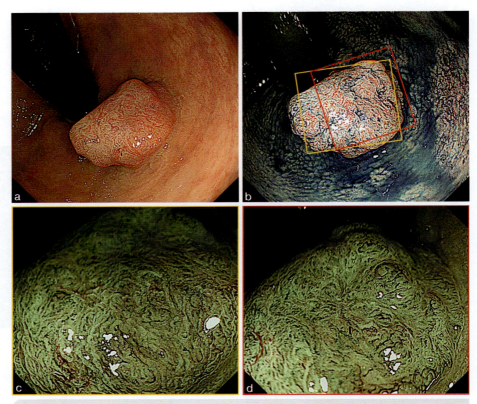

下部直腸に 15 mm 大の発赤調隆起性病変を認める．形状は凹凸不整で，表面は粗糙である（a）．インジゴカルミン散布では，表面構造は不整である（b）．NBI 拡大観察では，病変の立ち上がり（b 黄枠）の surface pattern は非常に不整であり，pit 様構造の辺縁は不整で毛羽立ちを認める（c）．また，vessel pattern は口径不同・分布不均一であり，JNET 分類 Type2B と診断した（c）．病変右側中央では（b 赤枠），surface pattern は消失しており，vessel pattern は血管の断片化も認めることから JNET 分類 Type3 と診断した（d）．

Check Point

- 隆起型の粘膜下層（SM）高度浸潤癌では白色光観察においては，緊満感，凹凸不整，病変の崩れ，潰瘍形成，台状挙上，壁の硬化などを参考にする．
- NBI 拡大観察の際には，surface pattern に焦点を合わせた撮影を心がける．
- JNET 分類は必ず surface pattern と vessel pattern の両方で評価する．JNET 分類 Type3 の診断においては vessel pattern の「太い血管の途絶，疎血管領域」所見のみではなく，surface pattern の「無構造領域」がないかを必ず評価する．

| 治療 | 外科切除 |

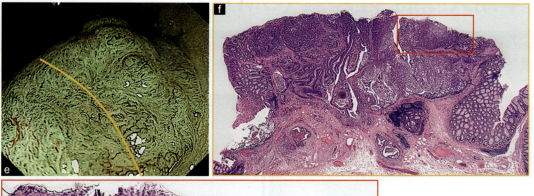

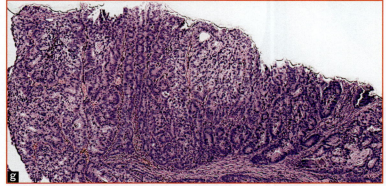

病理組織診断は adenocarcinoma with adenoma（tub2＞por1），pT1b（SM 4,500 μm），Ly0，V1c，BD2，リンパ節転移なし．JNET 分類 Type3 を呈していた病変右側中央は（d），癌細胞が不整腺管を形成している部位と，充実性に増殖して腺管形成が乏しい部位が混在している．かろうじて腺管構造が残存している部位も，表層は破壊を伴っている．腫瘍は粘膜下層に浸潤しており，静脈侵襲が著明である．

まとめ

NBI 拡大観察は表面型大腸癌と同様に，隆起型大腸癌の深達度診断にも有用である．さらに，白色光観察による深達度診断を補足することが可能である．JNET 分類における surface pattern と vessel pattern は，「and（both）」ではなく「or」の関係であるため，総合的に判断する必要がある．NBI 拡大観察では surface pattern に焦点を合わせた撮影を心がけることが重要である．

（山下　賢，岡　志郎）

23 早期大腸癌 隆起型（SM）②

部位：直腸 RS，30 mm

BLI

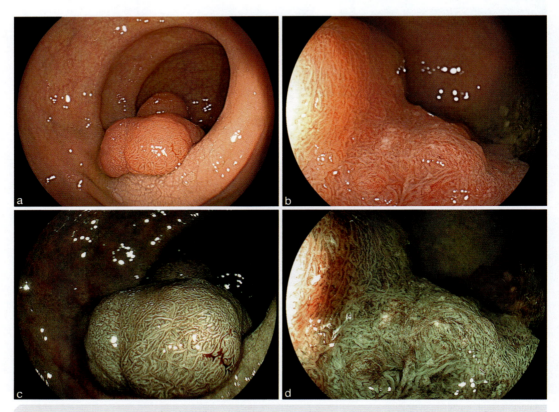

　直腸 RS に長径 30 mm の隆起性病変．白色光観察では病変全体の丈は高く急峻な立ち上がりを有し，全体に明らかな深い陥凹は認められず肉眼型は 0-Isp 型と診断．病変肛門側に結節を有しその表面の粘膜面は保たれ比較的平滑である（a）．口側には結節を有しその少し手前側および右側は落ち込んでおり陥凹の疑いがある．
　近接にて病変口側の結節の手前側の右側に陥凹部を有し凹凸不整な粘膜を認める（b）．
　病変肛門側の結節の BLI 拡大観察はやや弱拡大であるが樹枝状を示す整な surface pattern であり vessel pattern は口径整で均一な分布を示し JNET 分類 Type2A である（c）．
　病変口側の陥凹部では surface pattern は破壊されほぼ無構造な所見を示し vessel pattern も網目構造やらせん状血管は散在性に無秩序な血管が認められ JNET 分類 Type3 であり T1b 癌を疑う病変と診断した（d）．

Check Point

- 白色光観察では病変全体を観察し病変の質的診断に最も関与する関心領域を決定することが重要である．
- BLI 拡大観察も NBI 拡大観察と同様に JNET 分類を使用することができる．
- 隆起型病変では近接観察や拡大観察においてスコープとの接触に注意し病変粘膜をこすり出血をさせないよう距離を調整しながらまず近接・弱拡大から初めて少しずつ距離を近づけ強拡大とする．

治療 ESD（患者希望にて診断的治療目的に実施）

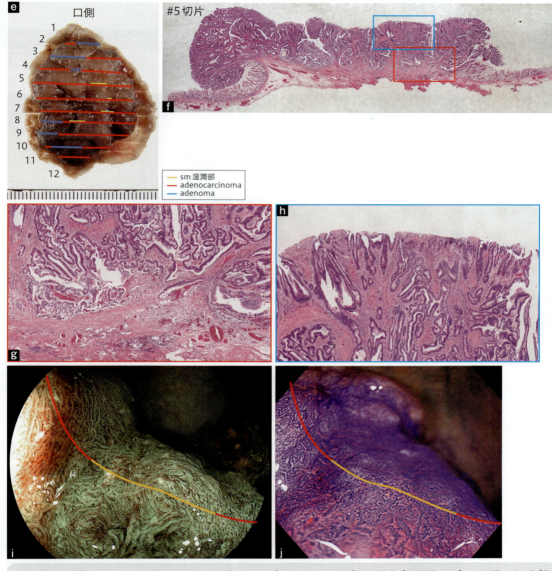

病理組織診断はadenocarcinoma with adenoma（tub1＞＞tub2），pT1b（5,500 μm），INFb，Ly0（D2-40），V0（EVG），BD1，pHM0，pVM1（e, f）．粘膜下層浸潤部では粘膜筋板は断裂しており高分化から中分化腺癌を認めた（g）．SM浸潤距離は表層から浸潤距離を測定した．JNET分類 Type3 を示した箇所では表面に間質反応を伴う高分化腺癌を認め，粘膜下層に浸潤していた（h, i）．なお術前の別日に行ったpit pattern観察では同部は不整多角形 pit を示し pit辺縁の不明瞭化所見も伴っており分布不均一や配列が乱れていることからV_I型高度不整と診断した（j）．

まとめ

粗大な隆起型病変は病変表面に浸潤所見が出現しない病変も多く表面型病変に比べ概して診断が困難とされる．本病変では肛門側からの観察だけでは浸潤所見をとらえることは難しかったが病変全体を観察し口側の陥凹部を指摘し同部の拡大観察をすることで正診に至ることが可能であった．

（吉田直久，井上　健）

下部消化管

24 早期大腸癌 陥凹型（SM）①

部位：上行結腸，30 mm　　　　　　　　　　　　　　　　　　　　NBI

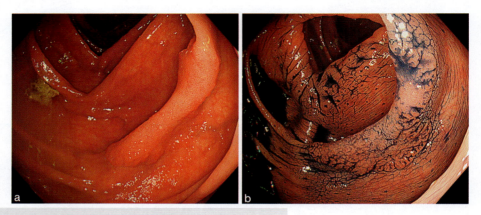

上行結腸に 30 mm 大の表面隆起性病変を認める（a）．
インジゴカルミン散布で病変の境界は明瞭となり，内部に浅い陥凹を有する（b）．

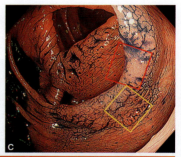

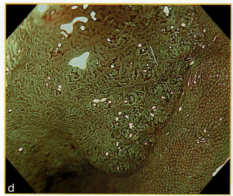
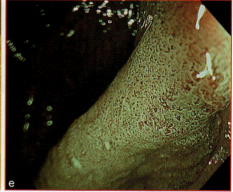

NBI 拡大観察では大部分（c 黄枠）は整な surface pattern と vessel pattern を認め JNET 分類 Type2A と診断したが（d），右側（c 赤枠）では不整な vessel pattern と surface pattern を呈しており JNET 分類 Type2B と診断した（e）．

Check Point
- インジゴカルミンの散布で明らかとなった病変右側の陥凹部を関心領域として認識する．
- NBI 拡大観察では全体をおおまかに観察したのち，特に陥凹部を中心に観察する．

治療 ESD

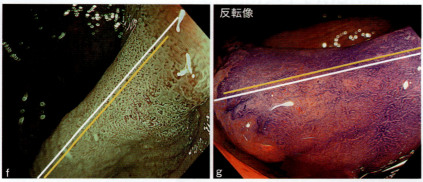

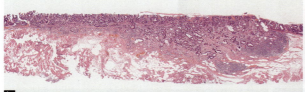
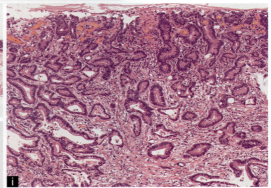

cの右側の赤枠部分の反転像のクリスタルバイオレット拡大観察（g）ではpitの不整を認め，V_I型軽度不整と診断した．
病理診断（h，i）はadenocarcinoma（tub1＞tub2），pT1b（SM1,300μm），Ly0，V1a，BD1，pHM0，pVM0．

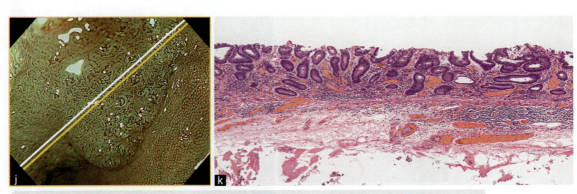

cのJNET分類Type2Aを呈していた黄枠部は粘膜内にとどまる高分化腺癌を認めた（k）．

まとめ

LST-NGはmulti-focalにSM浸潤をきたす可能性があり病変全体の詳細な観察が必要である．インジゴカルミン散布により陥凹を認めた場合は同部位を関心領域とし，NBI拡大およびクリスタルバイオレット染色による色素拡大観察を行うことが求められる．

（田中寛人，浦岡俊夫）

25 早期大腸癌 陥凹型（SM）②

部位：下部直腸，13 mm 大　　BLI

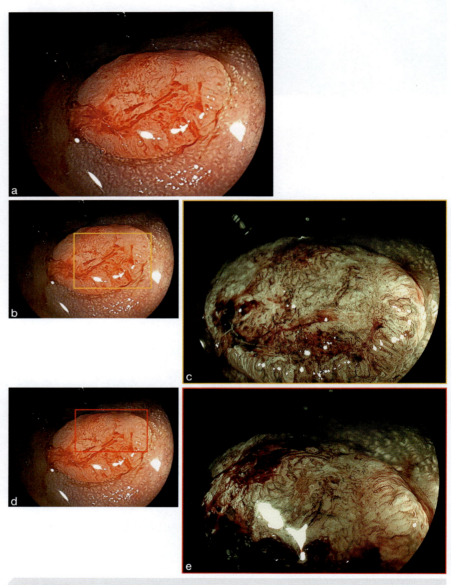

下部直腸後壁に 10 mm 強の発赤調の陥凹性病変を認める（a）．易出血性であり，観察時にもわずかに血液の滲出を認める．病変の立ち上がりは，周囲正常粘膜と同色調であり，病変中央部は陥凹してみえるが，中心部は厚みを感じ，やや隆起している．BLI 併用拡大観察では，中央の陥凹部で表面パターンは不明瞭もしくは消失しており，血管パターンも口径不同やシアン調の太い血管の途絶を認める（b〜e）．JNET 分類 Type2B〜3 の所見である．病変の立ち上がりの部分では，規則的な白色の類円形の腺管構造が観察され，引き伸ばされた正常粘膜と考えられた．以上の所見より，肉眼型 0-IIa＋IIc，粘膜下層深部への浸潤を伴う大腸癌と診断した．

治療　PAEM (per-anal endoscopic myectomy)

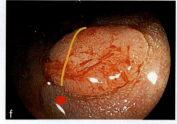
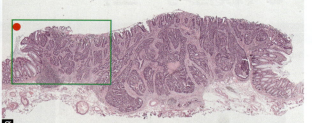
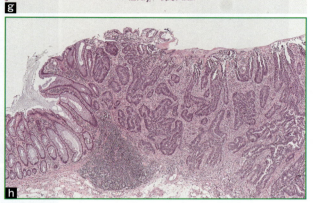

内視鏡所見から粘膜下層深部浸潤が疑われたが，13 mm 程度の比較的小さな病変であり，局在も下部直腸であったため，まず内視鏡での切除を試みる方針とした．切除法は確実に切除断端を陰性とするために PAEM (per-anal endoscopic myectomy) を選択した．
病理組織診断は adenocarcinoma (tub2)，pT1b (SM 3,000 μm)，Ly1，V1，BD1，pHM0，pVM0．切除断端陰性であり，粘膜下層に 3 mm の浸潤した大腸癌であった．JNET 分類 Type3 を呈していた中央の陥凹部は，粘膜癌成分がほぼ消失し，構造異型の強い癌腺管と間質反応が表層に露出しており，粘膜下層浸潤癌の所見をみていたものであった．陥凹内隆起の部分は，粘膜下層のより深部への浸潤が目立つ部分であった．周囲の立ち上がりの部分は正常腺管であり，粘膜下層浸潤に伴い，下から押し上げられた所見であった．

Check Point

- 陥凹性病変であることを認識する．
- BLI 併用拡大観察では，陥凹部の表面パターン，血管パターンの不整の有無を観察する．
- 不整，特に JNET 分類 Type3 の領域が広い場合は，粘膜下層浸潤癌である可能性が高い．
- 腫瘍の立ち上がりが，腫瘍/非腫瘍かを観察することで，深達度予測につながる．

まとめ

本症例は粘膜下層深部への浸潤を伴う陥凹型病変，0-IIa+IIc であった．陥凹部の BLI 拡大観察で粘膜下層浸潤癌が強く疑われ，病変立ち上がりの部分の正常粘膜成分を認識することにより，粘膜下層深部以深への浸潤癌と診断された．陥凹型癌の深達度診断は，通常所見と拡大観察を組み合わせることにより，本症例のように容易であることが多い．

（中島勇貴，冨樫一智）

26 LST-G（顆粒均一型）

下部消化管

部位：直腸 Rb，30 mm 大

NBI

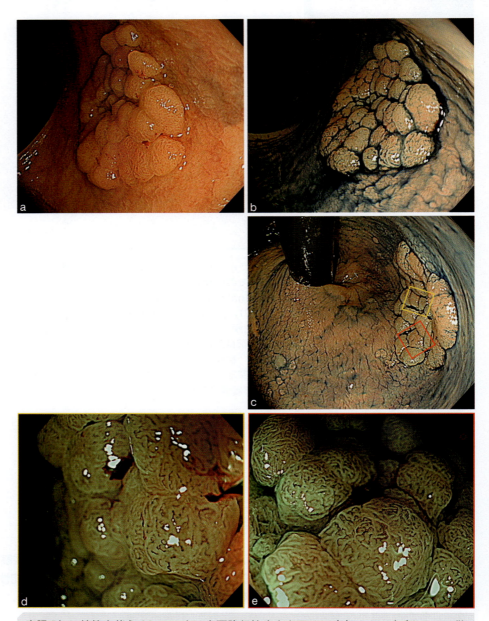

直腸 Rb に結節を伴う 30 mm 大の表面隆起性病変を認める（a）．インジゴカルミン散布で，より境界や結節が明瞭となる（b）．NBI 拡大観察では，大部分は整な vessel pattern と surface pattern を認めたが，黄枠（d）や赤枠部分（e）で一部に不整な vessel pattern を認め JNET 分類 Type2B と診断した．

治療 ESD

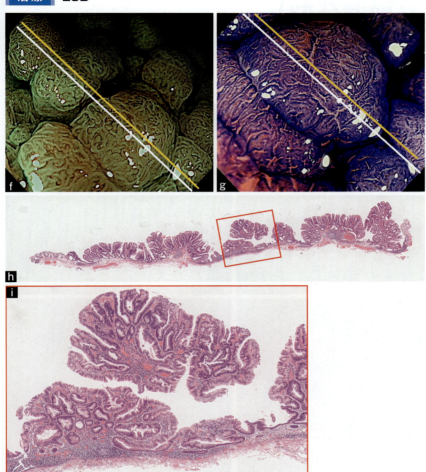

病理組織診断は adenocarcinoma with adenoma (tub1), pTis, Ly0, V0, pHM0, pVM0.
JNET 分類 Type2B を呈していた結節部 (f) は，クリスタルバイオレット拡大観察 (g) で pit 辺縁の不整を認め (V$_I$ 型軽度不整 pit pattern)，病理組織学的には高分化腺癌を認めた (h, i).

Check Point

- 白色光およびインジゴカルミン散布にて均一な顆粒からなる病変であることを認識する．
- はじめに NBI 弱拡大で全体の surface pattern と vessel pattern を確認し，不整が観察される部位では拡大倍率を上げて詳細に観察する．

まとめ

LST-G の顆粒均一型は 3 mm 前後の顆粒が均一に集簇した病変であり，ほとんどが粘膜内にとどまる腫瘍性病変である．病変自体は均一な所見を呈することが多いため病変全体の表面構造と微細血管を NBI 弱拡大でおおまかに確認し，不整が観察される部分は倍率を上げて JNET 分類を用いて診断する．

（田中寛人，浦岡俊夫）

27 LST-G（結節混在型）

下部消化管

部位：直腸 Rb，30 mm 大　　NBI

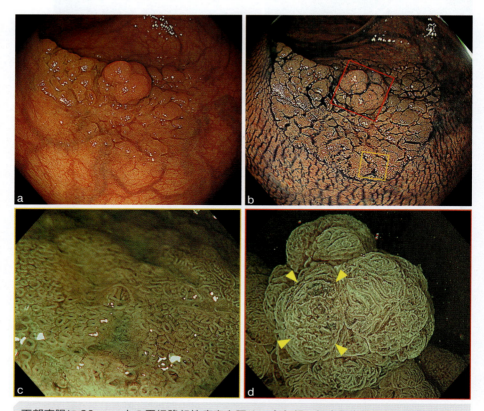

下部直腸に 30 mm 大の平坦隆起性病変を認め，中心部に軽度発赤調の粗大結節を認める（a）．
インジゴカルミン散布（b）により顆粒状構造を呈する平坦隆起部（黄枠）と粗大結節部（赤枠）が明瞭となる（LST-G 結節混在型）．
NBI 拡大観察で平坦隆起部は円形の開口部を有する小型腺管ないし管状腺管を認め，surface pattern，vessel pattern はともに regular で JNET 分類 Type2A の像である（c，b 黄枠）．
結節部では樹枝状または畝状の管状腺管で構成されているが，黄矢頭の領域で不整な surface pattern や血管の蛇行・口径不同を認め JNET 分類 Type2B の所見である（d，b 赤枠）．

Check Point

- 白色光観察に加え色素（インジゴカルミン）散布を併用し，顆粒状構造を呈する平坦隆起部と粗大結節部を区別して表面構造の観察を行う．
- NBI 観察ではまず全体を弱拡大で surface または vessel pattern の不整な領域を拾い上げる．その後，粗大結節部を中心に拡大率を上げて表面構造や微細血管構造を詳細に観察する．

治療 ESD

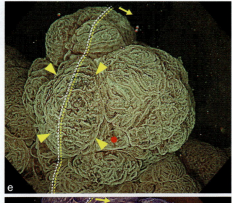

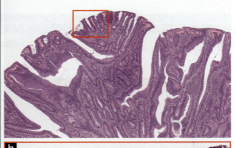

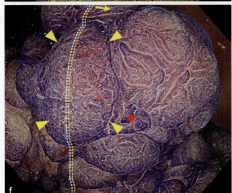

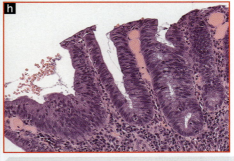

病理組織診断は low to high grade tubular adenoma であった．結節部（e，f）では一部不整な分岐を有する高異型度管状腺腫であった（g，h）．同部のクリスタルバイオレット染色併用拡大観察では結節部は主にⅣ型の pit pattern で構成されているが，腺管がやや不規則に分岐した構造変化を認める（V_I 型軽度不整）．

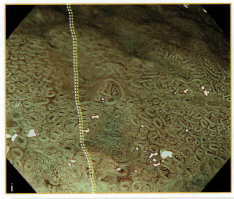

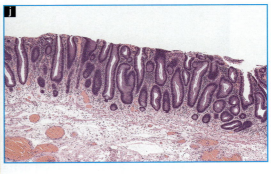

JNET 分類 Type2A を呈していた b 黄枠の平坦隆起部（i 黄枠）は，丈の低い管状腺管が規則的に増殖した低異型度管状腺腫である（j）．

まとめ

LST-G 結節混在型では粗大結節部に一致してその病変内での異型度が高くなると報告されている[1]．平坦隆起部との表面構造・微細血管構造の違いを意識しながら，粗大結節部に着目し NBI 拡大で詳細に観察する．

（山川　司，吉井新二）

文献
1) 松下弘雄，他：大腸 LST（laterally spreading tumor）に対する pit pattern 診断．胃と腸 2014；49：1673-1683

28 LST-NG（平坦隆起型）

下部消化管

部位：S状結腸，15 mm大

NBI

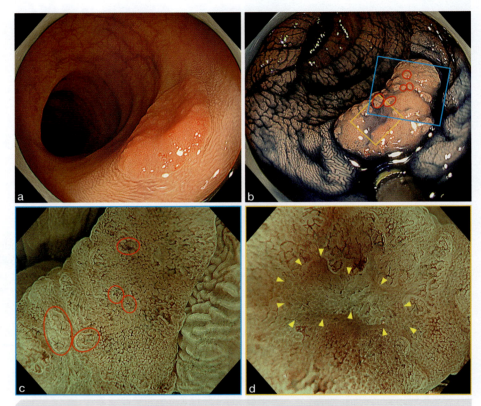

S状結腸に15 mm大の軽度発赤調の平坦な隆起性病変を認める（a）．
インジゴカルミン散布により病変の左側中央部に境界不明瞭な陥凹が明瞭になる（b）．
平坦隆起部にイクラ状の小さな隆起が散在している（b 赤円）．
NBI拡大観察では，平坦隆起部は整な vessel pattern，surface pattern を認め，JNET分類 Type2A の像である．イクラ状隆起に一致して正常腺管がみられる（b 青枠，c 赤円）．
病変の左側中央の陥凹部では vessel pattern が口径不同で一部不均一な分布があり，surface pattern は不整で，JNET分類 Type2B の像である（b 黄枠，d）．

Check Point

- 色素（インジゴカルミン）散布にて，表面構造の違いを評価し，境界不明瞭な陥凹を関心領域として認識する．
- NBI拡大観察では，まず全体を弱拡大で，おおまかな表面構造や微細血管の違いをとらえる．
- 関心領域である陥凹部では拡大率を上げて詳細に観察する．

治療　EMR

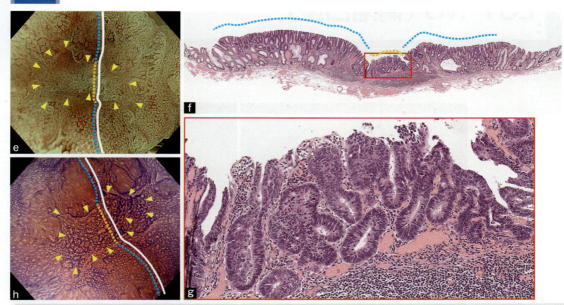

病理組織診断は adenocarcinoma in adenoma（tub1），pTis，Ly0，V0，BD0，pHM0，pVM0．左側中央の陥凹部（e）では，複雑な分岐，不整な形態を示す腺管がみられ，高分化管状腺癌である（f 赤枠，g）．JNET 分類 Type2B を呈していた同陥凹部のクリスタルバイオレット染色拡大観察では不整な pit pattern を認めている（V$_I$ 型軽度不整 pit pattern）（h）．

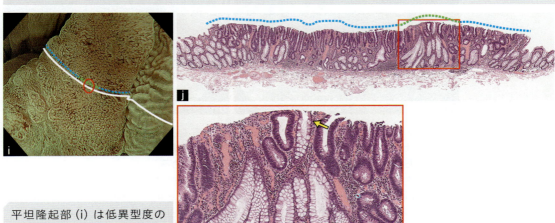

平坦隆起部（i）は低異型度の管状腺腫である（j）．平坦隆起部に散在していたイクラ状隆起（j 緑点線）は正常腺管（k 矢印）の混在と考えられる．

まとめ

LST-NG（平坦隆起型）では，白色光観察で一見すると均一にみえる病変であっても，色素（インジゴカルミン）散布で陥凹領域や，微細な表面構造の違いが明瞭となることがある．白色光と色素散布で色調や構造が異なる部分を拾い上げ，NBI 拡大観察でより詳細に観察を行うことで，病変内の組織所見の違いを認識することができ，正確な内視鏡診断につながる．

（三宅高和，吉井新二）

29 LST-NG（偽陥凹型）

部位：肝彎曲部，30 mm 大

NBI

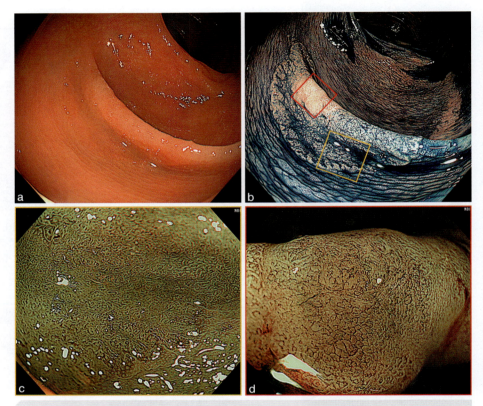

肝彎曲部に 30 mm 大の軽度発赤調の領域を認める（a）．病変の境界はインジゴカルミン散布（b）により明瞭となり，内部には境界不明瞭な陥凹を有する（LST-NG 偽陥凹型）．陥凹の内部には 5 mm 大の丈の低い小隆起を認める．
NBI 拡大観察では，大部分（c）では整な surface pattern と vessel pattern を認め，JNET 分類 Type2A の像であるが，小隆起部（d）では surface pattern は不整であり，vessel pattern は口径不同と分布不均一を呈しており，JNET 分類 Type2B の像である．

Check Point

- 色素（インジゴカルミン）散布にて明瞭となる陥凹内隆起を関心領域として認識する．
- NBI 拡大観察では，まず全体を弱拡大で観察し，おおまかな表面構造や微細血管の違いをとらえる．
- surface pattern や vessel pattern の不整が観察される陥凹内隆起部分では拡大率を上げてより詳細に観察する．

治療 ESD

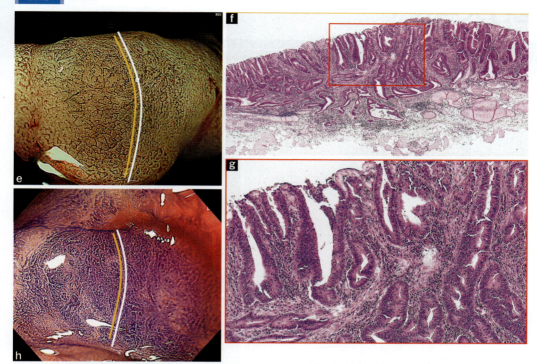

病理組織診断は adenocarcinoma with adenoma (tub1>tub2), pT1b (SM 1,200 μm), Ly0, V0, BD1, pHM0, pVM0. JNET 分類 Type2B を呈していた小隆起部において (e) 高分化管状腺癌が間質反応を伴いながら粘膜下層に浸潤しており (f), 表層では腫瘍腺管の軽度破壊を伴っている (g). 同部のクリスタルバイオレット染色拡大観察では不整な pit pattern を認め, 個々の pit の辺縁は不整で, 輪郭の不明瞭化を伴っていた (V_I 型高度不整 pit pattern) (h).

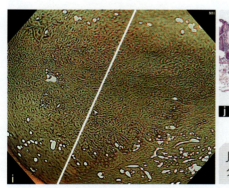

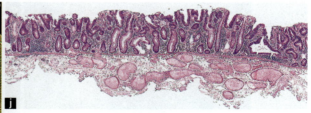

JNET 分類 Type2A を呈していた部分では (i) 粘膜内にとどまる高分化管状腺癌の像を認めるが, 表層の腺管構造は保たれている (j).

まとめ

LST-NG は通常光観察ではわずかな色調や粘膜模様の変化のみしかとらえられないことが多いが, 色素（インジゴカルミン）散布を行うことで病変の境界や陥凹・隆起の存在が明瞭となる. 周囲と色調や構造の異なる部分は NBI 拡大観察でより注意深く観察する. また, 一見均一にみえる病変でも弱拡大での NBI 観察を病変全体に満遍なく行うことで, 悪性度の高い領域を拾い上げることが可能である.

（田中秀典, 岡 志郎）

30 進行大腸癌①

部位：直腸S状部（RS），40 mm大　　TXI・NBI

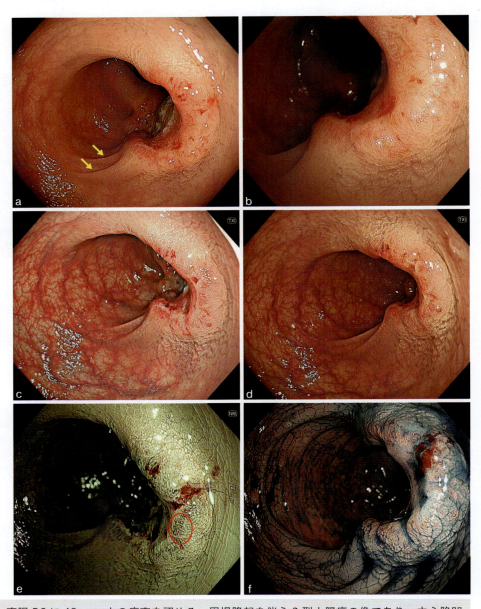

白色光観察では，直腸RSに40mm大の病変を認める．周堤隆起を伴う2型大腸癌の像であり，中心陥凹には癌性潰瘍を認める．また周囲からひだ集中を伴っている（a 矢印）．周堤隆起の腫瘍の立ち上がりは正常粘膜であり，陥凹部は癌腺管を反映した像を示す（b）．TXIモード1（c）では，陥凹部は濃いピンク〜赤色に観察され，周堤隆起の白色調の粘膜とのコントラストが強調される．TXIモード2（d）では，全体的に橙色を呈している．NBI像（e）でも周堤隆起を覆う正常粘膜が確認され，陥凹部の近くでは大腸粘膜の腺管はやや開大している（赤○）．インジゴカルミン散布像（f）では，周堤隆起と陥凹部が強調され，ひだ集中所見は明瞭となる．

治療 外科的手術（腹腔鏡下低位前方切除術）

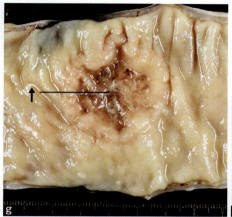
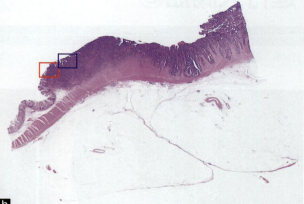
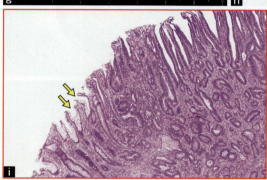
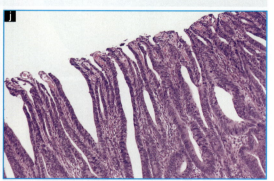

新鮮手術標本（g）は周堤隆起を伴う境界明瞭な 40 mm 大の 2 型大腸癌の像を示していた．切除標本ルーペ像（h：g の黒線）では，周堤隆起部では癌は粘膜下層までの浸潤であり，陥凹部で漿膜下層まで達していた．周堤隆起と陥凹部の境界の病理組織像（i：h の赤枠）において，陥凹部に近い周堤隆起では，大腸粘膜の腺管開口部が開大した所見を認めた（i 矢印）．陥凹部の表層は高分化型管状腺癌の像を示していた（j：h の青枠）．最終診断は，Type2, adenocarcinoma (tub1/tub2), pT3 (SS), Ly1b, V1b, BD2, Pn1b, pN0, pStage Ⅱa であった．

Check Point

- 大腸腫瘍の内視鏡観察において，白色光，NBI，TXI（モード 1, 2），インジゴカルミン散布，クリスタルバイオレット染色の各々の特性を理解すること．

まとめ

進行大腸癌の内視鏡観察において，病変の立ち上がりやひだ集中など周囲の所見にも注意する必要がある．
TXI はモードによらず白色光よりも色差を高めることで病変の視認性を向上させる効果が期待される[1]．

（佐野村　誠）

文献
1) 新村健介．他：TXI を使いこなす—下部消化管．胃と腸 2022；57：1694-1701

31 進行大腸癌②

部位：上行結腸，20 mm大　　　　　　　　　　　　　　　　BLI

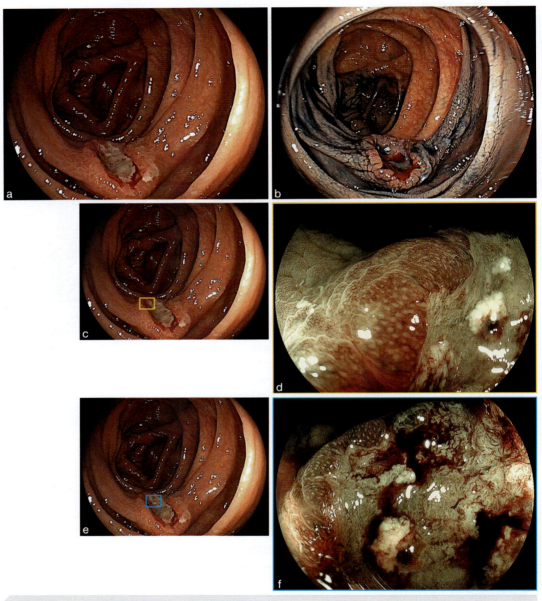

上行結腸の背側に潰瘍限局型（2型）腫瘍を認める（a, b）. 腫瘍径は20 mm程度と小さいが, 白苔を伴う深い潰瘍がみられる. 病変周囲のひだが引きつれ, 周堤で途絶している. 以上より, 固有筋層以深へ浸潤する大腸癌が強く疑われる.

BLI併用拡大観察では, 周堤部の表面パターンは周囲の正常粘膜と同様の規則正しい円形の腺管構造であり, JNET分類Type1の正常粘膜と考えられる（c, d）. 潰瘍部の表面パターンは消失し, 血管領域も一部で口径不同を認めるが, 大部分で消失しており（e, f）, JNET分類Type3と評価できる. 以上より, 潰瘍限局型の進行大腸癌と診断した.

| 治療 | 外科手術（腹腔鏡下）

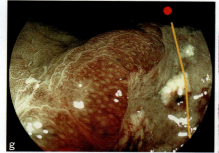

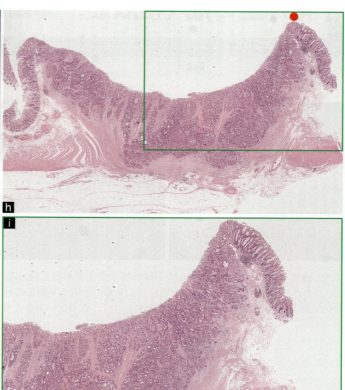

外科手術が行われ，病理組織診断は，adenocarcinoma (tub2), pT3 (SS), Ly1a, V1c, BD1, pN1aであった．陥凹部の表面パターン，血管パターンが消失した領域は，癒合腺管や篩状腺管が増生し，間質反応も伴った浸潤癌の所見だった．周堤部の表層は，正常腺管であり，腫瘍により圧排性に立ち上がっていた．

Check Point

- 白色光観察で，病変の厚みやひだの性状などをよく観察する．空気量も変化させながら観察することがポイントである．
- 比較的小さな潰瘍性病変だが，厚みのある周堤部が正常粘膜であることを認識することで，少なくとも病変の厚みの分だけは粘膜下層への浸潤があると推定できる．

まとめ

陥凹型進行癌は，浸潤癌成分が表層に露出していることが多く，しばしば易出血性で白苔が付着し，これらの観察所見は進行癌を強く示唆する．BLI拡大観察では，表面や血管のパターンの認識が困難な場合が多いが，この点を踏まえて拡大所見を評価する．陥凹型進行癌の診断では，白色光観察やインジゴカルミン散布像が重要な情報となる．

（中島勇貴，冨樫一智）

下部消化管

32 特殊型の癌（粘液癌，印環細胞癌）

部位：盲腸，20 mm 大　　　NBI

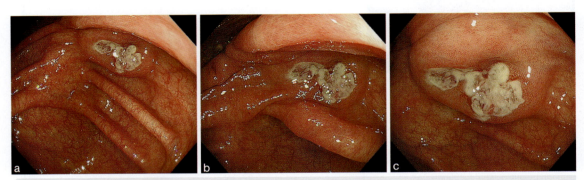

白色光観察では，盲腸に 20 mm 大の隆起性病変を認める．隆起基部の立ち上がりはなだらかで粘膜下腫瘍の形態を示す（a）．表面には白苔（乳白色の粘液）を伴う不整形の陥凹を認める．送気すると隆起の丈は低くなるが（b），空気量を減じると病変は変形し（c），軟らかい病変と推察される．

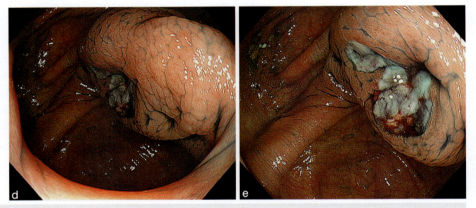

インジゴカルミン散布像では，辺縁の粘膜下腫瘍様隆起の所見が明瞭となる（d）．陥凹の辺縁には蚕食像はみられず，陥凹内部は白苔に覆われて，詳細な観察は困難である（e）．

Check Point

- 乳白色の粘液（白苔）の付着に着目し，陥凹辺縁の腫瘍性変化の有無と内部の構造について色素内視鏡や NBI 拡大観察で詳細に観察する．
- 軟らかな粘膜下腫瘍様隆起を反映する所見として，空気量による形態の変化，鉗子圧迫，表面粘膜の性状の観察が有用である．

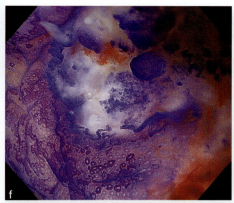
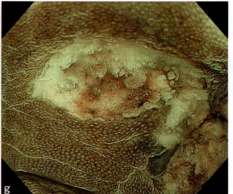
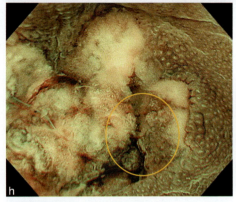

クリスタルバイオレット染色拡大像では，陥凹辺縁に明らかな腫瘍性 pit を認めず，隆起部表面には正常腺管を示す I 型 pit が観察される（f）．NBI 拡大観察（g, h）では，隆起部表面の腺開口部は正常大腸粘膜の像（JNET 分類 Type1）で，非腫瘍粘膜上皮が保たれて，軟らかな腫瘍が粘膜下に存在していることを反映している．白苔に覆われた陥凹部の一部に，腺管構造を示唆する表面構造が観察される（黄○）．

治療　外科的手術（腹腔鏡下回盲部切除術）

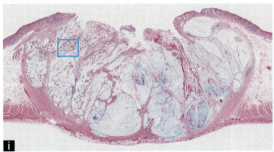
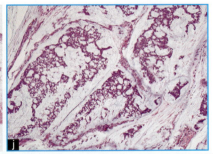

切除標本ルーペ像（i）では，多数の粘液結節が漿膜下層まで達していた．表層の陥凹部では，高分化型管状腺癌の周囲に多量の粘液を認めた．病理組織（j）では，粘液産生の豊富な癌腺管と粘液結節内に浮遊する腫瘍細胞を認め，粘液癌の所見であった．最終診断は，adenocarcinoma（muc），pT3（SS），INFa，Ly0，V0，BD1，Pn0，pN0，pStage Ⅱa であった．（病理画像提供：大阪国際がんセンター 病理・細胞診断科 北村昌紀先生）

まとめ

粘膜下腫瘍様の形態を呈する大腸癌の組織型は粘液癌や低分化腺癌，lymphoid stroma を伴う癌の比率が高く，腫瘍露出部の詳細な観察と同部からの生検が肝要である[1]．
粘膜下腫瘍様の形態，乳白色の粘液付着は粘液癌を疑う重要な所見である[2]．

（佐野村　誠，安藤徳晃，上堂文也）

文献
1）佐野村 誠，他：大腸腫瘍性病変の内視鏡診断　粘膜下腫瘍様病変（良性・悪性）の診断．胃と腸 2020；55：701-717
2）清水誠治，他：粘液癌．胃と腸 2016；51：336-339

下部消化管

33 悪性リンパ腫（MALTリンパ腫）

部位：直腸Rb，20 mm大

NBI

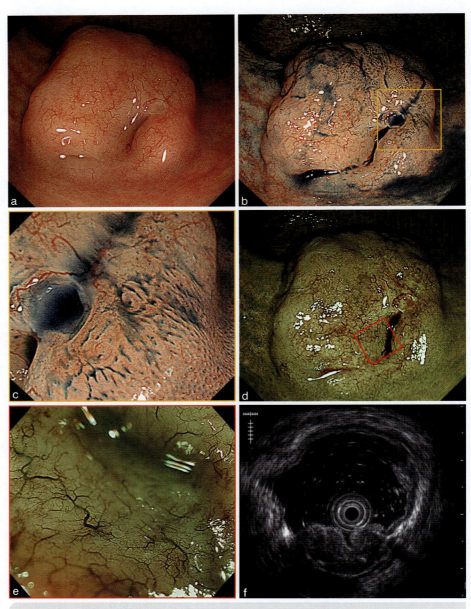

直腸Rbに20 mm大の軽度発赤調の粘膜下腫瘍様隆起性病変を認めた．表層には拡張血管が目立ち，結節状の凹凸不整を認めるものの表面は平滑であった（a）．インジゴカルミン散布像では病変の立ち上がりはなだらかであり，表面に溝状のくびれを認めた（b）．拡大観察では辺縁部に引き延ばされたⅠ型pitを認めた（c）．NBI拡大観察では，不明瞭なsurface patternを背景に樹枝状を呈する拡張血管を認めた（d，e）．EUSでは第2層を主座とする内部均一な低エコー腫瘤として描出された（f）．

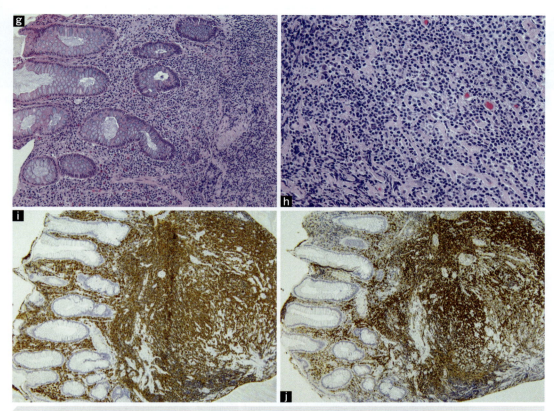

生検標本では，粘膜上皮に異型性はなく，リンパ球の上皮内浸潤（LEL）は目立たなかった（g）．粘膜固有層内には核異型を伴う中型のリンパ球の密な集簇像がみられた（h）．免疫染色では，CD20，CD79a（i）が陽性，CD3陰性，bcl-2は広範囲に陽性（j），CD10，CyclinD1は陰性でありMALTリンパ腫と診断した．

> **Check Point**
> - 大腸MALTリンパ腫は直腸または盲腸に，表面平滑または結節状の粘膜下腫瘍様の隆起を呈することが多い．
> - NBI拡大観察により病変表層には樹枝状の血管拡張像を認めることがある．
> - 腫瘍の辺縁部ではⅠ型pitを認め，腫瘍の頂部においてはⅠ型pitが引き伸ばされ密度が低下，消失する場合がある．

まとめ

限局した隆起型を呈する大腸MALTリンパ腫は，癌や神経内分泌腫瘍，GIST（gastro intestinal stromal tumor）などの粘膜下腫瘍様病変との鑑別が問題となるが，MALTリンパ腫は軟らかさがあり，鉗子で圧診すると"弾性軟"の所見を呈することが多い．癌でみられる不整な上皮性変化に乏しく，表面は平滑または結節状を呈する．拡大観察により腫瘍の辺縁部ではⅠ型pitを認め，腫瘍の頂部においてはⅠ型pitが変形し，密度が低下，消失する場合がある．NBI拡大観察では病変表層に樹枝状の血管拡張像を認めることがある．EUSでは第2層を主座として境界明瞭で内部均一な低エコーを呈するものが多い．病理組織学的所見では，核形不整で淡明な細胞質を持つ単球様細胞の増殖を特徴とし，反応性リンパ濾胞形成を伴うこともしばしば認める．胃のMALTと異なり，LELを伴わない症例が多い．他の組織型との鑑別のため，免疫組織化学染色は不可欠である．

（弓削　亮）

下部消化管

34 悪性リンパ腫（濾胞性リンパ腫）

部位：直腸 Rb，30 mm 大　　　NBI

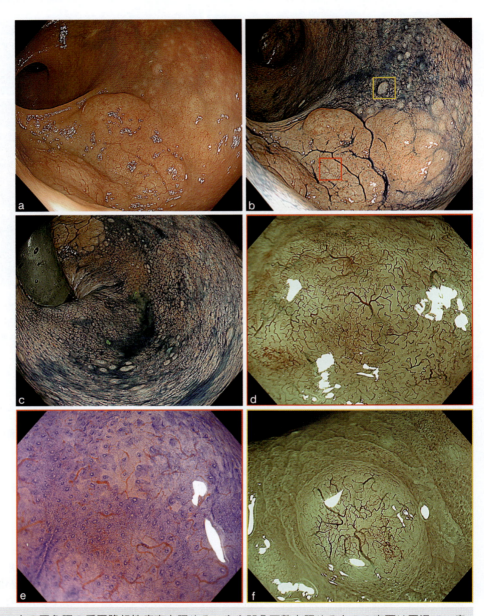

直腸 Rb に 30 mm 大の正色調の扁平隆起性病変を認める．やや凹凸不整を認めるものの表面は平滑で，病変の近傍には白色顆粒状隆起が散在していた (a)．インジゴカルミン散布像では病変の立ち上がりはなだらかで粘膜下腫瘍様であり，表面には結節状の凹凸不整と結節間に溝を認めた (b)．顆粒状隆起は病変対側の直腸粘膜にまで散在していた (c)．NBI 拡大観察では，不明瞭な surface pattern を背景に樹枝状を呈する拡張血管を認めた (d)．クリスタルバイオレット染色による拡大観察では，腺管密度は疎になっており，やや引き伸ばされた正常 pit を認めた (e)．周囲の顆粒状隆起についても同様の拡大観察所見であった (f)．

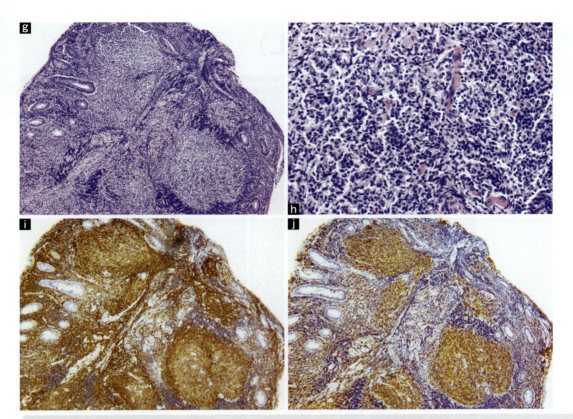

生検標本では，粘膜上皮に異型は認められず，粘膜固有層内には，くびれのある小型から中型の centrocyte と大型の centroblast からなる異常リンパ球が結節状構造を呈して密に増殖していた（g, h）．免疫染色では，CD20，CD79a（i），bcl-2，CD10（j）が陽性，CD5，CyclinD1 は陰性，Ki-67 陽性率は 5〜10％ であり濾胞性リンパ腫（FL）（Grade 1〜2）と診断した．主病変，顆粒状隆起ともに同様の所見であった．

Check Point

- 隆起型の悪性リンパ腫が疑われ，その周辺に白色顆粒状隆起が存在する場合には濾胞性リンパ腫（FL）の可能性を考慮する．
- インジゴカルミンを散布することで結節状の凹凸不整がないかを確認する．
- NBI 拡大観察により病変表層に樹枝状の血管拡張像がないかを確認する．

まとめ

消化管原発の濾胞性リンパ腫（FL）の発生部位は十二指腸を含めた小腸が大半であるが，まれに胃や大腸に発生することもある．小腸 FL の場合，白色顆粒状隆起の集簇像が典型的な肉眼像であるが，胃や大腸の場合は隆起型を呈することがある．隆起の表面は一見平滑にみえるがインジゴカルミンを散布することで結節状の凹凸不整を認める場合がある．これは FL の結節状構造を呈しながら上皮下まで増殖する発育進展様式を反映していると考えられる．FL は隆起型や潰瘍型などの場合でも周囲に白色顆粒状隆起を併存している場合があり，診断の一助になることがある．拡大観察においては，MALT でみられるような樹枝状の血管拡張像や，腫瘍の頂部において I 型 pit が変形し，密度が低下，消失する場合がある．他の組織型との鑑別や悪性度の評価のため，免疫組織化学染色は不可欠である．

（弓削 亮）

35 悪性リンパ腫（DLBCL）

部位：盲腸，35 mm大

NBI

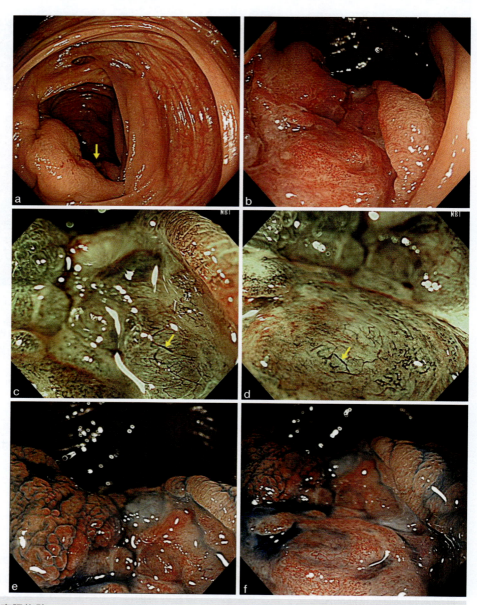

白色光観察では，盲腸後壁のBauhin弁下唇に接するように，表面が正常粘膜に覆われ比較的軟らかく，やや結節状の35 mm大の粘膜下腫瘍様病変を認め，陥凹を伴っている（a 矢印）．同部は白苔を伴わない発赤調の段差のある陥凹であり，明らかな蚕食像はみられない（b）．陥凹部のNBI拡大観察では，surface patternは認識できず，口径不同のある不整の乏しい拡張血管を認める（c，d 矢印）．インジゴカルミン散布拡大像では，隆起部は正常粘膜に覆われており，陥凹部は血管増生が目立つ（e，f）．

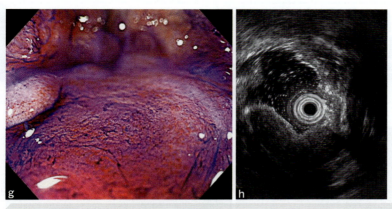

陥凹部のクリスタルバイオレット染色拡大像では，pitを認識することができない（g）．内視鏡所見からは，大腸癌（低分化腺癌）と悪性リンパ腫の鑑別が困難な病変である．EUS（20 MHz，細径プローブ）を施行したところ，第2層以深に均一な低エコー腫瘤として描出された（h）．

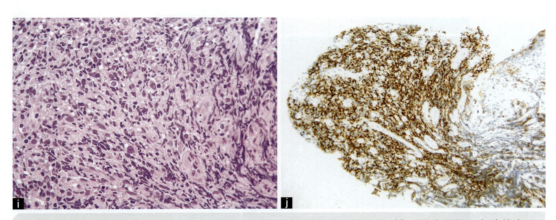

陥凹部の生検病理組織では，中～大型の異型リンパ球の増生を認めた（i）．腫瘍細胞の免疫染色はCD20陽性であり（j），悪性リンパ腫（びまん性大細胞型B細胞性リンパ腫［diffuse large B-cell lymphoma：DLBCL］）と診断した．

Check Point

- 粘膜下腫瘍様病変の観察において，腫瘍露出部の拡大内視鏡観察は有用である[1]．
- 大腸粘膜下腫瘍様病変の診断には，発生部位や色調のほか，病変の硬さを評価する必要がある[1]．

まとめ

大腸癌（低分化腺癌）と悪性リンパ腫の鑑別において，EUSは有用な検査法である．
大腸DLBCLは盲腸（回盲部）と直腸に多い．肉眼型は潰瘍型，隆起型，びまん型に分類される．潰瘍型は腫瘍辺縁に比較的高い不整な隆起を伴う2型大腸癌の所見を呈することが多く，隆起型は粗大な結節状変化を伴う粘膜下腫瘍様の隆起を呈する[2]．

（佐野村　誠）

文献
1) 佐野村 誠，他：大腸腫瘍性病変の内視鏡診断—粘膜下腫瘍様病変（良性・悪性）の診断．胃と腸 2020；55：701-717
2) 中村正直，他：小腸・大腸DLBCLの診断と治療—診断．胃と腸 2014；49：736-743

下部消化管

36 カルチノイド腫瘍/神経内分泌腫瘍 neuroendocrine tumor（NET）

部位：直腸 Rb，8 mm 大

NBI

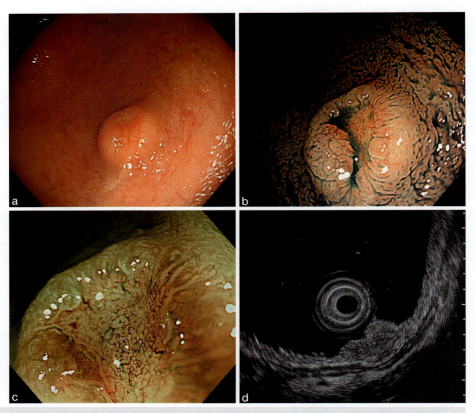

白色光観察では直腸 Rb に 8 mm 大の黄白色調の半球状隆起性病変を認める．頂部には発赤調でやや陥凹した領域を伴っている（a）．インジゴカルミン散布後の観察では頂部の陥凹が明瞭となるが，陥凹内の pit pattern の認識は困難である．また，病変立ち上がりは非腫瘍性粘膜に覆われており，表面には I 型 pit pattern を認識できる（b）．NBI 拡大観察では陥凹内には不整で口径不同を伴うネットワーク血管で構成される vessel pattern を認めるが，surface pattern は認識困難である（c）．JNET 分類では Type2B に相当するが，陥凹周囲は JNET 分類 Type1 であり，通常の腺癌の所見とは異なる．細径プローブを用いた EUS では第 3 層に低エコー腫瘤を認め，腫瘍直下には高エコーの層が保持されており，粘膜下層深層までの浸潤と診断する（d）．

Check Point

- 直腸に黄白色調半球状隆起を認めた場合には，カルチノイド腫瘍（神経内分泌腫瘍）を疑う．鑑別診断として重要なのは良性リンパ濾胞性ポリープ（直腸扁桃）と MALT リンパ腫である．鑑別に迷う場合には，腫瘍径が 5 mm 以下で小さい場合には完全切除を企図して，内視鏡切除（ESMR-L，EMR-C，ESD など）を実施し，それよりも大きな場合には生検の結果を確認してから治療方針を決定する．
- カルチノイド腫瘍が疑われる場合には，頂部に陥凹（delle），潰瘍を有するか否かにより，リンパ節転移のリスクが異なると報告されており，重要な所見である．

治療 ESMR-L（後日，追加外科切除）

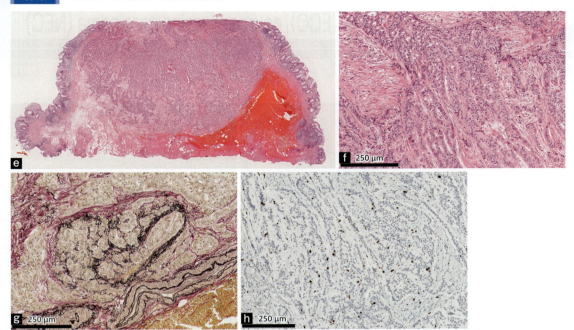

ESMR-L にて内視鏡切除を行い，病理診断は carcinoid tumor (neuroendocrine tumor)，Grade 2，pT1b (3,600 μm)，Ly0，V1，pHM0，pVM0 であった．HE では粘膜下層に，類円形の小型核と淡好酸性の胞体を有する腫瘍細胞の索状の増殖を認めた（e, f）．頂部では非腫瘍性粘膜が脱落して腫瘍が表層に露出していた．また，EVG 染色にて静脈侵襲を認めた（g）．Ki-67 染色から標識率 3.15％で Grade 2 と診断した（h）．
リンパ節転移リスクを有する所見であったために後日，追加外科切除を実施し，リンパ節転移および腫瘍遺残は認めなかった．

まとめ

本症例は転移リスクを有するカルチノイド腫瘍であったが，腫瘍径は 8 mm で ESMR-L で一括完全切除が可能であった．現行のガイドラインでは内視鏡診断の 10 mm 以上，中心陥凹あり，固有筋層浸潤および病理診断の Grade 2，脈管侵襲陽性，深部断端陽性は手術適応とされている．今後，多数例の経過観察の結果から，より精度の高い転移予測のリスク因子が明らかとなれば，内視鏡切除の適応拡大の余地がある．そのためにも内視鏡切除を行う場合には確実に一括，断端陰性で切除が可能な方法を選択することが求められる．

（堀田欣一）

下部消化管

37 内分泌細胞癌
endocrine cell carcinoma (ECC)/neuroendocrine carcinoma (NEC)

部位：上行結腸，60 mm 大　　　　　　　　　　　　　　　　　　　　　　　　NBI

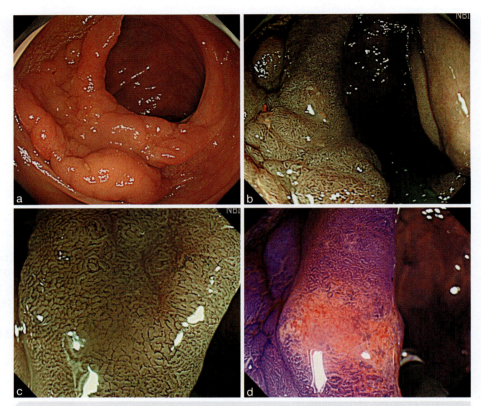

白色光観察にて上行結腸のひだを乗り越える，大小不同の結節から構成される病変を認める．0-Is＋IIa，LST-G (nodular mixed type) と診断する (a)．ひだ上では発赤が強く，結節が不明瞭化している．NBI 観察では，capillary network は保持されている (b) が，拡大観察にてひだ上に一部，capillary network が開大する領域を認める (c)．surface pattern は保持されており，総合的に JNET 分類 Type2B と診断する．クリスタルバイオレット染色後の拡大観察にて，同部位は周囲より染色性が低下し，不整な pit pattern を認め，$V_I \sim V_N$ 型 pit pattern と診断する (d)．深達度診断は低確信度の T1b であり，ESD 適応と診断する．

Check Point

- 腫瘍径の大きな病変の診断においては白色光観察，インジゴカルミンの非拡大観察で，分葉消失，陥凹などの関心領域の有無を見極める．
- 関心領域が定まったら，NBI 拡大およびクリスタルバイオレット染色後の拡大観察にて詳細に観察し，深達度診断を行う．

治療　ESD

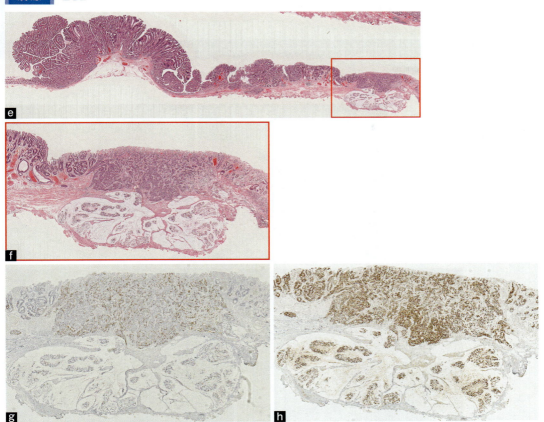

ESDにて一括切除を行った．病理組織診断はtub1 with endocrine cell carcinoma and mucinous adenocarcinoma component, pT1b (6,000 μm), Ly0, V0, BD2, pHM0, pVM1であった．追加外科切除を行い，リンパ節転移陽性であった．病変の大部分は粘膜内に限局した高分化管状腺癌であったが，陥凹領域にて一部，分化度の低い成分を認め，同部では粘膜筋板が完全に消失し，粘膜下層に高度に浸潤していた (e)．浸潤最深部では粘液癌成分を伴い，同部では深部断端陽性であった (f)．浸潤部の充実性癌成分は免疫染色にて，Chromogranin A 陽性 (g)，CD56 陽性，Ki-67 はびまん性に陽性（約70%）(h) であり，内分泌細胞癌と診断した．治療後の対比にて内分泌細胞癌の部位はクリスタルバイオレット染色後拡大観察で$V_I \sim V_N$型 pit pattern と診断した部位に相当すると診断した．

まとめ

腫瘍径の大きな LST-G（nodular mixed type）の症例で大部分は管状腺腫と高分化管状腺癌から構成されていたが，浸潤部で内分泌細胞癌を伴っていた．内分泌細胞癌の症例の多くは腺癌を合併しており，腺癌の一部が脱分化して生じると考えられている．内視鏡的に内分泌細胞癌の併存を診断することは困難であり，通常の腺癌の診断ストラテジーで対応するよりほかない．　　　　（堀田欣一）

37　内分泌細胞癌 endocrine cell carcinoma (ECC) / neuroendocrine carcinoma (NEC)

下部消化管

38 肛門管癌（SCC）

部位：肛門管～下部直腸，5～15 mm 大 ●NBI

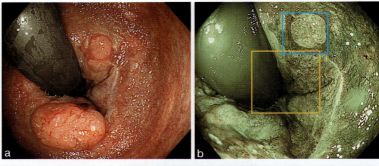

直腸反転観察にて歯状線に接して 15 mm 大とその対側に 5 mm 大の粘膜下腫瘍様の隆起を認める．隆起の頂部には凹凸不整な領域を認めており，腫瘍が露出している可能性を考える (a)．NBI 観察では隆起を介在する肛門管領域に brownish area（BA）を認める (b)．

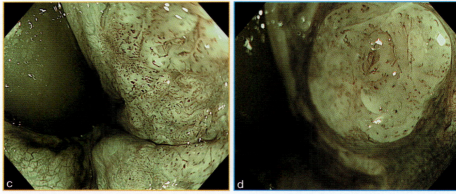

表面型病変の存在が示唆され，腺癌よりも扁平上皮癌（SCC）を疑う所見である．同部位（b 黄枠）は NBI 拡大観察で拡張，蛇行，口径不同，形状不均一を示す食道扁平上皮における上皮乳頭内毛細血管ループ（IPCL）様の血管が観察され，日本食道学会拡大内視鏡分類 TypeB1 相当と診断する．粘膜内に限局する SCC が存在すると考える．
5 mm 大の粘膜下腫瘍様隆起の頂部（b 青枠）の NBI 拡大観察でも中心部で同様の IPCL 様の血管が観察され一部ではループ形状が崩れていることから，日本食道学会拡大内視鏡分類 TypeB2 相当と診断する．

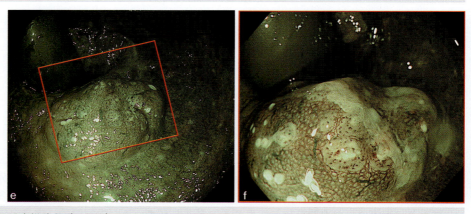

15 mm 大の粘膜下腫瘍様隆起（e 赤枠）では，NBI 拡大観察（f）で IPCL 様の血管より太い不整樹枝状のシアン調の血管が観察され，SCC が粘膜下層深部へ浸潤していることが疑われる．

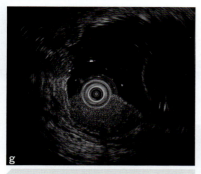

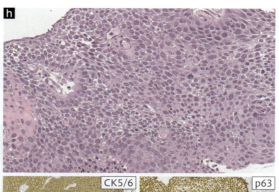

EUSでは粘膜下腫瘍様隆起部分の直下に第3層（粘膜下層）を圧排性に浸潤するmass (g) を認め，粘膜下層浸潤癌と診断した．

治療 化学放射線療法

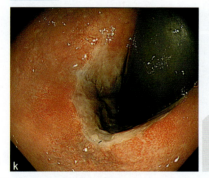

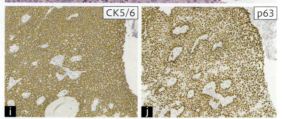

隆起部分の生検からは角化傾向の乏しい層構造を示す癌細胞の充実性増生が認められ（h），免疫染色ではCK5/6 (i)，p63 (j) が陽性であり，squamous cell carcinoma (SCC)，poorly differentiated type であった．

胸腹部造影CT検査ではリンパ節転移や遠隔転移を認めず，術前診断 cT2N0M0 cStageⅡA と診断し，化学放射線療法を施行した．

治療終了後に施行した大腸内視鏡検査では腫瘤は消失しており，瘢痕部からの生検で SCC の検出はなく，治療効果は CR（完全奏効）と判定した（k）．

Check Point

- 肛門病変が少しでも疑われた場合は，必ずスコープを反転し肛門管を観察する．
- 肛門管癌は，SCC である可能性を念頭に置き，NBI 観察にて BA を呈する領域を関心領域として認識する．
- SCC が疑われる場合には，BA に対して NBI 拡大観察を施行し，日本食道学会拡大内視鏡分類を参考に血管微細構造の評価を行う．

まとめ

肛門管癌は，本邦では腺癌が多いが，SCC である可能性を念頭に置いた観察が必要である．SCC が疑われる場合は，病変の全体像を把握するために，白色光観察に加えて NBI 観察で BA を認識することにより範囲診断を施行し，NBI 拡大観察で血管構造の評価をすることにより深達度診断を施行することが有用である．NBI 拡大観察では食道表在癌に類似した血管微細構造が観察されることがあり，深達度診断，範囲診断に日本食道学会拡大内視鏡分類が有用との報告がある[1]．また，進行した病変では人工肛門を余儀なくされることも多いため，肛門病変を疑う時は直腸でのスコープ反転を積極的に行い，最終的には組織生検にて確定診断を得る必要がある． 　　　　　（水本　健，桑井寿雄）

（広島赤十字・原爆病院　消化器内科　保田和毅先生，岡信秀治先生より内視鏡・病理組織検査画像を提供いただいた）

文献

1) Morisaki T, et al：Beneficial use of magnifying endoscopy with narrow-band imaging for diagnosing a patient with squamous cell carcinoma of the anal canal. Dig Endosc 2012；24：42-45

下部消化管

39 悪性黒色腫

部位：直腸 Rb，12 mm 大　　　　　　　　　　　　　　　　NBI

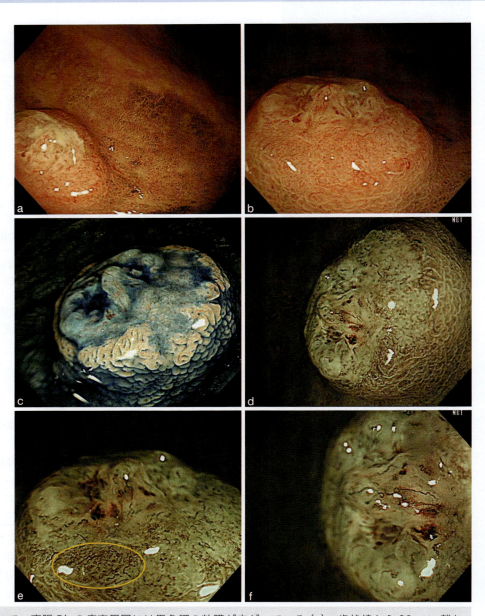

白色光観察において，直腸 Rb の病変周囲には黒色調の粘膜が広がっている（a）．歯状線から 20 mm 離れた直腸 Rb に 12 mm 大の正色調の隆起性病変を認める．立ち上がりは正常粘膜であり，中央の腫瘍露出部は白色調で血管増生が目立ち，頂部は滑らかな凹凸を認める（b）．インジゴカルミン散布像では，NPG（non-polypoid growth）type の 0-Ⅱa＋Ⅱc 型の早期大腸癌に類似した像である（c）．病変の NBI 観察では，病変基部の立ち上がりは正常粘膜に覆われている（d）．病変の NBI 拡大観察（e）では，口径不同の乏しい蛇行する枝分かれした血管所見[1]を認める．病変頂部では血管不整の目立たない形状不均一な細血管がループ状に走行[2]している（f）．

| 治療 | 外科的手術（腹腔鏡下直腸切断術）および術後化学療法（ニボルマブ）|

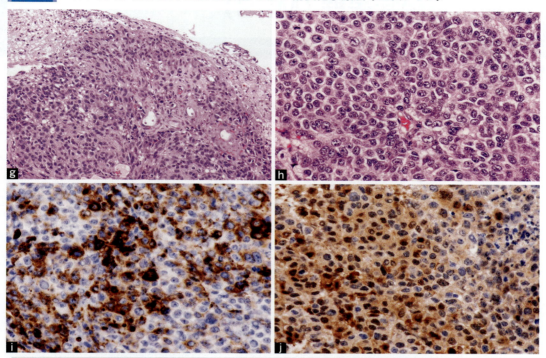

切除病理組織像（g）では，腫瘍の表層は毛細血管が豊富な肉芽に覆われており，これが NBI 拡大像（e の黄〇）に反映されていた．類円形核を有する腫瘍細胞のびまん性増生を粘膜下層深部まで認め，メラニン色素はほとんどみられなかった（h）．腫瘍細胞は HMB45 陽性（i），S-100 陽性（j）であり，直腸肛門部に発生した無色素性悪性黒色腫（amelanotic malignant melanoma）と診断した[2]．
（佐野村 誠，他：特徴的な NBI 拡大像を示した直腸肛門部の悪性黒色腫の 1 例．日大腸検会誌 2021；37：79-86 より転載）

Check Point

- 直腸肛門部病変の観察では，黒色調の粘膜の有無を確認する．
- 粘膜下腫瘍様病変の観察において，腫瘍露出部の拡大内視鏡観察は有用である[3]．

まとめ

直腸肛門部の粘膜下腫瘍様病変の鑑別診断において，無色素性の悪性黒色腫にも留意する必要がある．無色素性悪性黒色腫の診断には，NBI 拡大観察による特徴的な血管像の観察が有用である．

（佐野村 誠）

文献
1) 川上裕史，他：大腸 Case 8．胃と腸 2023；58：1398-1401
2) 佐野村 誠，他：特徴的な NBI 拡大像を示した直腸肛門部の悪性黒色腫の 1 例．日大腸検会誌 2021；37：79-86
3) 佐野村 誠，他：大腸腫瘍性病変の内視鏡診断—粘膜下腫瘍様病変（良性・悪性）の診断．胃と腸 2020；55：701-717

下部消化管

40 直腸粘膜脱症候群（MPS）

部位：直腸 Rb から RS　　　　　　　　　　　NBI

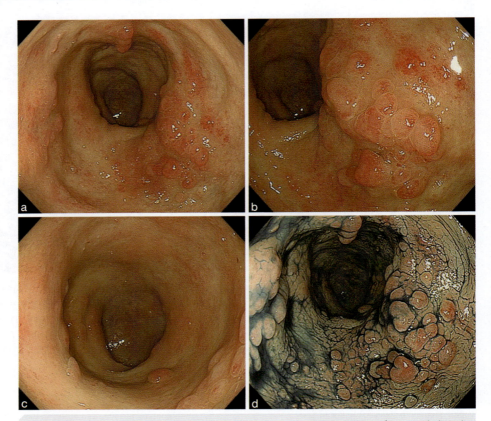

直腸 Rb から RS にかけて発赤調隆起が集簇している．隆起の表面にびらん，潰瘍や滲出物の付着はなく，介在粘膜は正常である（a, b）．隆起は直腸 Rb に目立ち，口側に向かうにつれて消退する（c）．インジゴカルミン散布により隆起がより明瞭となる（d）．

Check Point

- 直腸粘膜脱症候群（mucosal prolapse syndrome：MPS）では，Rb を中心とした直腸の前壁に隆起，平坦，潰瘍など多彩な内視鏡像を示す病変が認められる．
- 直腸癌との鑑別が問題となる病変では，NBI 拡大観察で腫瘍性変化を示唆する surface pattern や vessel pattern の所見に着目して観察する．
- 組織学的に fibromuscular obliteration（平滑筋組織の増生）を確認する．

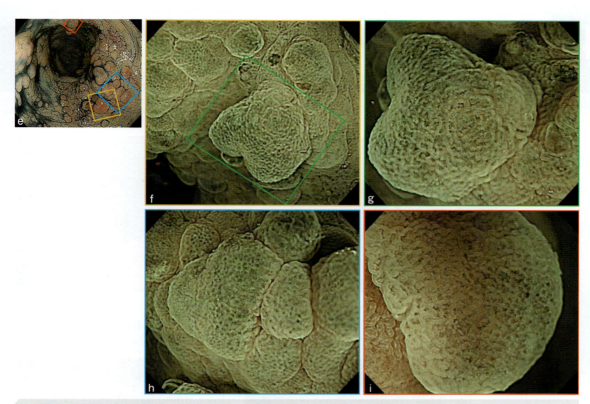

NBI拡大観察では，surface patternとvessel patternに腫瘍性変化を示唆する所見は認められない（e〜i）．

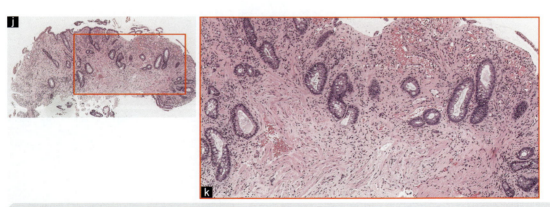

生検では再生性上皮と，粘膜固有層に粘膜筋板から縦走するfibromuscular obliterationがみられる．表層に粘液や壊死物質の付着は認めない（j，k）．

まとめ

MPSは顕在性ないしは潜在性の直腸粘膜脱を背景とし，典型例では組織学的にfibromuscular obliterationを認める．多彩な内視鏡像を呈するため癌を含む腫瘍性疾患，炎症性腸疾患，cap polyposisとの鑑別を要する．本例は直腸Rbを主として直腸全体に発赤調の隆起が多発していた．腫瘍性疾患は否定的であり，潰瘍性大腸炎とも内視鏡所見が異なっていた．生検でfibromuscular obliterationを認め，問診で排便時のいきみ習慣をみたことからMPS（平坦型）の診断に至った．ただし，cap polyposisとの異同については未だ不明の点が少なくない．

（永塚　真，松本主之）

下部消化管

41 アミロイドーシス

部位：上行結腸，横行結腸，S状結腸　　　　　　　　　　　　　　NBI

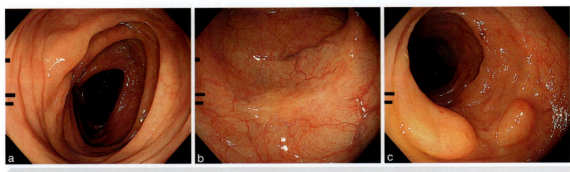

(a) 上行結腸に10 mm大の粘膜下腫瘍（SMT）様隆起を認める．
(b) 横行結腸には20 mm程度のやや黄色調の平坦な隆起性病変を認め，表面に微小血管が散見される．
(c) S状結腸には黄色調〜同色調のSMT様隆起を複数認め，口側には皺襞の肥厚や発赤斑もみられる．

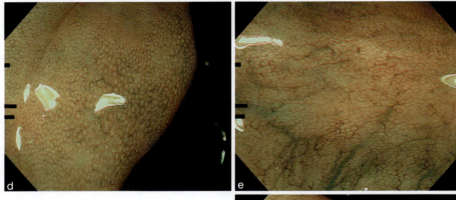

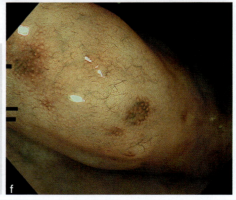

(d) aのNBI拡大像．円形の腺管開口部が視認され，それを取り囲む血管が網目状に規則的に配列している．正常粘膜の像である．
(e) bの肛門側境界部のNBI拡大像．円形の腺管開口部と網目状の血管がみられるが，dと比べ一部の血管は引き伸ばされている．
(f) cの肛門側のSMTのNBI拡大像．微小な樹枝状の血管が散見され，中央部の構造は視認できない．辺縁には円形の腺管開口部が認められる．

> **Check Point**
> - 全大腸にさまざまな形態の病変があることを認識する．
> - 表面が正常粘膜で覆われているかどうか，周囲粘膜との境界部の観察が重要である．
> - 血管の観察には周囲の血管との比較や規則性，太さなどを観察する．

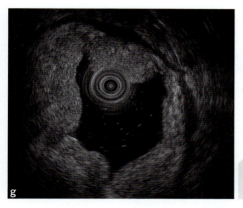

(g) EUS（c の部位）．病変部では第 1〜3 層が境界不明瞭となり，内部エコーは中等度〜高エコーを呈している．

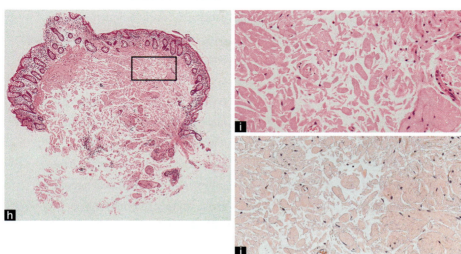

生検病理組織像（a の上行結腸の隆起）（h〜j）．粘膜固有層や血管周囲を中心に好酸性で無構造な沈着物の塊状付着を認め（h，i），免疫組織化学染色では Congo red 陽性（j）を示し，アミロイドーシスと診断した．アミロイド蛋白は免疫グロブリン軽鎖（lambda＞＞kappa）陽性で，β_2-ミクログロブリン，トランスサイレチン，アミロイド A 蛋白は陰性であった．以上の所見から，AL 型アミロイドーシスと診断した．

まとめ

消化管に親和性のあるアミロイドーシスは 4 種類（AA，AL，Aβ_2M，ATTR）で沈着の主体は血管壁だが，沈着する層や量によりそれぞれ特徴的な画像所見を呈する．本例のような AL アミロイドーシスにおいてはアミロイドが主に粘膜筋板〜固有筋層に塊状に沈着するため，皺襞の肥厚や SMT 様隆起を呈することが多いが，まれに陥凹の報告もある[1-3]．また，アミロイドの血管壁への沈着による血管の脆弱性や虚血を反映し粘膜下血腫，潰瘍，発赤斑，易出血性などの所見もみられる．本例においても上述した多彩な像がみられたが，それぞれの所見を 1 つ 1 つ拾い上げることが重要と思われる．NBI 拡大観察では正常粘膜の所見が確認でき，一部微小な樹枝状血管がみられる部位もあるが，血管に異型はなく引き伸ばされた血管と推測できる．EUS 所見も加味すると内視鏡診断は可能と考える．

（川崎啓祐，谷口義章，鳥巣剛弘）

文献

1) 大川清孝，他：消化管アミロイドーシスの臨床像—画像診断を中心に—大腸病変の特徴．胃と腸 49；321-334，2014
2) 高橋幸志，他：IIc 型様の形態を呈した限局性直腸アミロイドーシスの 1 例．胃と腸 52；831-839，2017
3) Esaka N, et al：Colonic amyloidosis：Rare endoscopic findings mimicking a depressed neoplastic lesion. JGH Open 2023；7：395-396

■ 略語一覧

略語	和文	欧文
AVA-s		avascular area-small
BLI		blue laser imaging
CO	腺開口部	crypt opening
DL		demarcation line
DLBCL	悪性リンパ腫（びまん性大細胞型 B 細胞性リンパ腫）	diffuse large B-cell lymphoma
EBV		Epstein-Barr virus
EGJ	食道胃接合部	esophagogastric junction
ELPS	内視鏡的咽喉頭手術	endoscopic laryngopharyngeal surgery
EMR	内視鏡的粘膜切除術	endoscopic mucosal resection
ESD	内視鏡的粘膜下層剝離術	endoscopic submucosal dissection
EUS	超音波内視鏡	endoscopic ultrasonography
FAP	家族性大腸腺腫症	familial adenomatous polyposis
FL	濾胞性リンパ腫	follicular lymphoma
GERD	胃食道逆流症	gastroesophageal reflux desease
HGIN	食道上皮内腫瘍（高異型度）	high-grade intraepithelial neoplasia
IEE	画像強調内視鏡	image enhanced endoscopy
IPCL	上皮乳頭内毛細血管ループ	intra-epithelial papillary capillary loop
JES 分類	日本食道学会（JES）拡大内視鏡分類	
JES-BE 分類	日本食道学会（JES）Barett 食道・表在腺癌に対する拡大内視鏡分類	
JNET 分類		Japan NBI Expert Team classification
LBC		light blue crest
LCI		linked color imaging
LEL	リンパ球の上皮内浸潤	lymphoepithelial lesion
LGIN	食道上皮内腫瘍（低異型度）	low-grade intraepithelial neoplasia
LSBE		long segment Barrett's esophagus
LST	側方発育型腫瘍	laterally spreading tumor
LST-G	顆粒型側方発育型腫瘍	LST-granular type
LST-NG	非顆粒型側方発育型腫瘍	LST-non-granular type
MALT		mucosa-assoccitated lymphoid tissue
MCE	腺窩辺縁上皮	marginal crypt epithelium
MESDA-G		magnifying endoscopy simple diagnostic algolithm for early gastric cancer
MPS	直腸粘膜脱症候群	mucosal prolapse syndrome
NBI	狭帯域光観察	narrow band imaging

略語	和文	欧文
NEC	神経内分泌癌	neuroendocrine carcinoma
NET	神経内分泌腫瘍（カルチノイド腫瘍）	neuroendocrine tumor
RAC	集合細静脈の規則的配列	regular arrangement of collecting venules
SCC	扁平上皮癌	squamous cell carcinoma
SCJ	扁平円柱上皮接合部	squamocolumnar junction
SMT	粘膜下腫瘍	submucosal tumor
SSBE		short segment Barrett's esophagus
SSL	鋸歯状病変	sessile serrated lesion
SuSA		superficially serrated adenoma
TXI		texture and color enhancement imaging
UCAN	潰瘍性大腸炎関連腫瘍	ulcerative colitis associated neoplasia
USSBE		ultra short segment Barrett's esophagus
VEC pattern	円形上皮内血管パターン	vessels within epithelial circle pattern
VS classification system		vessel plus surface (VS) classification system
WGA		white globe appearance
WOS	白色不透明物質	white opaque substance

索引

数字・欧文索引

数字

0-Isp 型炎症性ポリープ　214
0-IIa 型胃癌　140
0-IIa + IIc 型大腸癌　252
0-IIb 型胃癌　142
0-IIc 型胃癌　148, 158
0-IIc 型大腸腺腫　236
II-dilatation pit　223

A

absent MS pattern + irregular MV pattern　180
adenocarcinoma in adenoma　259
AL 型アミロイドーシス　285
Anisakis physeteris　121
Anisakis simplex　121
autoimmune gastritis：AIG　118
avascular area：AVA　78, 80

B

background coloration　69, 70, 74, 76
ballooning　182
Barrett 食道　95, 97
Barrett 食道腺癌　97
BLI　50, 52, 72, 74, 75, 162, 184, 244, 248
BLI 拡大観察　265
BLI の原理　7
brownish area　14, 21, 26, 33, 35, 42, 66, 76-78, 80
Brunner 腺過形成　188

C

C & M 分類　86
cast-off skin appearance：CSA　118
color and surface (CS) classification system　104
corkscrew pattern　167

D

demarcation line：DL　128, 158, 168, 208
dense-type CO　124
disrupted irregular MV pattern　177
DLBCL　184
dysplasia　210, 213

E

EBV 関連胃癌　173, 175
EGJ　86

E (続き)

ELPS　19, 29
EMR　233
endocrine cell carcinoma　277
endoscopic submucosal resection with ligation device：ESMR-L　275
ESD　241
esophageal rosette　64
EUS　273

F

FAP 合併腺窩上皮型腫瘍　178
fibromuscular obliteration　283
fine network pattern　147
foveola type　122
foveolar-type gastric adenoma　131
foveolar 粘膜構造　118
foveolar パターン　136

G

groove type　122
groove パターン　136

H

HGIN　70
H. pylori 胃炎　110
H. pylori 除菌後　115
H. pylori 未感染　139, 144
H. pylori 未感染胃粘膜　108

I

IEE　37, 43
IEE 拡大観察　200
inlet patch　61
intensive downstaging polypectomy：IDP　178
intra-epithelial pappillaly capillaly loop：IPCL
　15, 46, 50, 66, 85
intraglandular necrotic debris：IND　151
invisible (mucosal pattern)　93
irregular (mucosal pattern)　91
irregular (mucosal pattern, vascular pattern)　93
irregular MV pattern plus absent MS pattern　177

J

JCOG1604　81
JES-BE 分類　90, 92, 95, 97
JES 分類　16, 49, 76, 78, 80, 81, 84, 278
JES 分類 TypeB1 血管　70
JES 分類 TypeB1 血管の 4 徴　68

JES 分類 TypeB2 血管　82
JNET 分類　235, 253
JNET 分類 Type1　228
JNET 分類 Type3　264

L

lacy microvessels　226
LCI　50, 112, 162, 184
LCI の原理　8
LCI の色彩強調　9
LGIN　68
light blue crest：LBC　116, 160
light brown　158
Los Angeles 分類　46, 47
low-grade dysplasia　131, 208
lower esophageal sphincter：LES　65
LSBE　88
LST-G 顆粒均一型　254, 255
LST-G 結節混在型　256, 276
LST-NG 偽陥凹型　251, 260
LST-NG 平坦隆起型　259
lymphoepithelial lesion：LEL　183, 269
lymphoid stroma　267

M

MALT リンパ腫　182, 268
microsurface (MS) pattern　128
microvessel (MV) pattern　128
mucosal pattern　91, 93

N

NBI　39, 41, 45, 82, 142, 152, 234, 238
NBI の原理　2
NBI 併用拡大観察　150, 187, 190, 192
net (vascular pattern)　93
neuroendocrine carcinoma：NEC　176
neuroendocrine tumor：NET　180, 194
non net (vascular pattern)　93
non pit (mucosal pattern)　91, 193

O

O-ring sign　242

P

per-anal endoscopic myectomy：PAEM　253
Peutz-Jeghers 症候群　216
pine cone appearance　224
pink color sign　37, 66, 70, 77, 80
pinstripe pattern　64
pit pattern　234, 238
　　Ⅲs 型 pit pattern　236

ⅣH 型 pit pattern　224
Ⅵ 型 pit pattern　228
pit (mucosal pattern)　91, 93
pit 様構造　242
Prague 分類　86
Psudoterranova azarasi　121

R

regular arrangement of collecting venules：RAC
　101, 108, 110
regular (mucosal pattern)　91
regular (mucosal pattern, vascular pattern)　93
residual oxyntic mucosa：ROM　118
Retinex 理論　4
Rindi 分類　181

S

sessile serrated lesion：SSL　221, 222, 228
sessile serrated lesion with dysplasia　229
small white sign　94
SMT 様隆起性病変　181
squamocolumnar junction：SCJ　86
SSBE　86
superficially serrated adenoma：SuSA　226, 227
surface pattern　200, 231
systematic screening protocol for the stomach：SSS
　100

T

T1b 癌　248
tree-like appearance：TLA　182
TXI　82, 152, 263
TXI の原理　2
TXI モード 1　21

U

ulcer：UL　171
ulcerative colitis-associated neoplasm：UCAN　208

V

Valsalva 法　14
vascular pattern　93
VEC pattern　148
vessel and surface (VS) classification system　104
vessel pattern　200, 231

W

weavy-micro vessel　167
white globe appearance：WGA　150, 152
white opaque substance：WOS　116, 124, 140, 190, 192

和文索引

あ

悪性黒色腫　49, 281
悪性リンパ腫　268, 270, 273
アニサキス　121
アミロイドーシス　285

い

胃 NEC　176
胃悪性リンパ腫　184
胃炎の AB 分類　110
胃炎類似所見　165
胃型腫瘍　138
胃型腺腫　126
異型上皮　35
萎縮粘膜　114
異常な血管　14
異所性胃粘膜　60
胃神経内分泌癌　176
胃神経内分泌腫瘍　180
胃底腺　145
胃底腺型胃癌　134
胃底腺型腺癌　132
胃底腺粘膜　109
胃底腺粘膜型腺癌　134
胃底腺ポリープ　122, 179
遺伝性出血性毛細血管拡張症　51
胃の縦走ひだ　88
印環細胞癌　144
インジゴカルミン　169, 210, 213, 231, 238
咽頭癌　19

う

薄いオレンジ色の萎縮粘膜　154

え

炎症性病変の観察　200
炎症性変化　14
炎症性ポリープ　215

お

凹凸不整　246
オレンジ色の胃癌　154

か

開II型 pit pattern　223, 228
潰瘍限局型（2型）　264
潰瘍性大腸炎　206, 210, 212, 214
下咽頭表在癌　39, 41
化学放射線療法後　26
拡大観察　241

過形成性ポリープ　122, 220, 221
過誤腫性ポリープ　219
画像強調内視鏡　33
家族性大腸腺腫症　178
下部食道括約筋（LES）　65
カルチノイド　180
カルチノイド腫瘍　274
陥凹（delle）　274
陥凹型早期大腸癌　244
陥凹型大腸腺腫　234
陥凹性病変　236
陥凹腸上皮化生　155
陥凹内隆起　260
寛解　206
顔面紅潮　12

き

基底細胞過形成　33
基底層型　77
基底側　69
逆流性食道炎　31, 46
境界明瞭な潰瘍形成　177
境界領域　145
鋸歯状病変　221
緊満感　246

く

蜘蛛の巣様の血管拡張　26, 27
グリコーゲンアカントーシス　54
クリスタルバイオレット　231, 238
クローン病　204

け

形態診断　241
軽度異形成　35
頸部食道　60
血管拡張　26

こ

口腔底　42
好酸球性食道炎　63
好酸性細胞質　225
高度異形成　37
喉頭蓋舌面　45
喉頭肉芽腫　31
喉頭表在癌　45
肛門管癌　278
固着する白苔　177

さ

柵状血管　88
残存胃底腺粘膜　118

し

敷石像　204
自己免疫性胃炎　118, 181
若年性ポリープ　219
若年性ポリポーシス症候群　219
集合細静脈の規則的な配列　101
縦走潰瘍　204
縦走溝　63
重層扁平上皮　25
周堤部　265
十二指腸異所性胃粘膜　186
樹枝状血管　56
腫瘍性病変の観察　200
上皮乳頭内毛細血管ループ　15, 46, 50, 61
除菌後胃癌　162, 165
食道 ESD　58
食道胃接合部癌　128
食道癌　85
食道入口部　61
食道乳頭腫　52
食道表在癌　72-74
食道表在癌 0-I　73
食道表在癌 0-IIa　74
神経内分泌腫瘍　274
進行大腸癌　263

す

スリット状鋸歯状構造　225

せ

正常胃　108
腺窩上皮型腫瘍　130
腺窩辺縁上皮　242
腺腫　232

そ

早期大腸癌　238, 240, 244, 248
粗大結節　256

た

台状挙上　246
多発ヨード不染帯　66, 79

ち

地図状発赤　114, 155
中心陥凹を持つ扁平隆起性病変　180
中分化腺癌　157
腸型腺腫　124
腸上皮化生　112, 115, 116, 154
直腸肛門部　281
直腸粘膜脱　283

つ

通常型腺癌　136

て

低異型度胃型腫瘍　126
低分化腺癌　267, 273
手つなぎ型腺管癌　157

と

頭頸部表在癌　29

な

内反性増殖　127
内分泌細胞癌　277

に

日本食道学会（JES）Barrett 食道・表在腺癌に対する拡
　大内視鏡分類→「JES-BE 分類」参照
日本食道学会（JES）拡大内視鏡分類→「JES 分類」参照
乳頭腫（咽頭）　14
乳頭腫（食道）　25
乳頭腫　14, 25
乳頭状隆起　24

ぬ

抜け殻所見　118

ね

粘液癌　267
粘膜下血腫　285
粘膜下腫瘍　273, 281, 284
粘膜下腫瘍様　174
粘膜下腫瘍様辺縁隆起　177
粘膜再生　207
粘膜内（M）癌　245

は

排便時のいきみ習慣　283
白色顆粒状隆起　271
白色光観察　265
白色不透明物質（WOS）　116, 124, 140, 190, 192
白苔　266
瘢痕　29
斑状模様　57

ひ

微細表面構造　137, 160, 164, 168
微小血管　200
微小血管構築像　137, 142, 162, 165, 168
ひだ集中　170
びまん性発赤　112
表面型病変　198

表面構造　200
表面平坦型病変　38

ふ

フラッシング反応　12
分化型胃型腫瘍　138
分化型胃癌　140, 147-150, 152
分化型早期胃癌　160
分葉状構造　52

へ

平坦隆起部　256
平坦領域　210
壁の硬化　246
ヘモグロビンの吸光特性　2
扁平上皮下進展　91
扁平上皮下進展部　95
扁平上皮癌　85, 278

ほ

放射線照射後　23, 26
放射線治療後　56
発赤隆起性病変　181
ポリープ　198

ま

松笠様　24

み

未分化型癌　167

む

無構造領域　246

紫色の腸上皮化生　154
紫色を呈する胃癌　156

め

メラノーシス　14, 20, 49
メラノサイトーシス　21

も

毛細血管拡張　23, 51

ゆ

幽門腺　145
幽門腺腺腫　127
幽門腺粘膜　109

よ

ヨード染色　85

り

隆起型胃型腫瘍　138
隆起型大腸腺腫　230
隆起型早期大腸癌　248
隆起型病変　41, 198, 232, 240
良性腫瘍　25
輪状溝　63
リンパ濾胞　18

れ

レース様の血管パターン　226

ろ

濾胞性リンパ腫　270

検印省略

消化管画像強調内視鏡（IEE）アトラス
定価（本体 10,000円＋税）

2024年10月17日　第1版　第1刷発行

監修者　田中　信治（たなか　しんじ）
編集者　武藤　学，上堂　文也，岡　志郎（むとう　まなぶ　うえどう　のりや　おか　しろう）
発行者　浅井　麻紀
発行所　株式会社 文光堂
　　　　〒113-0033　東京都文京区本郷7-2-7
　　　　TEL　（03）3813 - 5478（営業）
　　　　　　　（03）3813 - 5411（編集）

© 田中信治，2024　　　　　　　　　　　　　　　　印刷・製本：真興社

ISBN978-4-8306-2119-2　　　　　　　　　　　　　　Printed in Japan

・本書の複製権，翻訳権・翻案権，上映権，譲渡権，公衆送信権（送信可能化権を含む），二次的著作物の利用に関する原著作者の権利は，株式会社文光堂が保有します．
・本書を無断で複製する行為（コピー，スキャン，デジタルデータ化など）は，私的使用のための複製など著作権法上の限られた例外を除き禁じられています．大学，病院，企業などにおいて，業務上使用する目的で上記の行為を行うことは，使用範囲が内部に限られるものであっても私的使用には該当せず，違法です．また私的使用に該当する場合であっても，代行業者等の第三者に依頼して上記の行為を行うことは違法となります．
・**JCOPY**〈出版者著作権管理機構 委託出版物〉
本書を複製される場合は，そのつど事前に出版者著作権管理機構（電話03-5244-5088，FAX 03-5244-5089，e-mail：info@jcopy.or.jp）の許諾を得てください．